GOTTFRIED BREM (HRSG.)

ZOONOTISCHE INFLUENZAVIREN
ERREGER ZWISCHEN BANALITÄT UND GLOBALER BEDROHUNG

Symposium der Österreichischen Akademie der Wissenschaften (ÖAW)
am 29. und 30. März 2012 in Wien

ACADEMIA SCIENTIARUM AUSTRIACA

Classis mathematica et historico-naturalis

ACTA ET COMMENTATIONES 2

ÖSTERREICHISCHE AKADEMIE DER WISSENSCHAFTEN
MATHEMATISCH-NATURWISSENSCHAFTLICHE KLASSE

Zoonotische Influenzaviren Erreger zwischen Banalität und globaler Bedrohung

Symposium der Österreichischen Akademie
der Wissenschaften (ÖAW)
am 29. und 30. März 2012 in Wien

Wissenschaftliche Vorbereitung und Organisation:

Gottfried Brem

Mit 58 Abbildungen und 16 Tabellen

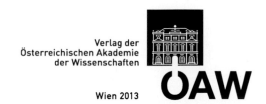

Verlag der
Österreichischen Akademie
der Wissenschaften

Wien 2013   ÖAW

Vorgelegt von w. M. Gottfried Brem in der Sitzung am 12. Dezember 2013

Die Veranstaltung wurde unterstützt von der Christian Doppler Forschungsgesellschaft.

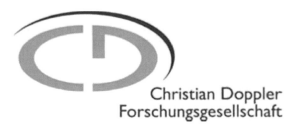

Christian Doppler
Forschungsgesellschaft

Umschlagbild:
Siehe Abb. 4 auf S. 31 Struktur der Influenza-A-Viren (nach KLENK, 2005)

Diese Publikation wurde einem anonymen, internationalen
Peer-Review-Verfahren unterzogen.

This publication has undergone the process of anonymous, international peer review.

Die verwendete Papiersorte ist aus chlorfrei gebleichtem Zellstoff hergestellt,
frei von säurebildenden Bestandteilen und alterungsbeständig.

ISBN 978-3-7001-7597-1

Druck und Bindung: Prime Rate kft., Budapest

http://hw.oeaw.ac.at/7597-1
http://verlag.oeaw.ac.at

Inhalt

III. Influenzaviren als Zoonoseerreger

IV. Prophylaxe, Schutzimpfungen und therapeutische Konzepte

Grußwort

Elisabeth MARSCH, Leiter Abt. B/11 Bundesministerium für Gesundheit (Wien)

Aviäre Influenza…Geflügelpest…als Tierärztin und Leiterin der Abteilung für Tierseuchenbekämpfung im Bundesministerium für Gesundheit erinnere ich mich noch sehr gut an „die Zeit davor und danach"… Gemeint mit dieser Zeit ist das Frühjahr 2006, in welchem das Auftreten der Aviären Influenza in Haus- und Wildgeflügelbeständen in weiten Teilen Europas für Besorgnis und Krisenstimmung gesorgt hat.

Waren die Aktivitäten im Herbst und Winter 2005 durch das Auftreten von H5N1 Fällen bei Wildvögeln außerhalb des Gebietes der Europäischen Union geprägt, so veränderte sich Anfang 2006 durch Ausbrüche von H5N1 zuerst in Griechenland, dann in Kroatien und Slowenien sowie in Österreich – hier zum Glück nur im Wildvogelsektor- die Ausgangslage dramatisch.

Neben den wirtschaftlichen Aspekten war es vor allem die potentielle Gefährdung von Menschen, die - angefeuert durch sensationsgierige Medienberichte - den Grund für das immense öffentliche Interesse darstellte.

Die Zahl der Ausbrüche, das zoonotische Potential und die damit zusammenhängenden Befürchtungen einer möglichen Pandemie führten eben „danach" zur verstärkten Weiterentwicklung von Präventiv-, Überwachungs- und Bekämpfungsmaßnahmen, Erstellung von Diagnosehandbüchern und verstärkter Forschungstätigkeit, über deren Ergebnisse wir auch heute in diesem Symposium hören werden.

In diesem Sinne darf ich auch im Namen des Herrn Bundesministers Alois Stöger dieser Veranstaltung viel Glück und Erfolg wünschen.

Zur (Tier)Medizin- und Pandemiegeschichte

Gottfried BREM ML, wM ÖAW (Wien)

Ich freue mich sehr, Sie alle heute und hier begrüßen zu dürfen. Insbesondere gilt mein herzlicher Gruß und Dank den Vortragenden und Moderatoren der nächsten zwei Tage. Ich bin glücklich, ein so zahlreich besetztes – und überwiegend jugendliches - Auditorium willkommen heißen zu können. Für Insider ist es offensichtlich: hier handelt es sich um unsere Studierende der Veterinärmedizinischen Universität. Sie haben sich, trotz aktuell laufender Studienverpflichtung, fast in Semesterstärke, entschieden, für zwei Tage in die Akademie der Wissenschaft zu wechseln. Ich bin sicher, sie werden es nicht bereuen, verspreche Ihnen interessante, lehrreiche Vorträge und erwarte gute Gespräche in den Sitzungen und Pausen. Haben Sie keine Hemmungen. Nutzen Sie beherzt die rare Gelegenheit des herdenhaften Auftretens von Koryphäen auf dem Gebiet der Virologie im Allgemeinen und der Influenza im Besonderen, um Fragen zu stellen und zwanglos Antworten bekommen zu können. Die vorgesehenen Diskussionszeiten, die Kaffee und Teepausen und vor allem der Heurige heute Abend, zu dem Sie alle herzlich eingeladen sind, eignen sich dafür besonders. Apropos Heuriger, erinnern Sie sich: Wien ist die einzige Hauptstadt der Welt, innerhalb derer Grenzen nennenswert Wein nicht nur getrunken, sondern auch an- und ausgebaut wird. Insofern bieten wir im wahrsten Sinn alles originär für ein zünftiges Symposium im engeren und weiteren Sinn.

Fast alle von Ihnen sind heute zum ersten Mal in diesen Räumen bei der Österreichischen Akademie der Wissenschaften zu Gast. Deshalb sei mir ein kleiner historischer Exkurs über Einrichtung und Tagungsort gestattet. Gottfried Wilhelm Leibniz (1646 – 1716), der universale wissenschaftliche Geist des ausgehenden 17. und beginnenden 18. Jahrhunderts und Zeitgenosse von Isaac NEWTON (1643 - 1727), war einer der wichtigsten Vordenker der frühen Aufklärung. In den Jahren 1688, 1690, 1700, 1702 und 1712 bis 1714 besuchte er Wien und bei kaiserlichen Audienzen trug er weitreichende Pläne vor. Er regte die Errichtung einer Akademie der Wissenschaften in Wien nach dem Vorbild der Royal Society (ab 1660) in England und der Académie des Sciences (1666) in Frankreich an. Wie der Chronist berichtet, wurde ihm wohlwollende Aufmerksamkeit zuteil. Im Klartext: das Kaiserhaus hat ihn nicht für voll genommen bzw. seine Anregungen wurden wohl aus Geldmagel ignoriert. Wenn dem nicht so gewesen wäre, wäre die ÖAW heute 150 Jahre älter.

Das Schicksal, ignoriert zu werden, bleibt Vertretern der Wissenschaft bei Gesprächen mit heutigen Bildungspolitikern über Budgetfragen oft genug auch nicht erspart.

Dass es übrigens nicht an Leibniz gelegen hatte zeigten seine Verhandlungen, die er mit dem späteren König Friedrich I. zur Gründung einer Preußischen Akademie der Wissenschaften geführt hat. Diese wurde im Jahr 1700 in Berlin gegründet und Leibnitz fungierte als erster Präsident dieser Akademie.

Die Entstehung der ÖAW hatte leider, selbst unter Maria Theresia, die auf dem Bildungssektor sonst so viel fortune besaß, kein Glück. Ab 1810 hat sich der berühmte Orientalist Joseph Freiherr von Hammer-Purgstall um die Gründung einer Akademie bemüht. Hammer-Purgstall könnte einigen bekannt sein. Ist er doch derjenige, der die „Geschichten aus Tausend und eine Nacht" übersetzt hat. Erst eine Bittschrift von zwölf namhaften Gelehrten aus dem Jahr 1837 führte nach zehn Jahre langen Beratungen dann endlich zur Gründung der "Kaiserlichen Akademie der Wissenschaften in Wien" durch ein kaiserliches Patent vom 14. Mai 1847. Hammer-Purgstall wurde der erste Präsident der Akademie und im Jahr 1857 erhielt die als Gelehrtengesellschaft und Hort wissenschaftlicher Freiheit geschaffene Institution als ständigen Sitz die alte Universitätsaula im Zentrum von Wien. Dieses Haus hatte über 100 Jahre die Wiener Universität beherbergt und dies ist der Ort, an dem Sie sich jetzt befinden. Hier umweht uns der Hauch der Geschichte, ging doch von diesem Viertel 1848 die Revolution in Wien aus.

Das Gebäude war 1753-1755 nach den Plänen des französischen Architekten Jean Nicolas Jadot erbaut worden und ist somit mehr als 100 Jahre älter als die Institution, die es jetzt beherbergt. Ursprünglich ausgemalt hat den Saal der Italiener Gregorio Guglielmi nach dem Programm seines Landsmannes, Pietro Metastasio. Das Programm hatte die ikonographische Darstellung der vier Fakultäten gefordert. Das heutige Aussehen des Deckenfresko ist eine Rekonstruktion, notwendig geworden nach einem Brand am 6. Feber 1961, der das Original zerstört hatte.

Im Zentrum des Freskos steht die Verherrlichung des Kaiserpaares (Franz I. Stephan von Lothringen und Maria Theresia), auf dessen Zuwendung die Wissenschaft angewiesen war. Von den damaligen vier Fakultäten interessiert uns heute besonders die der Medizin und ihr Motto „Ars tuendae et reparandae valetudinis" also „die Kunst, die Lebenskraft zu erhalten, zu bewahren und wiederherzustellen", sprich die Medizin als Reparaturkunst. Spontan mag irritieren, dass bei der Medizin nichts zu lesen ist von scientia und investigatio, zwei Kernbegriffen heutiger Medizin-Auffassung. Zur damaligen Zeit wurde die Wissenschaft vielmehr der Justiz (Iusti atque iniusti scientia) und die Erforschung der Philosophie (Causarum investigatio) zugeordnet.

Was den ersten Teil betrifft, die Erhaltung der Lebenskraft sprich Gesundheit, ist das durchaus eine sehr moderne Auffassung von der Heilkunst, auch der tierärztlichen, deren moderner Primat an Stelle der Wiederherstellung die Erhaltung der Gesundheit von Tieren ist. Der zweite Teil des Wahlspruches, die Wiederherstellung der Lebenskraft durch Reparatur, findet sich heute perfekt repräsentiert in der Transplantationsmedizin. Vermissen dürfen wir, was heutzutage sonst noch der Medizin zugeordnet wird, aber letztendlich ist unter der „Ars tuendae et reparandae valetudinis" alles schön zusammengefasst, wenn wir die Betonung auf die Kunst legen und uns daran erinnern, dass sich Kunst von Können herleitet.

Die ältere und gewichtigere Schwester der Tiermedizin, die Humanmedizin, ist auch historisch von weit größerer Bedeutung. Als Gründungsmitglied der Alma Mater Rudolphina, der zweitältesten Universität im ehemaligen Heiligen Römischen Reich, ist die am 12. März 1365 gegründete medizinische Fakultät bereits im Mittelalter eine weithin anerkannte Instanz in Fragen des Gesundheitswesens. Sie wurde bei Streitigkeiten zwischen Badern, Hebammen und Grundherren als Schlichtungsstelle angerufen.

Zu Zeiten Maria Theresias erlangte die Wiener Medizin durch die Berufung des Holländers Gerard van Swieten internationale Bedeutung. Van Swieten legte den Grundstein zur "Ersten Wiener Medizinischen Schule", in der auch Maximilian Stoll, Anton von Störck oder Leopold Auenbrugger, der Entdecker der Perkussion, lehrten und forschten. Basierend auf weit zurückreichenden Traditionen wurde die Medizinische Ausbildung am Krankenbett, heute als „bedside teaching" neu erfunden, schon damals zur pragmatisierten Methode.

Im Jahre 1784 übersiedelten die Mediziner ins Allgemeine Krankenhaus, das sich zu einem wichtigen Forschungszentrum entwickelte. Im Laufe des 19. Jahrhunderts begründeten Ärzte wie Ignaz Semmelweis, der Überwinder des Kindbettfiebers, die „Zweite Wiener Medizinische Schule". Grundlagenwissenschaften in der Medizin und Spezialisierung wurden vorangetrieben, es entstanden die weltweit ersten Haut-, Augen- und Hals-Nasen-Ohren-Kliniken, in denen wohl auch schon Influenza behandelt und Virologie gelehrt wurde.

Neben der altwürdigen und erfolgreichen Medizin stand die „Viechdoktorei" wie eine nachgeborene kleine schmuddelige, einen berufstypischen leichten Hautgout verströmende, Schwester. Das Wissen um die Heilung kranker Tiere war zwar schon seit der Antike gesammelt und mündlich weitergegeben worden, aber die ersten tiermedizinischen Schulen entstanden – im Vergleich zur Medizin – relativ spät. Begonnen hatte es vor gut 250 Jahren im absolutistischen Frankreich: 1762 in Lyon und 1765 in Alfort.

Auch für die Tiermedizin in Wien gilt, dass quasi der Krieg der Vater ist. Die damaligen Armeen waren nichts ohne gesunde Pferde und anhaltend gesunde Pferde konnte man nur haben, wenn es genügend qualifizierte Veterinäre gab. Gleichzeitig waren diese auch nötig, um gegen die bedrohenden Tierseuchen zu kämpfen, die die landwirtschaftliche Produktion und damit auch die Ernährungsgrundlage der Armeen gefährdeten.

Der erwähnte Mediziner Gerard van Swieten, der Begründer der ersten Wiener Medizinischen Schule, war es denn auch, der, zusammen mit zwei Feldmarschallen, die Gründung einer k.k. Pferde- Curen- und Operationsschule anregte. Wie so vieles in Österreich geht auch die Gründungsgeschichte unserer Universität auf Maria Theresia zurück. Am 24. März 1765 ordnete sie die Gründung der, wie wir heute wissen, weltweit dritten aber ersten Veterinärschule im deutschsprachigen Raum an. Das Gründungsdatum liegt 400 Jahre nach der

Gründung der ersten medizinischen Fakultät in der Alma Mater Rudolfina im Jahr 1365. Vor zwei Jahrhunderten, im Jahr 1812, drohte der neuen Schule als Folge der napoleonischen Kriege das Aus. Das Ende konnte nur abgewendet werden durch Angliederung an die Universität Wien und insofern befanden sich dann für ein halbes Jahrhundert beide medizinischen Fakultäten an derselben Universität in Wien, so wie sie heutzutage beide selbständige Universitäten sind.

Zur Hochschule wurde unsere Veterinärschule, die über 200 Jahre im 3. Wiener Bezirk beheimatet war, erst 1897, ihre Unabhängigkeit erhielt sie 1905 und das Promotionsrecht 1908. Die Planungen, unsere Alma mater zu übersiedeln, reichen zurück in die letzten Jahre des Kaiserreichs vor den ersten Weltkrieg. Zumindest wurde die Übersiedelung immerhin dann im Jahr 1996, also noch im letzten Jahrhundert abgeschlossen. Aber es hat sich rentiert: ausgestattet mit der modernsten und größten veterinärmedizinischen Bildungsstätte in Europa verfügt die Veterinärmedizinische Universität Wien über Ressourcen, um die sie nicht nur in Deutschland beneidet wird.

Der Begriff Virus leitet sich vom lateinischen *virus* = „das Gift" ab und wurde zum ersten Mal vom Medizinschriftsteller Cornelius Aulus Celsus im ersten Jahrhundert vor Christus verwendet. Er bezeichnete den Speichel, durch den Tollwut übertragen wurde, als „giftig" und hat damit intuitiv absolut richtig gelegen, sowohl was das krankmachende Agens, das Tollwutvirus, wie auch den Übertragungsweg, den virusbehafteten Speicheleintrag beim Biß, angeht. Seit Ende des 19. Jahrhunderts wurde der Term Virus dann für Krankheitserreger benutzt, die kleiner sind als Bakterien.

Viren stehen bekanntlich zwischen belebter und unbelebter Materie, sie verfügen nicht über die nötigen Enzyme und Stoffwechselprodukte für eine eigenständige Vermehrung, außerhalb lebender Zellen existieren Viren nur als inaktive Makromoleküle. Viren müssen Wirtszellen infizieren, um sich zu vermehren. Aus einem infizierenden Virus können mit dem Eindringen des Virus Tausende von Nachkommen entstehen. Erstmals nachgewiesen wurden Viren 1892 von Dmitrij I. Iwanowsky, der Tabakmosaikviren als mikroskopisch kleine Teilchen entdeckte, die der amerikanische Biochemiker Wendell Stanley dann 1935 kristallisierte und von denen er nachwies, dass sie nur aus RNA und einem Proteinmantel bestehen. RNA-Viren besitzen ein einzigartiges Vermehrungssystem, denn ihre RNA kann sich unabhängig von einer DNA verdoppeln.

Neue Krankheitsfälle entstehen, wenn Viren von Mensch zu Mensch oder von Tier zu Mensch übertragen werden. Viele Viren, wie auch die Erreger von Grippe, werden durch Tröpfcheninfektion übertragen. Viruserkrankungen sind endemisch oder epidemisch, d.h., sie treten in großen Wellen auf und befallen dann Tausende von Menschen. Ein klassisches Beispiel für eine epidemische Viruserkrankung ist das alljährliche weltweite Vorkommen von Grippeerkrankungen.

Die Bekämpfung viraler Infektionskrankheiten stellt eine große Herausforderung für die medizinische Wissenschaft dar. Derzeit gibt es für Virusinfektionen keine völlig zufrieden stellenden Behandlungsmöglichkeiten, da die meisten Arzneimittel, die Viren zerstören, auch Zellen schädigen.

Insgesamt haben Viren mehr Menschen das Leben gekostet als alle diversen Kriege zusammen. Manchmal wurden durch Kriegseinwirkung geschwächte Populationen Opfer von Pandemien, manchmal haben Pandemien die Folgen der Kriegshandlungen potenziert. Die spanische Grippe hat weit mehr Todesopfer gefordert als der 1. Weltkrieg, Kriegs- und Infektionsgeschehen haben sich gegenseitig in furchtbarer Weise befördert.

Die einzig wirksame Möglichkeit, einer Virusinfektion vorzubeugen, ist die Schutzimpfung. Zahlreiche antivirale Impfstoffe wurden für Mensch und Tier entwickelt. Die Immunisierung mit einem (Virus) Impfstoff regt das körpereigene Immunsystem zur Bildung von Antikörpern an.

Der Begriff Pandemie setzt sich aus den griechischen Wortteilen *pān* = „alles" und *dēmos* = „Volk" zusammen und bezeichnet demnach etwas, das *pan demos* = „das ganze Volk" trifft. Unter Pandemie versteht man eine länder- und kontinentübergreifende Ausbreitung einer Krankheit, die im Gegensatz zur Epidemie, der zeitlichen und örtlichen Häufung einer Krankheit in einer menschlichen Population, nicht beschränkt ist.

Bei historischen Pandemien trifft man weniger schnell auf Influenza, aber sehr schnell auf Pest, Cholera und Pocken. Influenza hatte in frühen Jahrhunderten nicht den Schrecken wie Pest. Ein Blick auf die großen Pestpandemien der Geschichte zeigt deren Bedeutung. Es gab die

- Antoninische Pest (165–180), die aber vielleicht auch eine Pockenpandemie war, und die im Römischen Reich etwa fünf Millionen Tote forderte,
- die erste Justinianische Pestpandemie, ausgebrochen 541, forderte bis ins 8. Jahrhundert im Mittelmeerraum in zwei Jahrhunderten Millionen Todesopfer,
- die zweite Pestpandemie (Schwarzer Tod, 1347–1352) kam aus Zentralasien, breitete sich über ganz Europa aus und forderte ein Drittel der damaligen Bevölkerung, also etwa 25 Millionen Tote,
- die dritte Pestpandemie von 1896 bis etwa 1945, mit weltweit rund 12 Millionen Toten.

Ab dem 18. Jahrhundert hatten dann die Virus-Pocken die Bakterien-Pest als schlimmste Krankheit abgelöst und galten als Leitseuche dieser Zeit. Jedes neunte Kind starb noch vor dem zehnten Lebensjahr an dieser Infektion, insgesamt wird geschätzt, dass jedes Jahr 400.000 Menschen an Pocken starben. Maria Theresia, die von 1717 bis 1780 gelebt hat, gebar 16 Kinder. Nur 10 haben sie überlebt, zwei starben an Pocken, auch sie selbst erkrankte an Pocken und wäre beinahe daran gestorben. Gerettet hat Maria Theresia jener van Swieten, den sie 1745 als Leibarzt nach Wien geholt hatte. Er soll für seine erfolgreichen Bemühungen u.a. das durchaus fürstliche Gehalt von umgerechnet 200.000 Euro erhalten haben.

Das Pockenvirus hat auch die seit dem Mittelalter berühmte Habsburger Heirats-politik durcheinander gebracht. *Bella gerant alii, tu felix Austria nube* („Mögen andere Kriege führen, du glückliches Österreich, heirate"). Maria Theresia, die mit der Verheiratung ihrer Töchter Allianzpolitik betrieb, musste mehrfach ihre Pläne ändern, weil zwei dieser Töchter an den Pocken starben und eine dritte durch die Pesterkrankung völlig verunstaltet wurde.

Die Schutzimpfung gegen Pocken reicht weit in die Vergangenheit zurück. Bereits im zehnten Jahrhundert und früher gab es in China Erkenntnisse über eine mögliche Pockenimpfung: Ihre Geschichte begann dort mit der Erfahrung, dass bei gesunden Menschen, in deren Haut oder Nasenschleimhaut man Sekret aus den Hautveränderungen von Pockenkranken einbrachte, Pocken einen weniger starken Verlauf zeigten. Diese Form der als *Variolation* bezeichneten Schutz-impfung hielt 1674 auch in Europa Einzug.

Maria Theresia wurde zu einer Vorkämpferin dieser umstrittenen Impfung gegen die Pocken. Entgegen der Hoffnungen blieb in der Monarchie und vor allem in den Provinzen das Impfverfahren der *Variolation* - eine Impfung mit mensch-lichem Blatternsekret - äußerst unpopulär. Nachlässigkeit und Dilettantismus führten hier häufig zum Scheitern der nicht ungefährlichen Pockenprävention.

Die Grundlage für die heute erreichte weltweite Ausrottung der Pocken bildet die Entdeckung des Engländers Edward Jenner, dem es 1796 gelang, eine wirksame Schutzimpfung gegen die Pocken zu entwickeln. Er beobachtete die Pocken-erkrankung bei Rindern (Kuhpocken) und verwendete die aus den Kuhpocken-blasen gewonnene Flüssigkeit zur Impfung. Jenner bezeichnete sein Verfahren als *vaccination* (abgeleitet von lateinisch *vacca* = „die Kuh").

Die erste weltweit öffentliche Impfstation gegen die Pocken eröffneten im Jahr 1802 in Berlin der preußische König Friedrich-Wilhelm III. (1777 bis 1840) und seine Frau Luise (1777 bis 1813) unter dem Namen Königlich-Preußisches Schutzblattern-Impfinstitut. Durch die weltweite Einführung der Pockenschutz-impfung konnte diese Krankheit in den siebziger Jahren des letzten Jahrhunderts schließlich weltweit ausgerottet werden.

Nach diesem Erfolgsmodell der Bekämpfung und Ausrottung der viral bedingten Pocken nun zur Influenza. Eine ansteckende, akute Erkrankung der Atemwege wurde schon 412 v. Chr. von Hippokrates, dem griechischen Begründer der Medizin beschrieben. Eine erste bezeugte Pandemie stammt aus dem Jahr 1173. Die nächste gut beschriebene Pandemie trat 1580 auf. Sie verbreitete sich als eine „newe" schreckliche Krankheit mit großer Geschwindig-keit. Von Osten her - aus Asien über Russland kommend - streckte das rätselhafte epidemische Fieber europaweit Arme und Reiche, Junge und Alte, Starke und Schwache binnen Tagen oder gar Stunden nieder. Die Zeitgenossen, deren Erinnerung an immer wieder aufkeimende Pestepidemien frisch war, wissen die Krankheit nicht einzuordnen, fühlen sich aber in höchster Gefahr. „Das plötzliche hohe Fieber und die enorme Schwäche jagte den Menschen großen Schrecken ein", sagt der

Saarbrücker Historiker BEHRINGER (2006), dem zufolge es im Schnitt drei bis sechs weltweite Grippe-Ausbrüche pro Jahrhundert gab.

Der heutige Name „Influenza" stammt aus dem italienischen und bedeutet „Einfluss". Er hat nichts zu tun mit fliessenden Nasen – sonst wäre ja ital. *Beccuccio* = „Ausfluss" zutreffender. Influenza leitet sich vielmehr ab von der bis ins Mittelalter vorherrschenden medizinisch-astrologischen Vorstellung, alle Krankheiten seien durch bestimmte Planetenstellungen beeinflusst (also *coeli influencia*: Einfluss der Gestirne, himmlische Einflüsse). Später wurde auch der Kälte ein Einfluß zugeschrieben (*Influenza di fredo*), da man die Krankheit in der Regel in den kalten Jahreszeiten auftreten sah (KILBOURNE 1987).

Etwa zur gleichen Zeit nannten die Franzosen die Krankheit "la grippe". Das Wort ist seit dem 18. Jahrhundert bezeugt und eine volkssprachliche Bezeichnung. Die wörtliche Bedeutung ist „Grille, Laune". In der Schweiz ist bereits im 16. Jahrhundert „Grüppi" für einen epidemischen Schnupfen belegt, dann 1788 in München: „Kryps" und 1789 im russischen „chrip" was so viel bedeutet wie Heiserkeit. Als Grippe zog sie in den deutschen Sprachraum ein, bis dahin hatte sie mehr als 30 verschiedene Namen und Bezeichnungen, die u.a. vom „hirntobendem Fieber" (1580) über die „neue Brustkrankheit" (1602) und „Spanischer Ziep" (1580) bis zur „Galanterie-Krankheit" und - wegen der heftigen Kopfschmerzen - „Kürbiskrankheit" reichten.

Ein Bericht aus einer österreichischen Tageszeitung aus dem Jahre 1889 stellt anschaulich dar, wie man sich so ein Grippegeschehen Ende des 19. Jahrhunderts vorzustellen hat und welche Vorstellungen über das Wesen der Krankheit damals vorlagen:

„Die Influenza breitet sich aus. In Wien, wo der erste Fall Ende des vorigen Monats auftrat, soll die Krankheit bereits den Charakter einer rapid um sich greifenden Infektionskrankheit angenommen haben. Im Wiener Allgemeinen Krankenhause gibt es keine Klinik und Abteilung, wo das Wartepersonal von Influenzafällen frei wäre….In Russland hat sich die Influenza über das ganze Reich ausgebreitet. In Petersburg und Moskau wurden über 300000 Menschen davon befallen. Die Influenza greift überaus rapid um sich, wie dies von keiner anderen Krankheit, selbst Cholera und gelbes Fieber gesagt werden kann. Sie gibt sich, wie der russische Professor Dr. Filatoff schildert, vor allem durch das Fiebern des Körpers, durch heftige Kopfschmerzen, vorzüglich im Schädel und im Bereiche des sinus frontalis und durch die Steigerung der Körperwärme kund. Als eines der besten Mittel gegen die Influenza empfiehlt ein russischerArzt den Absud vom Salbei, welcher glasweise, unter Beimischung einiger Tropfen des stärksten Cognacs getrunken wird. Die Krankheit ist nach Prof. Nothnagel in Wien unzweifelhaft eine Bakterienkrankheit; sie verbreitet sich nicht durch ein Contagium, sondern mittels Miasmen durch die Luft."

Bei einer Influenzaepidemie oder „Grippewelle" werden 10 bis 20 Prozent einer Bevölkerung infiziert, aber die Ausbrüche bleiben lokal begrenzt. Auch in Grippejahren ohne Pandemie stirbt eine Vielzahl von Menschen an dieser

Krankheit oder ihren Folgen. Bei Pandemien verbreiten sich die Viren rasch und mit Infektionsraten von bis zu 50 Prozent über den ganzen Globus. Auslöser ist immer ein neuer Subtyp des Influenza-A-Virus, der auch durch eine Antigenshift, also eine Durchmischung von humanen und aviären Gen-Segmenten, entstehen kann. Eine solche Durchmischung von Vogelgrippe- und humanen Influenzaviren kann beispielsweise im Schwein stattfinden („Schweinegrippe"), wenn diese Tiere Träger beider Viren sind.

In den letzten hundert Jahren ereigneten sich große Influenzapandemien:
- Spanische Grippe (1918 – 1920), weltweit 500 Millionen Kranke und 25 bis 50 Millionen Tote, Subtyp A/H1N1
- Asiatische Grippe (1957), eine Million Tote, Subtyp A/H2N2
- Hongkong-Grippe (1968), 700.000 Tote, Subtyp A/H3N2
- Russische Grippe (1977/78), 700.000 Tote, Subtyp A/H1N1 (Fallzahlen und Klassifikation als Pandemie umstritten)
- Schweinegrippe (2009), 18.449 bzw. 203.000 Tote, Subtyp A/H1N1 (als Pandemie umstritten)

Hinsichtlich der Zahl der Opfer war allerdings die Pandemie zum Ende des 1. Weltkrieges ohne Gleichen. In den Jahren 1918 und 1919 starben weltweit 20 bis 40 Millionen, vielleicht sogar 50 Millionen Menschen an der so genannten Spanischen Grippe.

Als Erregerreservoir wurde schon sehr früh über das Schwein spekuliert, der wissenschaftliche Nachweis gelang aber erst sehr viel später, als in asservierten Gewebeproben von Grippeopfern das Hämagglutinin dieses "Spanish-Flu-Virus" frühen Schweineinfluenza-Stämmen zugeordnet werden konnte (TAUBENBERGER et al. 1997). Bei der "Asiatischen Grippe" von 1957/1958 und der „Hongkong-Grippe" von 1968-1970 war es vermutlich Wirtschaftsgeflügel. Es starben weltweit jeweils ca. eine Million Menschen. Nach dem Auftreten einer Pandemie kommt es häufig zu Epidemien, die durch in ihren Oberflächenstrukturen veränderte Nachkommen (Antigen-Drift) des Pandemie-Virus ausgelöst werden. Verwandte "Nachfolge-Viren" der letzten Pandemie-Viren (z. B. seit 1968 "Hongkong" (Influenza-A-Virus Subtyp H3N2) und seit 1977 "USSR" (Influenza-A-Virus Subtyp H1N1) zirkulieren daher heute noch.

Besondere Brisanz könnte die so genannte Vogelgrippe vom Subtyp Influenza A/H5N1 gewinnen, die ohne jedes Zutun des Menschen von Zugvögeln verbreitet werden kann. Sollten die A/H5N1-Viren mutieren, so dass sie von Mensch zu Mensch übertragen werden können, erwarten einige Experten ein Schreckens-Szenario.

Auf einem Influenza-Fachkongress in Wien wurde im Oktober 2006 berichtet, dass mehr als 95 Prozent aller Impfstoffe in nur neun Ländern produziert werden, was bedeutet, dass 86 Prozent aller Menschen in Ländern leben, die selbst keine Produktionskapazitäten besitzen. In der Folge begannen elf weitere Länder mit dem Aufbau oder der Inbetriebnahme entsprechender Fertigungsanlagen.

Auf Influenza kann man sich verlassen, sie hat viele Gesichter und alle sind in der einen oder anderen Weise erschreckend. Hier nur drei Beispiele aus der jüngeren Vergangenheit:

- Es gibt Diskussionen darüber, ob ein Experiment, bei dem das für Menschen sehr gefährliche H5N1 Virus in vitro so verändert worden ist, dass es - auf dem Luftweg - hoch ansteckend zwischen Menschen übertragbar ist, publiziert werden darf
- Laut finnischer Gesundheitsbehörde soll es einen Zusammenhang zwischen der Applikation des Impfstoffes Pandemrix und einer Erkrankung an Narkolepsie geben.
- Impfstoffe aus der letzten Schweine-Pandemie im Wert von mehreren hundert Millionen Euro, die in Europa nicht zum Einsatz kamen, wurden wegen Ablauf der Haltbarkeit vernichtet.

Wenn man zum Zynismus neigt, könnte man konstatieren, dass Influenza die erste Pandemie ist, die sich über Medien und Internet verbreitet hat. Hierbei moderierte und publizierte Szenarien haben sich mehr oder weniger verselbständigt. Die Angst vor der Pandemie war ebenso ansteckend wie der Erreger selbst.

Aber es wird auch daran gearbeitet, das Internet für die Seuchenbeobachtung einzusetzen. Im Rahmen einer Art digitaler Rasterfahndung, konzipiert und entwickelt vom und für das US Heimatschutzministerium, werden täglich 250 Millionen Tweets auf verdächtige Inhalte untersucht, öffentliche Facebook Nachrichten und Blogs kommen noch dazu. Nigel Collier am Nationalen Institut für Informatik in Japan sucht nach diesem Prinzip nicht nach Terroristen, sondern versucht die Ausbreitung von Krankheiten zu verfolgen. Google registriert bereits seit Jahren, wer, wann, wie oft und wo nach Grippe oder Grippesymptomen googelt und leitet daraus eine Karte möglicher Epidemieherde ab. Collier will in seinem Biocaster-Projekt diesem Problem mit linguistischer Ontologie zu Leibe rücken. Die Schweinegrippe erwies sich als schwieriger Kandidat, weil sich die Krankheit langsam von Land zu Land ausbreitete aber insgesamt hatten die von Biocaster errechneten Warnungen ermutigende Übereinstimmungen mit Daten der US-Seuchenbehörde geliefert.

Als zünftiger Tierzüchter und Biotechnologe bin ich kein Influenza-Spezialist. Abgesehen von banalen persönlichen Kontakten mit dem Virus, die Menschen in meinem Alter im Laufe ihres Lebens nun mal hinter sich haben, gab es für mich zwei wissenschaftliche Kontakte mit dem Phänomen Influenza. Der erste liegt ein Vierteljahrhundert zurück. 1985 hatten wir in München mit einem Wachstumshormon-Genkonstrukt gezeigt, dass man auch bei Nutztieren durch DNA-Mikroinjektion Transgene generieren kann. Die parallel erzeugten Riesenmäuse haben uns noch lange beschäftigt, aber bei Nutztieren haben wir ein Thema gesucht und kamen dabei auf Versuche zur Verbesserung der Krankheitsresistenz. In diesem Bereich hatte die konventionelle Tierzucht nichts Zielführendes zustande gebracht. Für den Gentransfer erschien es uns sehr spannend, zu versuchen, die

Mx-Gen vermittelte Influenzaresistenz von Mäusen auf Schweine zu übertragen. Auf Vermittlung von Kollegen Winnacker kamen wir in Kontakt mit Charles Weissmann und seiner Arbeitsgruppe und damit mit dem Mx-Gen!

Als ich damals Weissmann in seinem Labor in Zürich besuchte, war er durchaus inspiriert von der Idee, transgene Schweine zu machen. Er hat mich, den jungen Tierzüchter aus München, mit der Bemerkung „der macht Gentransfer beim Schwein" in seinem Labor herumgereicht wie einen Exoten, uns aber mit allen Klonen und Genen versorgt, die wir brauchten. Was wir im Einzelnen damals angestellt haben, darüber wird heute Nachmittag Kollege Müller, der in München einer meiner ersten Doktoranden war, sprechen. Vorwegnehmend sei hier nur gesagt, dass wir es zwar geschafft haben, eine mit drei verschiedenen Genkonstrukten eine Reihe von verschiedenen Mx-transgenen Schweinen zu generieren, aber influenzaresistente Schweine haben wir nicht erreicht (MÜLLER et al. 1992). Damals war unsere Frustration groß. Heute wissen wir wenigstens, warum es nicht funktionieren konnte und - wie es vielleicht - doch gehen könnte. Aber, und das sage ich vor allem, weil wir so viele Studierende im Auditorium haben, mittelfristig hat uns der fehlende Mx Erfolg nicht geschadet!

Etwas mehr als 20 Jahre später habe ich dieses vermaledeite Virus nochmals „angefasst". Dieses Mal verfolgten wir einen gänzlich anderen Ansatz. Dieser zielte darauf ab, mit einem völlig neuen Nachweisprinzip einen POC (point of care) Test für einen schnellen und unkomplizierten Nachweis im Feld zu entwickeln.

Grundlage des neuen Testprinzips sind die beiden Glykoproteine auf der Aussenseite der Influenzaviruspartikel, das Hämagglutinin und die Neuraminidase. Synthetisch hergestellte Rezeptorstrukturen sollen - quasi im Nachbau zellulärer Situationen - über spezifische Sialoglycostrukturen zur Bindung und Detektion von Influenzaviren Verwendung finden und sowohl den Nachweis aviärer und humaner wie auch die Differenzierung von niedrig- und hochpathogenen Influenzaviren ermöglichen. Kollege Leiser wird heute Nachmittag über den Stand dieser Untersuchungen berichten (siehe S. 89ff).

Bevor wir uns aber den Vorträgen zuwenden, habe ich die ehrenvolle Pflicht zu erfüllen, mich bei Herrn Dr. Ulrich Herzog vom Bundesministerium für Gesundheit sehr herzlich dafür zu bedanken, dass uns aus seinem Hause finanziell wohlwollende Unterstützung gewährt wird. Ich danke weiterhin den Sponsoren aus der Wirtschaft, an vorderster Stelle den großen Spendern und Firmen Böhringer Ingelheim und IDT, sowie den kleineren Firmen marinomed, savira, eBioscience, Agrobiogen, Xenogenetik, sowie der Veterinärmedizinischen Universität und der Österreichischen Akademie der Wissenschaften (ÖAW). Der ÖAW und ihrem Präsidenten Prof. Denk danke ich sehr herzlich für die Zustimmung zur Durchführung dieses Symposiums.

Weiterhin bedanke ich mich bei allen, die bei der Vorbereitung und Durchführung tatkräftig mitgeholfen haben, an erster Stelle gilt dies für Frau Mag. Kathrin Spiesberger, die für alles verantwortlich und im Zweifel auch an allem schuld ist.

Ihnen allen danke ich, dass Sie gekommen sind und uns und unserer Thematik die Ehre Ihrer Aufmerksamkeit schenken.

Nun aber Glück auf und frisch ans Werk.
Vielen Dank für Ihre Aufmerksamkeit.

Literatur

BEHRINGER, W., (2006). Grippe. in: Enzyklopädie der Neuzeit (EDN), Bd. 4

KILBOURNE, E. D., (1987). Influenza. Plenum Medical Book Company, New York and London.

MÜLLER, M., BRENIG, B., WINNACKER, E.-L. AND BREM. G., (1992). Transgenic pigs carrying cDNA copies encoding the murine MX1 protein which confers resistance to influenza virus infection. Gene, 121, 263-270.

TAUBENBERGER, J.K., REID, A.H., KRAFFT, A.E., BIJWAARD, K.E., THOMAS G. AND FANNING, T. G., (1997). Initial Genetic Characterization of the 1918 'Spanish' Influenza Virus. Science, 275, 1793-1796.

O.Univ. Prof. DI Dr. Dr. habil. Drs.h.c. Gottfried Brem
Christian Doppler Labor für innovative Immuntherapie
Veterinärmedizinische Universität
Veterinärplatz 1
A-1210 Wien
Österreich
Tel.: +43 (0) 1/25077-5600
Fax: +43 (0) 1/25077-5690
e-Mail: gottfried.brem@vetmeduni.ac.at

I. Struktur und genetische Variation von Influenzaviren

Influenza-A-Viren des Subtyps H5N1 – Determinanten von Wirtsbereich und Pathogenität unter besonderer Berücksichtigung der Polymerase

Volker CZUDAI-MATWICH und Hans-Dieter KLENK ML (Marburg)

Mit 12 Abbildungen und 3 Tabellen

Zusammenfassung

Influenza-A-Viren kommen in großer Vielfalt bei Wasservögeln vor. Aus diesem Reservoir werden die Viren gelegentlich auf andere Spezies (Huhn, Schwein, Mensch) übertragen, an die sie sich aufgrund ihrer hohen genetischen Flexibilität anpassen und dann zum Ausbruch von Tierseuchen und Influenzapandemien führen können. Hochpathogene aviäre Influenzaviren vom Subtyp H5N1 haben sich in den vergangenen Jahren über weite Teile Asiens, Europas und Afrikas ausgebreitet und immer wieder zu verheerenden Ausbrüchen bei Nutzgeflügel geführt. Übertragungen auf den Menschen sind bislang nur in wenigen Fällen beobachtet worden, unterstreichen aber grundsätzlich das pandemische Potential dieser Viren. Wirtsspezifität, Pathogenität und Übertragbarkeit der Viren beruhen auf einem komplexen Wechselspiel von Wirtsfaktoren mit viralen Proteinen, unter denen der viralen RNA-Polymerase eine besondere Bedeutung zukommt.

Abstract

Wild aquatic birds are natural hosts for a large variety of influenza-A-viruses. Occasionally the viruses are transmitted from this reservoir to other species (chickens, pigs, humans). Because of their high genetic flexibility they may adapt to the new host and then cause devastating outbreaks in domestic poultry or give rise to human influenza pandemics. Highly pathogenic avian influenza viruses of subtype H5N1 have spread in the past decade over large parts of Asia, Europe and Africa and killed millions of birds. Transmission to humans, although observed only on rare occasions, underlines the pandemic potential of these viruses. Host range, pathogenicity and transmissibility of the viruses depends on a complex interplay between host factor with viral proteins, among which the RNA-polymerase of the virus plays a prominent role.

1 Ökologie und Epidemiologie der Influenza-A-Viren

1.1 Niedrigpathogene aviäre Influenza-Viren

Das natürliche Reservoir für Influenza-A-Viren sind wildlebenden Wasservögel der Ordnungen *Anseriformes* (Enten, Gänse und Schwäne) und *Charadriiformes* (z.B. Möwen, Seeschwalben) (HINSHAW et al., 1980; WEBSTER et al., 1992). In diesen Vogelspezies zirkulieren Viren, die sich durch die große Vielfalt ihrer Oberflächenproteine, dem Hämagglutinin (HA) und der Neuraminidase (NA), voneinander unterscheiden. Die meisten Viren replizieren im Respirations- und Gastro-Intestinal-Trakt dieser Tiere und verursachen keine oder nur geringe Krankheitssymptome. Sie werden deshalb als niedrig pathogene aviäre Influenzaviren bezeichnet (*low pathogenic avian influenza viruses*, LPAIV). Die restringierte Ausbreitung beruht vor allem auf der lokalen Expression von Wirtsproteasen, die für die Aktivierung des Hämagglutinins, einer wichtigen Pathogenitätsdeterminante der Viren, verantwortlich sind. Studien an menschlichen Influenzaviren, die wie die LPAIV eine lokale Infektion hervorrufen, haben gezeigt, dass die Proteasen HAT (*human airway trypsin-like protease*), TMPRSS2 und TMPRSS4 (*transmembrane protease serine S1 member S2, bzw. member S4*) die Spaltung vermitteln können (BERTRAM et al., 2010; BÖTTCHER-FRIEBERTSHAUSER et al., 2010; BÖTTCHER et al., 2006). Diese Proteasen erkennen und spalten wie Trypsin oder trypsin-ähnliche Proteasen (z.B. Blutgerinnungsfaktor Xa, Tryptase Clara, mini-Plasmin oder auch bakterielle Proteasen (KIDO et al., 1992; KLENK et al., 1975; MURAKAMI et al., 2001) das monobasische Spaltmotiv (Minimalsequenz xR↓Gx). Die Reifespaltung ist für die Fusionsaktivität von HA und damit für die Infektiosität der Viren essentiell.
Gelegentlich kommt es zur Übertragung von LPAIV auf andere Vögel. Von Bedeutung sind hier Infektionen von landlebendem Geflügel wie z.B. Hühnern, Wachteln oder Truthühnern. Daneben können die Viren auch sporadisch auf andere Spezies (z.B. Schweine, Pferde oder Menschen) übertragen werden. Hier sind es aber nur wenige Subtypen, die sich erfolgreich an die neuen Wirte anpassen konnten (Abb. 1).

1.2 Hochpathogene aviäre Influenza-Viren

Im Huhn kann sich aus dem monobasischen Spaltmotiv durch Insertion von 3-5 Aminosäuren vor der Spaltstelle ein sogenanntes multibasisches Spaltmotiv (Minimalsequenz xRxR/KR↓Gx (GARTEN et al., 1991; KAWAOKA and WEBSTER, 1988; KLENK and ROTT, 1988; VEY et al., 1992) entwickeln, welches von der ubiquitär exprimierten subtilisin-ähnlichen Protease Furin gespalten wird (STIENEKE-GRÖBER et al., 1992). Durch diese Mutation kommt es im Huhn zu einer systemischen Ausbreitung der Viren und zur Infektion diverser Organe (z.B. Gehirn, Milz), was schwere Hämorrhagien (Abb. 2) und den Tod des Geflügels zur Folge hat (Geflügelpest).

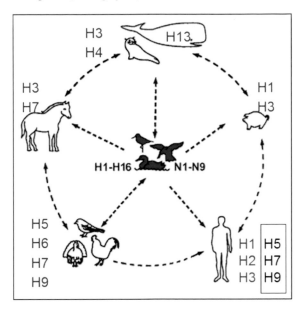

Abb. 1: Wirtsspektrum der Influenza-A-Viren. Das natürliche Reservoir sind wildlebende Wasservögel, in denen Viren mit den HA-Subtypen H1-H16 und den NA-Subtypen N1-N9 vorkommen. Aus diesem Reservoir kommt es immer wieder zur Übertragung von Viren auf andere Tierspezies. HA-Subtypen von Viren, die sich dauerhaft in den jeweiligen Spezies etablieren konnten (blau). HA-Subtypen von Viren, die sporadisch auf den Menschen übertragen werden, sich aber nicht an diesen angepasst haben (schwarz) (Übernommen und modifiziert aus (WEBSTER et al., 1992)).

Bislang ist der Erwerb einer solchen multibasischen Spaltstelle nur in den HA-Subtypen H5 und H7 beobachtet worden. Ein genauer Grund, warum es nur in diesen Subtypen zu dieser Veränderung kommt, ist allerdings noch nicht bekannt. Viren mit einer multibasischen Spaltstelle nennt man entsprechend ihrer hohen Pathogenität HPAIV (*highly pathogenic avian influenza virus*).
Bereits 1901 konnte von CENTANNI und SAVONUZZI in Ferrara (CENTANNI and SAVONUZZI, 1901) und von LODE und GRUBER in Innsbruck (LODE and GRUBER, 1901) gezeigt werden, dass der Erreger der Geflügelpest filtrierbar ist. 10 Jahre später machten LANDSTEINER und BERLINER in Wien eine weitere grundlegende Entdeckung, als sie beobachteten, dass sich die Erreger nur in lebenden Zellen vermehrten (LANDSTEINER and BERLINER, 1912). Es dauerte dann bis in die Mitte

des 20. Jahrhunderts, bis gezeigt werden konnte, dass das Geflügelpestvirus (*fowl plague virus*, FPV) ein Influenza-A-Virus ist (SCHÄFER, 1955). Serologische Untersuchungen ergaben, dass es sich um Viren des Subtyps H7 handelte. 1959 konnte ein serologisch von der klassischen Geflügelpest unterschiedliches weiteres HPAIV aus einer Hühnerzucht in Schottland isoliert werden (PEREIRA et al., 1965), das dem Subtyp H5 zugeordnet wurde.

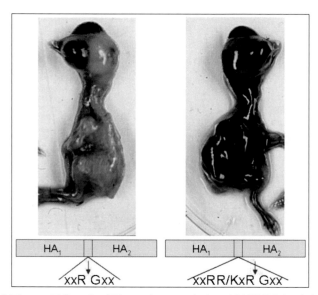

Abb. 2: Infektion von 11 Tage alten Hühnerembryonen mit einem LPAIV (links) und einem HPAIV (rechts). Während das niedrig-pathogene Virus im Huhn aufgrund der monobasischen Spaltstelle im HA nur lokal zu einer Infektion führt, breitet sich das hochpathogene Virus mit dem multi-basischen Motiv systemisch aus. Es kommt zur Infektion multipler Organe mit schweren Hämorrhagien und in der Regel letalem Verlauf. (Adaptiert nach (KLENK, 2005)).

Seit dieser Zeit wurden immer wieder Ausbrüche von HPAIV der Subtypen H7 und H5 in Zuchtgeflügel, aber auch in wildlebenden Vögeln beobachtet. In den Jahren zwischen 1959 und 1995 kam es weltweit zu 14 Ausbrüchen von HPAIV (ALEXANDER, 2000), die allerdings lokal beschränkt blieben. 1996 tauchte dann zum ersten Mal ein hochpathogenes H5N1 Virus auf einer Gänsefarm in der chinesischen Provinz Guangdong auf. Von diesem A/Goose/Guangdong/1/1996 (H5N1)-Virus stammen viele H5N1-Viren ab, die seitdem immer wieder zu Ausbrüchen in weiten Teilen Asiens, Europas und Afrikas führten (CHEUNG et al., 2007; DUAN et al., 2008; GUAN et al., 2002; HOFFMANN et al., 2000; NEUMANN et al., 2010; XU et al., 1999).

Die derzeit kursierenden H5N1 Viren lassen sich aufgrund ihrer genetischen Konstellation in mehr als 30 Genotypen differenzieren (NEUMANN et al., 2010). Da sich aber nur das HA von A/Goose/Guangdong/1/96 als einzige Konstante in allen Genotypen identifizieren lässt, führte die WHO 2008 eine einheitliche Klassifizierung basierend auf der HA-Phylogenie ein. Sie sieht die Gliederung der Viren nach Veränderungen in der HA-Sequenz vor, wobei sich die einzelnen HA-Kladen in ihrer Aminosäuresequenz um mindestens 1,5% voneinander unterscheiden (Abb. 3). Nachdem es im Jahr 2005 zu einem großen Ausbruch hochpathogener H5N1-Viren unter wildlebenden Wasservögeln am Qinghai-See in China kam, breitete sich der damals vorherrschende Genotyp Z_1 in Richtung Europa und Afrika aus (Tab. 1). Die Viren, die derzeit in Europa und vor allem Nordafrika kursieren, tragen in der Regel ein HA der Klade 2.2, bzw. davon abgeleitete Kladen zweiter Ordnung (DUCATEZ et al., 2007; KISS et al., 2006; SALZBERG et al., 2007; STARICK et al., 2008).

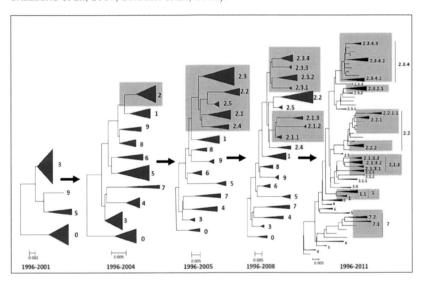

Abb. 3: Phylogenese der hochpathogenen H5N1-Viren nach 1996. Der gemeinsame Ursprung aller derzeit kursierenden HPAIV des Subtyps H5N1 ist der Stamm A/Goose/Guangdong/1/96. Sobald die Sequenz eines HA um mehr als 1,5% vom Ursprung abweicht, wird es in eine neue Klade sortiert.
Quelle: WHO http://www.who.int /csr/disease/avian_influenza/guidelines /nomenclature/en/#.

Die Tab. 1 gibt einen Überblick über den jeweils ersten gemeldeten Ausbruch von H5N1 Viren. Spätere Ausbrüche, die in den aufgelisteten Ländern immer wieder beobachtet werden (z.B. 1997, 2001 und 2002 in Hong Kong (DUAN et al., 2008;

GUAN et al., 2002; LI et al., 2004)), sind aufgrund der großen Anzahl nicht berücksichtigt.

Tab. 1 Auflistung der gemeldeten Erst-Isolierungen von hochpathogenen H5N1-Viren weltweit seit 1996 nach Jahreszahl und Kontinent.
Innerhalb eines Jahrgangs folgt die Aufzählung der Meldung an die WHO (modifiziert aus http://www.who.int/csr/disease/avian_ influenza/ai_timeline/en/index.html).

Asien		Europa		Afrika	
1996	China	2005	Russland	2006	Nigeria
2003	Südkorea	2005	Rumänien	2006	Ägypten
2004	Vietnam	2005	Kroatien	2006	Niger
2004	Japan	2005	Ukraine	2006	Kamerun
2004	Thailand	2006	Bulgarien	2006	Burkina Faso
2004	Kambodscha	2006	Griechenland	2006	Sudan
2004	Laos	2006	Italien	2006	Elfenbeinküste
2004	Indonesien	2006	Slowenien	2006	Dschibuti
2004	Malaysia	2006	Deutschland	2007	Ghana
2005	Kasachstan	2006	Frankreich	2007	Togo
2005	Mongolei	2006	Österreich	2007	Benin
2005	Türkei	2006	Bosnien-Herzegowina		
2005	Kuwait	2006	Slowakei		
2006	Irak	2006	Ungarn		
2006	Iran	2006	Serbien		
2006	Indien	2006	Schweiz		
2006	Israel (Gaza)	2006	Polen		
2006	Aserbaidschan	2006	Albanien		
2006	Georgien	2006	Dänemark		
2006	Pakistan	2006	Schweden		
2006	Birma	2006	Tschechien		
2006	Afghanistan	2006	England		
2006	Israel	2006	Spanien		
2006	Jordanien				
2007	Bangladesch				
2007	Saudi-Arabien				
2009	Nepal				
2010	Bhutan				

1.3 Humane Influenza-A-Viren

Auch der Mensch ist empfänglich für die Infektion durch Influenza-A-Viren. Im Menschen haben sich im Laufe der letzten 100 Jahre Viren mit drei HA- und zwei NA-Subtypen dauerhaft etablieren können: H1, H2 und H3, sowie N1 und N2. So tauchten 1918 H1N1-Viren, 1957 H2N2-Viren, 1968 H3N2-Viren, sowie 1977 und 2009 erneut H1N1-Viren auf und verursachten dann jeweils eine Pandemie. In den interpandemischen Perioden führten die Viren in leicht veränderter Form zu den jährlichen Epidemien.

1.4 HPAIV Infektionen beim Menschen

Anders als eine Infektion durch die humanen Influenza-A-Viren, bei der die Erkrankung auf den Atemwegstrakt lokal beschränkt bleibt und in der Mehrzahl der Fälle vergleichsweise mild verläuft, führen H5N1-Infektionen beim Menschen meistens zu sehr schweren Krankheitsverläufen, die oft tödlich enden (DE JONG et al., 1997; DE JONG et al., 2006; KANDUN et al., 2006; SHINYA et al., 2005). HPAIV des Subtyps H7, die in der Vergangenheit in seltenen Fällen ebenfalls von Geflügel auf Menschen übertragen wurden, verursachten dagegen in der Mehrzahl mildere Symptome. Aber auch hier wurde ein Todesfall berichtet (BANKS et al., 1998; FOUCHIER et al., 2004; LANG et al., 1981). Durch die Veränderung im Spaltmotiv des HA sind HPAIV in der Lage, sich über den Respirationstrakt hinaus systemisch zu verbreiten und so zu multiplem Organversagen zu führen (CLAAS et al., 1998). Des Weiteren verursachen hochpathogene Influenza-A-Viren des Subtyps H5N1 oft eine überschießende Reaktion des Immunsystems, den so genannten Zytokin-Sturm (CARTER, 2007; CHEUNG et al., 2002; DE JONG et al., 2006; SEO et al., 2002).

2 Das Virusgenom und seine Produkte

Influenza-A-Viren bilden zusammen mit den Influenza-B-, Influenza-C-, Thogoto- und Isa-Viren die Familie der *Orthomyxoviridae*. Alle diese Viren besitzen eine Membranhülle und ein segmentiertes, einzelsträngiges RNA-Genom in negativer Orientierung. In die Virushülle, deren Lipidmembran der Wirtszelle entstammt, sind HA-Homotrimere und NA-Homotetramere eingelagert, sowie das als Ionenkanal fungierende tetramere M2-Protein. An der Innenseite ist die Lipidhülle mit dem Matrix-Protein M1 ausgekleidet. Im Innern des Viruspartikels bilden die Gensegmente mit dem Nukleoprotein (NP) und den Polymerase-Proteinen PB2, PB1 und PA Ribonukleoprotein-Komplexe (vRNP) (Abb. 4 A).

Das Genom der Influenza-A-Viren umfasst acht Segmente (PALESE and SHAW, 2007), die zusammen 13600 Basen enthalten. Jedes einzelne Gen ist sowohl am 5'- als auch am 3'-Ende durch gen-spezifische, nicht-kodierende Bereiche flankiert. Die ersten 12, bzw. die letzten 13 Basen aller Segmente sind identisch, danach folgt für jedes Gen eine Sequenz von variabler Länge. In dieser Sequenz liegen Signalsequenzen, die für die Regulation der Transkription/Replikation sowie der späteren Verpackung in naszente Virionen an der Zellmembran von Bedeutung sind. In Tab. 2 sind die acht Gensegmente und die darin kodierten Proteine mit ihren Funktionen aufgelistet. Die Gene 7 und 8 kodieren für je zwei Proteine, die von unterschiedlichen Spleiß-Produkten derselben mRNA translatiert werden. Da sich durch das Spleißen in beiden Fällen das Leseraster verschiebt, unterscheiden sich die Genprodukte beider Segmente nach der Translation. Das Gensegment 2 trägt die genetische Information für drei unterschiedliche Proteine: die PB1-Untereinheit der viralen Polymerase, das PB1-F2-Protein, welches von einem Start-Codon im +1 Leserahmen initiiert wird (CHEN et al., 2001), sowie PB1-N40, eine N-terminal trunkierte Form des PB1 Proteins (WISE et al., 2009). 2012 wurde auch für Gensegment 3 ein zweites Protein identifiziert, PA-X. Dieses Protein kann die Wirtsantwort und die Virulenz beeinflussen und wird vermutlich durch ribosomale Lesefehler erzeugt (JAGGER et al., 2012). Aufgrund der segmentierten Genomstruktur können sich im Falle einer Ko-Infektion durch zwei unterschiedliche Virus-Subtypen die einzelnen Gene vermischen, so dass Virusreassortanten entstehen, die neue Eigenschaften wie z.B. gesteigerte Pathogenität oder einen erweiterten Wirtstropismus aufweisen.

3 Determinanten des Wirtsspektrums und der Pathogenität

Die Pathogenität von Influenza-A-Viren wird durch verschiedene virale Faktoren determiniert. Neben dem NS1-Protein, das eine wichtige Rolle bei der Modulation der interferon-abhängigen Immunantwort spielt (BILLHARZ et al., 2009; GACK et al., 2009; GARCIA-SASTRE et al., 1998; NEMEROFF et al., 1998; STASAKOVA et al., 2005) und dem PB1-F2 Protein, für das eine Funktion als apoptose-induzierender Faktor (CONENELLO and PALESE, 2007; MCAULEY et al., 2007) beschrieben wurde, sind die wichtigsten Determinanten von Wirtsspektrum und Pathogenität das Hämagglutinin, auf dessen Bedeutung bereits hingewiesen wurde, sowie die virale Polymerase.

4 Die virale Polymerase

Die RNA-abhängige RNA-Polymerase der Influenza-A-Viren ist ein heterotrimerer Proteinkomplex, der aus den Untereinheiten PB2, PB1 und PA besteht. Mit dem Nukleoprotein NP und der viralen RNA (vRNA) bildet die Polymerase einen Ribonukleoprotein-Komplex (vRNP). Dieser ist für die Transkription und Replikation der viralen Gene verantwortlich, die im Zellkern ablaufen. Das virale Ribonukleoprotein dient dabei als Matrize für 2 verschiedene RNA-Spezies. Einmal handelt es sich um komplementäre RNA (cRNA), eine genaue Kopie der viralen RNA (vRNA), zum anderen um mRNA, die am 5' Ende eine Cap-Struktur trägt und bei der die 3'-terminalen Nukleotide der cRNA durch einen Poly-A-Schwanz ersetzt sind. Der Promotor für die Synthese von mRNA und cRNA liegt in der nicht-kodierenden Region am 3'-Ende der vRNA. Die RNA dient wiederum als Matrize für die Synthese neuer vRNA-Tochterstränge. Die Cap-Strukturen der viralen mRNA stammen von zellulären mRNA-Molekülen ab.

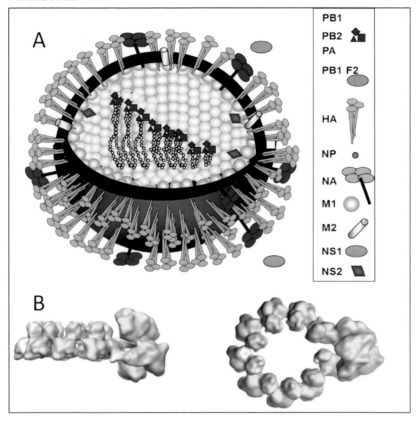

Abb. 4: (A) Struktur der Influenza-A-Viren (nach KLENK, 2005). Der Durchmesser eines Viruspartikels beträgt etwa 120nm. Die Oberflächenproteine HA (grün) und NA (rot) liegen zusammen mit dem Ionenkanalprotein M2 (weiß) in der viralen Hüllmembran (grau) eingelagert vor. Das Innere der Membran ist mit dem Matrixprotein M1 ausgekleidet, an das die acht vRNP assoziiert sind. Die Nichtstruktur-Proteine NS1 und PB1-F2 werden nicht in Virionen verpackt. (B) Cryo-EM Modellierung eines vRNP in seitlicher (links) Ansicht und Aufsicht (rechts). Gezeigt

sind die Untereinheiten der Polymerase in grün und gelb. Mit der Polymerase assoziiert ist eine 248nt lange Model-RNA im Komplex mit dem NP (blau-rot) (ARRANZ et al., 2012).

4.1 Die Struktur des NP-Polymerase-Komplexes

Obwohl die genaue Struktur der PB1-PB2-PA-Trimere noch nicht vollständig aufgeklärt ist, haben wir relativ konkrete Vorstellungen über die Anordnung der Polymerase-Untereinheiten und die Lage der reaktiven Zentren (Abb. 5). So liegt die PB1-Untereinheit in der Mitte des Proteinkomplexes (TOYODA et al., 1996) und interagiert über die 15 N-terminalen Aminosäuren (PEREZ AND DONIS, 2001) mit dem C-Terminus der PA-Untereinheit, und weiter über den C-Terminus mit dem N-Terminus der PB2-Untereinheit (SUGIYAMA et al., 2009).Die Ultrastruktur des vRNP-Komplexes wurde durch elektronenmikroskopische Studien genauer analysiert. Dazu wurde ein kurzes RNA-Stück von 248 Nukleotiden zusammen mit den Proteinen in Säugerzellen exprimiert und anschließend aufgereinigt (AREA et al., 2004).

Es zeigte sich, dass die zum Ring geschlossene RNA an ihren 3' 5'-Enden das Polymerasetrimer trägt und neun NP Proteine bindet, woraus sich eine Stöchiometrie von 24 Nukleotiden pro NP-Molekül (COLOMA et al., 2009; YE et al., 2006) ergibt (Abb. 4 B).

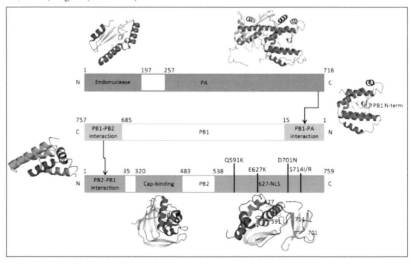

Abb. 5: Die Polymerase der Influenza-A-Viren. Dargestellt sind die Untereinheiten PA, PB1 und PB2 mit den Domänen, deren Struktur bekannt ist: Endonukleasedomäne von PA (DIAS et al., 2009), c-terminale Domäne von PA mit PB1-Bindungsstelle (OBAYASHI et al., 2008), c-terminale Domäne von PB1 mit PB2-Bindungsstelle (SUGIYAMA et al., 2009), Cap-Bindungsdomäne von

PB2 (GUILLIGAY et al., 2008), sowie die 627-NLS-Domäne von PB2 (TARENDEAU et al., 2008) Außerdem sind die wichtigsten Adaptionsmutationen auf der PB2-Untereinheit gezeigt. Übernommen und modifiziert aus (RUIGROK et al., 2010).

4.2 Das Nukleoprotein NP

Wie die Röntgenstrukturanalyse zeigte, hat das NP-Protein eine halbmondförmige Gestalt mit einer etwas kleineren „Kopf"- und einer größeren „Körper"-Domäne. Die Furche zwischen den beiden Domänen ist mit positiv geladenen Aminosäuren ausgekleidet, die eine RNA-Bindung ermöglichen (Abb. 6).

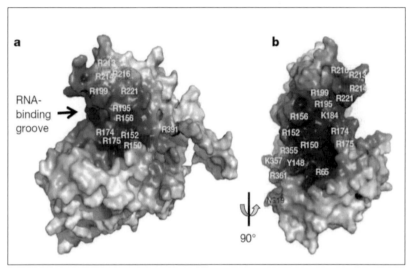

Abb. 6: Modellierung der Oberflächenladung eines H1N1 NP-Monomers. In Blau die positive Ladung durch basische Aminosäuren, die entlang der Furche zwischen den beiden globulären Domänen verläuft (a) und (b) um 90° gedreht. Quelle: YE et al., 2006.

Diese Furche ist nach Oligomerisierung in Richtung Zytoplasma orientiert und lässt die gebundene RNA exponiert (YE et al., 2006; NG et a., 2008), was in Übereinstimmung mit der Beobachtung steht, dass die virale RNA im vRNP sensitiv für RNase-Verdau ist (BAUDIN et al., 1994). Die einzelnen NP-Monomere interagieren über ein kurzes C-terminal gelegenes Helix-Motiv in einer flexiblen Verbindung miteinander. Ein N-terminal gelegenes Kernlokalisationssignal, verantwortlich für den Import der vRNP in den Zellkern (CROS et al., 2005; O'NEILL et al., 1995), zeigt in dem NP-Oligomer nach außen und ist so für die zelluläre Import-Maschinerie zugänglich (YE et al., 2006).

Interessanterweise ähnelt die Struktur des Nukleoprotein der Influenza A Viren den NP anderer negativ-strängiger RNA Viren wie VSV oder Rabies (ALBERTINI et al., 2006; GREEN et al., 2006; NG et al., 2008), obwohl sich die Sequenzen deutlich unterscheiden.

4.3 Das Polymeraseprotein PA

Von den drei Untereinheiten der Polymerase lässt sich nur PA als vollständiges Protein in löslicher Form kristallisieren. Die Röntgenstrukturanalyse zeigte, dass sich das Protein in zwei globuläre Domänen unterteilt, einen 25 kDa großen N-terminalen „Kopf" und den 55 kDa großen C-terminalen „Körper" (Abb. 5). In der großen Domäne liegt die Interaktionsfläche zwischen PA und PB1 (HE et al., 2008; OBAYASHI et al., 2008; PEREZ and DONIS, 1995; PEREZ and DONIS, 2001), wobei ein kurzes 12-15 Aminosäuren langes Peptid des PB1-N-Terminus in eine Tasche der PA-Untereinheit hineinreicht (OBAYASHI et al., 2008). Ansonsten ist die Funktion der großen Domäne ungeklärt. Die kleine globuläre Domäne des PA Proteins ist für die Abspaltung der Cap-Domäne zellulärer mRNA verantwortlich (DIAS et al., 2009; YUAN et al., 2009). Das aktive Zentrum ähnelt den Typ II-Restriktionsendonukleasen mit einem PD-(D/E)-x-K Motiv (Abb. 7).

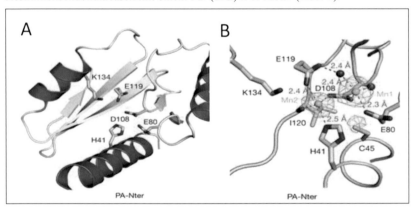

Abb. 7: Vergrößertes Modell des katalytischen Zentrums der PA-Untereinheit (A) als Bänder-Model mit den Alpha-Helices (blau) und Beta-Faltblättern (gelb), die das katalytische Zentrum bilden. Die für die Interaktion mit RNA wichtigen Seitenketten sind eingezeichnet. (B) Das katalytische Zentrum als Faden-Modell mit der berechneten Ladungsverteilung der Mn2+-Ionen (grün). Quelle: DIAS et al., 2009.

4.4 Das basische Polymeraseprotein PB2

Während PA als ganzes Protein in löslicher Form exprimiert werden kann, ist dies bei den beiden basischen Proteinen PB1 und PB2 nicht der Fall. Um die Struktur dennoch auch auf kristalliner Ebene aufklären zu können, wurde eine Hoch-Durchsatz-Methode entwickelt, die ESPRIT genannt wird (TARENDEAU et al., 2007). Dadurch konnte die Kristallstruktur von drei Domänen der PB2-Untereinheit ermittelt werden: die als 627-Domäne bezeichnete Region (Aminosäuren 538-759; Abb. 9) und ein zentraler Bereich von Aminosäure 320 bis 483 (Abb. 8) (GUILLIGAY et al. 2008). Die dritte Domäne, der äußerste C-terminale Bereich (Aminosäuren 678-759, NLS-Domäne; Abb. 9 und 10), war die erste Region, deren Struktur aufgeklärt werden konnte (TARENDEAU et al., 2007). Die zentrale Region, von Aminosäure 320 bis 483, enthält das Cap-Bindungsmotiv, und konnte zusammen mit m^{7}GTP kristallisiert werden (GUILLIGAY et al., 2008; Abb. 8). Es zeigt sich, dass das m^{7}G-Cap Erkennungsmotiv starke Ähnlichkeit zu bekannten mRNA-Interaktionspartnern wie dem *Cap-Binding-Complex* (CBC) (MAZZA et al., 2002a; MAZZA et al., 2002b) und dem Translations-Initiations-Faktor eIF4E (MARCOTRIGIANO et al., 1997) aufweist.

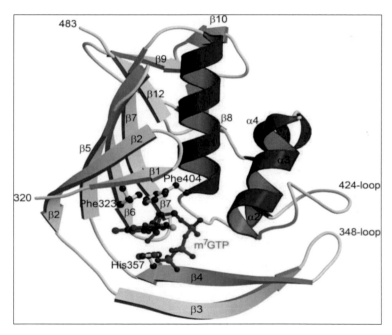

Abb. 8: Das Cap-Bindungszentrum der PB2-Untereinheit als Bändermodell. Die interagierenden Aminosäuren His 357, Phe 404, Glu 361 und Lys 376 sind eingezeichnet. In Lila das kokristallisierte m^{7}GTP; es liegt inmitten der Bindungstasche, die von insgesamt 12 Beta-Faltblättern (gelb) und zwei Alpha-Helices (rot) gebildet wird. Quelle: GUILLIGAY et al., 2008.

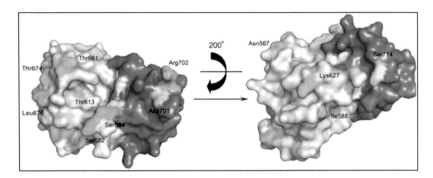

Abb. 9: Modell der beiden PB2-Domänen 627 (hellgrau) und NLS (dunkelgrau). Aminosäuren, die in adaptiven Prozessen eine Rolle spielen oder unter positivem Selektionsdruck stehen, sind farblich hervorgehoben (z.B. Lys 627, Asp 701, Arg 702 und Arg 714). Quelle: TARENDEAU et al., 2008.

Zwei aromatische Aminosäuren (His 357 und Phe 404) flankieren die methylierte Base, während die Aminosäuren Glu 361 und Lys 376 über Wasserstoffbrücken die Spezifität für Guanosin bestimmen. Die 627-Domäne erstreckt sich über den Aminosäure-Bereich 538-759 und zeichnet sich wie das gesamte PB2-Protein durch eine einzigartige Struktur aus. Innerhalb dieser Domäne liegt die Aminosäure 627, die eine wichtige Rolle bei der Wirtsadaptation von aviären Influenza-Viren an Säuger spielt. Besonders bemerkenswert an dieser Domäne ist die große, positiv geladene Oberfläche, die durch fünf basische Aminosäuren gebildet wird. In aviären Viren, deren PB2-Untereinheit ein Glutamat an Position 627 aufweist, wird diese Oberfläche von der sauren Seitenkette des Glu zerstört, da die Aminosäure fast genau in der Mitte dieser Fläche liegt. In humanen Isolaten ist das Glutamat 627 durch ein Lysin ersetzt, wodurch die basische Oberfläche geschlossen wird.

Bereits 1993 konnte durch SUBBARAO et al. (SUBBARAO et al., 1993) gezeigt werden, dass der Austausch E627K wichtig für die Adaptation aviärer Viren an den Menschen ist. Allerdings konnte die genaue Bedeutung dieses Austauschs noch nicht eindeutig geklärt werden. Es gibt Hinweise darauf, dass der Austausch die Temperatur-Sensitivität moduliert und es der Polymerase so ermöglicht, bei niedrigeren Temperaturen (33°C) effizient zu replizieren, wie sie im oberen Respirationstrakt des Menschen vorherrscht (MASSIN et al., 2001). Viren, die ein aviär-typisches E627 aufweisen, haben dagegen einen replikativen Vorteil bei 41°C, der Temperatur die typischerweise im Gastro-Intestinal-Trakt der Vögel herrscht.

Der äußerste C-terminale Bereich von PB2 wurde mit Importin α5 kokristallisiert (TARENDEAU et al., 2007) (Abb. 10). In diesem Bereich liegt das zweigeteilte Kernlokalisationssignal (*nuclear localisation signal*; NLS) (736-X_{12}-755), dessen Exposition durch eine Salzbindung zwischen den Aminosäuren D701 und R753 behindert wird (TARENDEAU et al., 2007). Durch die Mutation D701N wird die Importinbindung und der Kernimport von PB2 in der Säugerzelle erleichtert (GABRIEL et al., 2008; RESA-INFANTE et al., 2008). Außerdem kommt es zu einem Wechsel der Importinspezies (GABRIEL et al., 2011). Es handelt sich also hier wie bei dem Austausch E627K um eine adaptive Mutation, die bei der Interspeziestransmisson vom Vogel zum Säuger eine wichtige Rolle spielt.

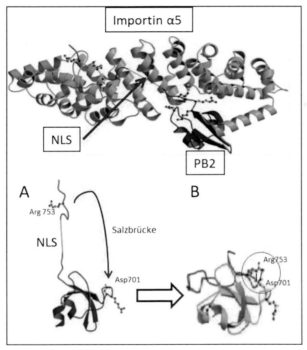

Abb. 10: Oben: äußerster C-Terminus der PB2-Untereinheit (rot), in direkter Interaktion mit Importin α5 (blau). Das NLS (roter Pfeil) liegt in der Interaktions-Furche des Importins. (A) Der PB2 C-Terminus ohne Importin in der geöffneten und geschlossenen (B) Form. Der rote Pfeil markiert die Salzbrücke zwischen den Aminosäuren Arg 753 und Asp 701 (B roter Kreis). Übernommen und modifiziert nach TARENDEAU et al., 2007.

4.5 Das basische Polymeraseprotein PB1

Über die PB1 Untereinheit gibt es bislang nur wenig strukturelle Informationen. Kristallographisch konnten bislang nur N- und C-Terminus als Bindungsdomänen zu den Untereinheiten PA und PB2 charakterisiert werden (SUGIYAMA et al., 2009). In der zentralen Region finden sich konservierte Motive, die typisch sind für RNA-abhängige Polymerasen (POCH et al., 1989; BISWAS & NAYAK 1994). Zusätzlich wird dieser Bereich von zwei Motiven flankiert, die bislang nur in RNA-abhängigen RNA-Polymerasen anderer negativ-strängiger RNA-Viren (z.b. Rift Valley Fever Virus; (MÜLLER et al., 1994)) identifiziert werden konnten.

5 HPAIV des Subtyps H5N1 im Menschen – ein Ausblick

Jahrzehntelang wurden, von wenigen Ausnahmen abgesehen (LANG et al., 1981 BANKS et al., 1998), Übertragungen von HPAIV auf den Menschen nicht beobachtet. Dementsprechend groß war die Unruhe, als im Jahr 1997 in Hong Kong 18 Menschen an HPAIV des Subtyps H5N1 erkrankten (DE JONG et al., 1997). Die Viren desselben Subtyps wurden gleichzeitig auf Geflügelmärkten bei Hühnern, Enten und Gänsen gefunden (CLAAS et al., 1998; SUAREZ et al., 1998; SUBBARAO et al., 1998). Die Sorge, dass diese nun auch für Menschen infektiösen Viren zu einer Pandemie führen könnten, war der Ausgangspunkt für die bislang vermutlich intensivste Charakterisierung und Dokumentation eines Influenza A Virus-Subtyps überhaupt (DUGAN et al., 2008; NEUMANN et al., 2010). Nachdem die H5N1-Viren, die aus Menschen und anderen Säugetieren isoliert wurden, Anzeichen einer Adaptation vom Vogel an den Säuger durch den Erwerb von sogenannten Marker-Aminosäuren (z.B. die Mutation PB2 E627K (SUBBARAO et al., 1993; FINKELSTEIN et al., 2007)) erkennen ließen (HATTA et al., 2001), stellte sich im Grunde nur noch die Frage, wann es zu einer ersten Mensch-zu-Mensch-Übertragung kommen würde und welche Mutationen für die dauerhafte Etablierung des Subtyps in der menschlichen Bevölkerung verantwortlich sein würden.
Die Einschätzung des pandemischen Potentials der damals kursierenden hochpathogenen H5N1-Viren wurde durch die extrem hohe Mutations- und Reassortationsrate der Viren erschwert (GUAN et al., 2002). Die retrospektiv durchgeführten Analysen zur genetischen Zusammensetzung der Viren (DUGAN et al., 2008; NEUMANN et al., 2010) erwecken den Eindruck, dass sich die H5N1-Viren im Verlauf der Jahre durch Selektion in Richtung einer optimalen genetischen Komposition entwickelten, die ihnen ein möglichst breites Wirtsspektrum eröffnet.
Mit der weltweiten Ausbreitung der H5N1 Viren durch wildlebende Zugvögel und Zuchtgeflügel (DUBEY et al., 2011; NORMILE, 2006; RIOS-SOTO et al., 2011; SAKODA et al., 2011) häuften sich in der Folge auch die Fälle von Tier-zu-Mensch Übertragungen. Die von der WHO veröffentlichte Karte (Abb. 11) gibt einen

Überblick über die bislang gemeldeten Fälle menschlicher H5N1 Infektionen (Vgl. auch Tab 3). Bislang wurden HPAIV nur direkt vom Vogel auf den Menschen, nicht aber von Mensch zu Mensch übertragen, von wenigen Ausnahmen abgesehen wie zum Beispiel bei dem Ausbruch von H7N7 Viren in den Niederlanden 2003 (DU RY VAN BEEST HOLLE et al., 2005) oder einer innerfamiliären Übertragung von H5N1 Viren in Indonesien (BUTLER, 2006). Betroffen sind meist Menschen, die auf Geflügelfarmen, Geflügelmärkten oder in privater Geflügelhaltung in engem Kontakt zu den Tieren, deren Exkrementen oder dem verseuchten Fleisch stehen
(http://www.who.int/mediacentre/factsheets/avian_influenza/en/index .html).

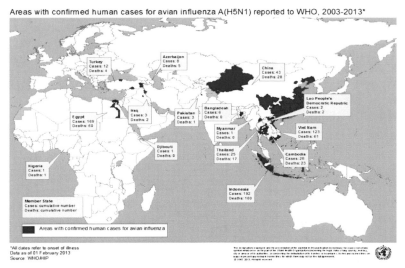

Abb. 11: Karte der WHO, auf der alle bis Februar 2013 gemeldeten Fälle einer humanen Infektion durch HPAIV des Subtyps H5N1 seit 2003 eingetragen sind.(Übernommen aus http://gamapserver.who.int/mapLibrary/app/searchResults.aspx). Auffällig ist die starke Inzidenz im südostasiatischen und vorderasiatischen Raum, Ländern, in denen Menschen und landlebendes Zuchtgeflügel in engem Kontakt stehen. Aus Amerika (Nord- und Süd-und Australien wurden bislang keine humanen Fälle von H5N1 Infektionen gemeldet.

Laut der aktuellen WHO-Statistik (Stand Februar 2013) gab es seit 2003 weltweit 615 laborbestätigte Fälle humaner Infektionen durch H5N1 Viren, von denen 364 tödlich verliefen. Dies entspricht einer Gesamtmortalitätsrate von 59%. Die bislang dokumentierten Fälle lassen nicht darauf schließen, dass die Dunkelziffer an subklinischen Infektionsverläufen besonders hoch ist. Unterstützt wird diese Vermutung durch die geringe Serokonversionsrate in der menschlichen

Bevölkerung (BUXTON BRIDGES et al., 2000; LIEM and LIM, 2005; SCHULTSZ et al., 2005; VONG et al., 2006). Betrachtet man die von der WHO gesammelten und veröffentlichten Daten zu den Fallzahlen im Einzelnen (Abb. 12), so war nach 2007 ein leichtes Abfallen der Mortalitätsrate zu beobachten, derzeit steigt die Rate der tödlich verlaufenden Infektionen allerdings wieder an (siehe auch Tab. 3).

So nimmt die Anzahl der humanen Fälle z.B. in Vietnam und Indonesien im Laufe der Jahre stetig ab, während in Ägypten die Anzahl der Infektionen eher anzusteigen scheint. Sehr deutlich ist auch, dass im Jahr 2011 bis in den August allein aus Ägypten 62,9% (39 von 62) der weltweiten Infektionen gemeldet wurden und 44% der weltweiten Todesfälle allein auf dieses Land fallen.

Wie in Tab. 3 und der davon abgeleiteten graphischen Darstellung (Abb. 12) zu sehen ist, war mit der Ausbreitung der hochpathogenen H5N1 Viren von Asien in Richtung Europa und Afrika ein Anstieg der Infektionen in der menschlichen Bevölkerung verbunden: 2004 46 Fälle (ausschließlich Asien), 2005 98 Fälle (Asien und erstmals Europa und Afrika), 2006 115 Fälle; (Abb. 12 blaue Kurve). Seitdem sinken die Fallzahlen jedoch (mit Ausnahme 2009: 73 Fälle), genauso wie die Anzahl der Toten, die sogar 2009 trotz der großen Anzahl an Infektionen nicht anstieg (Abb. 12 rote Kurve). Entsprechend sinkt die Mortalitätsrate (Abb. 12 grüne Kurve), dieser Trend ist aber nicht so deutlich ausgeprägt. Die Rate liegt im Mittel (1997 – 2008) bei 65,4% ± 21,6% und erst seit 2009 (2009 – 2013) mit 58,2% ± 14% deutlich, statistisch aber nicht signifikant (p = 0,45), darunter. Interessant ist in diesem Zusammenhang auch zu beobachten, dass sich die Häufung der humanen Infektionen von Asien scheinbar nach Afrika verlagert.

Trotzdem lässt sich aus dieser Darstellung keine Entwarnung für eine mögliche H5N1-Pandemie ableiten.

Die unter (http://www.who.int/csr/disease/avian_influenza/en/) abrufbare Auflistung der aktuellsten Meldungen laborbestätigter H5N1-Ausbrüche in Menschen und Vögeln zeigt, dass die Viren weiterhin auch im asiatischen Raum weit verbreitet sind und zu kleineren bis mittleren Ausbrüchen in Geflügelbeständen führen. Interessant ist allerdings auch, dass z.B. aus der Volksrepublik China seit Anfang 2010 keine Ausbrüche mehr gemeldet wurden (die Sonderverwaltungszone Hong Kong dagegen registriert immer wieder vereinzelte Infektionen). Inwieweit sich diese Situation mit den jährlichen Vogelwanderungen ändern wird, ist schwer abzuschätzen.

Dazu kommt, dass sich seit 2005 die säuger-adaptive Mutation E627K im PB2-Protein der H5N1-Viren fest etabliert hat. Wie bereits erwähnt, kam es in China am Qinghai-See zu einem großen Ausbruch hochpathogener H5N1-Viren in wildlebenden Wasservögeln (CHEN et al., 2005; LIU et al., 2005).

In Viren, die während dieses Ausbruchs aus Gänsen und Möwen isoliert wurden, liegt im PB2-Protein die Aminosäure 627K vor.

Tab. 2: Die viralen Gensegmente und die von ihnen kodierten Proteine mit Angabe der Größe und bekannten Funktionen. Übernommen und modifiziert aus „Molekulare Virologie", S. MODROW, 2. Aufl. 2003.

Segment	Länge (Basen)	Protein (kDa)	Funktion
1	2341	PB2 (80)	**Untereinheit der viralen Polymerase.** Funktion: bindet 5'-Cap-Strukturen naszenter, zellulärer mRNAs
2	2341	PB1 (87)	**Untereinheit der viralen Polymerase.** Funktion: RNA-abhängige RNA-Polymerase
		PB1-F2 (10)	**PB1-F2.** nicht in allen Isolaten exprimiert, alternativer Leserahmen (+1). Funktion: Akkumuliert in Mitochondrien, induziert Apoptose
		PB1-N40 (82)	**PB1-N40.** N-terminal trunkierte Form des PB1. Funktion: noch unbekannt
3	2233	PA (83)	**Untereinheit der viralen Polymerase.** Funktion: Endonuklease
		PA-X (29)	**PA-X.** Funktion: moduliert Wirtsantwort und Virulenz
4	1778*	HA0 (77) HA1 (55) HA2 (26)	**Oberflächenprotein.** Wird durch zelluläre Serinproteasen in die Untereinheiten HA1 und HA2 gespalten. Funktion: Rezeptorbindung, Membranfusion
5	1565	NP (55)	**Nucleokapsid-Protein.** Funktion: komplexiert virale RNA
6	1413*	NA (56)	**Oberflächenprotein.** Funktion: Hydrolyse endständiger Neuraminsäuren zur Freisetzung naszenter Virionen von Wirtszelle, Auflösung der epithelialen Mucus-Schicht
7	1027	M1 (28)	**Matrix-Protein 1.** Funktion: Morphogenese, kleidet innen die virale Lipidhülle aus.
		M2 (15)	**Matrix-Protein 2.** Funktion: Ionenkanal, vermittelt Freisetzung des Genoms
8	890*	NS1 (26)	**Nichtstruktur-Protein 1.** Funktion: Reguliert Spleißen viraler Gene, Antagonist antiviraler Prozesse z.B. INFα/β-Induktion, Apoptose
		NS2 (11)	**Nichtstruktur-Protein 2.** Funktion: reguliert Export der vRNPs aus dem Zellkern

Tab. 3: Die von der WHO veröffentlichten Fallzahlen humaner H5N1-Infektionen nach Ländern sortiert. Mit Ausnahme Ägyptens, wo sich die hochpathogenen H5N1 Viren dauerhaft etablieren konnten, blieben die dokumentierten Fälle in den anderen Ländern Einzelereignisse. Quelle:http://www.who.int/influenza/human_animal_interface/H5N1_cumulative table_archives/en/index.html

	2003-2009		2010		2011		2012		2013		Gesamt	
Land	Fälle	Tote	Fälle	Tote	Fälle	Tote	Fälle	Tote	Fälle	Tote	Fälle	Tote
Aserbaidschan	8	5	0	0	0	0	0	0	0	0	8	5
Bangladesch	1	0	0	0	2	0	3	0	0	0	6	0
Kambodscha	9	7	1	1	8	8	3	3	5	4	26	23
China	38	25	2	1	1	1	2	1	0	0	43	28
Djibouti	1	0	0	0	0	0	0	0	0	0	1	0
Ägypten	90	27	29	13	39	15	11	5	0	0	169	60
Indonesien	162	134	9	7	12	10	9	9	0	0	192	160
Irak	3	2	0	0	0	0	0	0	0	0	3	2
Lao VDR	2	2	0	0	0	0	0	0	0	0	2	2
Myanmar	1	0	0	0	0	0	0	0	0	0	1	0
Nigerien	1	1	0	0	0	0	0	0	0	0	1	1
Pakistan	3	1	0	0	0	0	0	0	0	0	3	1
Thailand	25	17	0	0	0	0	0	0	0	0	25	17
Türkei	12	4	0	0	0	0	0	0	0	0	12	4
Viet Nam	112	57	7	2	0	0	4	2	0	0	123	61
Total	468	282	48	24	62	34	32	20	5	4	615	364

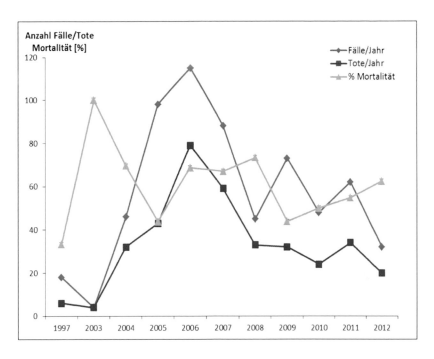

Abb. 12: Graphische Darstellung der weltweiten humanen H5N1 Infektionen seit 1997. In den ersten Jahren kam es nur selten zu Übertragungen, die mit der weltweiten Ausbreitung ab 2005 stark zunahmen, seit 2007 aber wieder seltener werden (blaue Kurve). Die Anzahl der Toten stieg mit den Infektionsfällen ebenfalls an, sinkt aber gleichfalls seit 2007 (rote Kurve). In Grün die sich daraus ermittelteMortalitätsrate. Quelle:
http://www.who.int/csr/disease/avian_influenza/country/cases_table_2011_04_11/en/index.html

Die Nachkommen dieser Viren, deren HA in die Klade 2.2 eingeordnet wird, verbreiteten sich weiter in Asien, Europa und Afrika aus (DUCATEZ et al., 2007; KISS et al., 2006; SALZBERG et al., 2007; STARICK et al., 2008). Sie sind bis heute zum Beispiel in Ägypten prävalent und für die H5N1-Infektionen von Menschen dort verantwortlich (KAYALI et al., 2011a; KAYALI et al., 2011b). Nach wie vor ist nicht bekannt, wann und wo die H5N1-Viren des Qinghai-Ausbruchs die Mutation E627K im PB2-Protein erworben haben. Die phylogenetische Analyse des PB2-Proteins zeigt als nächstes verwandtes Isolat ein 2004 aus einem Wanderfalken in Hong Kong isoliertes H5N1-Virus, welches aber noch das aviär-typische 627E trägt (LI et al., 2004; LIU et al., 2005). Ein Modell für die Einführung säuger-adaptiver Mutationen in aviäre Influenza-Viren könnte so aussehen, dass ein wildlebendes Säugetier durch den Verzehr verseuchten

Fleisches infiziert wird und die Viren dann entweder über den Besuch einer Wasserquelle wieder an Zugvögel weitergibt, oder dass nach Verenden des Säugers andere fleisch-konsumierende Vögel die Viren in die Vogelpopulation zurücktragen.

So konnte 2003 zum ersten Mal überhaupt die Infektion von vier Großkatzen (zwei Leoparden und zwei Tiger) in einem thailändischen Zoo, übertragen durch verseuchtes Hühnerfleisch, nachgewiesen werden (KEAWCHAROEN et al., 2004). Und auch hier konnte in einem der zwei sequenzierten Isolate die Mutation PB2 E627K nachgewiesen werden. 2006 verendeten ein Hund und eine Katze in Thailand nach dem Verzehr H5N1-verseuchten Taubenfleisches (SONGSERM et al., 2006a; SONGSERM et al., 2006b). Auch hier konnte in beiden Fällen die adaptive Aminosäure PB2 627K festgestellt werden. Dies verdeutlicht zum einen, dass Influenza A-Viren die Mutation PB2 E627K vermutlich auch in Katzen erwerben können. Zum anderen zeigt dieser Fall aber auch, dass mit wildlebenden Großkatzen, Hauskatzen und Hunden im Sinne des oben beschriebenen Modells ein weiterer Pool an möglichen Überträgern für hochpathogene H5N1 Viren besteht, in dem sich säugeradaptive Mutationen entwickeln können.

Darüber hinaus konnte gezeigt werden, dass hochpathogene aviäre H5N1-Viren in Straußenvögeln dazu neigen, an den Positionen 627 oder 701 im PB2-Protein hin zu den säuger-adaptiven Markeraminosäuren Lysin bzw. Asparagin zu mutieren (SHINYA et al., 2009). Warum die Viren in diesen Vögeln säugertypische adaptive Mutationen erwerben, ist nicht klar. Die Autoren der Studie diskutieren die evolutionär-verwandtschaftliche Nähe der Straußenvögel zu Reptilien als möglichen Grund, womit natürlich die Frage verbunden ist, ob Mitglieder der Klasse *Reptilia* überhaupt empfänglich für Influenza-Viren sind. Immerhin teilen sich wildlebende Krokodile in Afrika, Asien und auch Amerika den Lebensraum mit wildlebenden Wasservögeln, die als Träger von Influenza-Viren diese über ihre Fäkalien in hohen Titern ins Wasser abgeben (WEBSTER et al., 1978) oder als Nahrung für Krokodile dienen. Interessanterweise konnte die Infektion durch Influenza-C-Viren in Nilkrokodilen bereits nachgewiesen werden (HUCHZERMEYER, 2003). Darüber hinaus sind Krokodile durch West-Nil-Viren infizierbar und können diese Viren auch übertragen (KLENK et al., 2004). Für Influenza A-Viren dagegen ist die Frage bislang nicht abschließend geklärt (DAVIS and SPACKMAN, 2008). Von MANCINI et al. konnten 2004 aber zumindest in einigen Schlangen und sogar Fröschen und Kröten in Brasilien Antikörper gegen humane und equine Influenza A- und B-Viren nachgewiesen werden (MANCINI et al., 2004).

Zusammenfassend lässt sich also sagen, dass die hochpathogenen Viren des Subtyps H5N1, die seit 1996 in Asien und Teilen der westlichen Welt kursieren, nach wie vor ein schwer abzuschätzendes Pandemie-Risiko darstellen. Wie Untersuchungen mit experimentell veränderten Viren zeigten, bedarf es vermutlich nur weniger adaptiver Mutationen in HA und Polymerase, zu denen auch die Mutation PB2 E627K gehört, damit das Virus auf dem Luftweg von

Säuger zu Säuger übertragen werden kann (HERFST et al., 2012; IMAI et al., 2012). Sollte sich die bislang nicht nachgewiesene Mensch-zu-Mensch-Übertragung aufgrund der Akkumulation adaptiver Mutationen einstellen (WATANABE et al., 2011), könnte eine durch H5N1-Viren verursachte Pandemie weitaus größeren Schaden in der Weltbevölkerung anrichten als die Spanische Grippe von 1918. Die hohe Mortalitätsrate der H1N1-Viren von damals basiert nach dem derzeitigen Wissensstand auch auf durch bakterielle Superinfektion verursachten Pneumonien (FEDSON, 2009; MCAULEY et al., 2007; MORENS et al., 2008) und dem Fehlen antiviraler und antibakterieller Therapeutika, während die hochpathogenen H5N1-Viren *per se* für eine relativ hohe Sterblichkeitsrate verantwortlich sind. Die hohe Viruslast, die systemische Ausbreitung der Viren (CLAAS et al., 1998) und die oft beobachtete Dysregulation der angeborenen Immunantwort (CILLONIZ et al., 2010; CILLONIZ et al., 2009; DE JONG et al., 2006) sind viruseigene Eigenschaften, die trotz hoher Hygiene- und Therapiestandards zu schwersten Krankheitsverläufen führen, und die vergleichsweise hohe Mutationsrate im Hämagglutinin könnte darüber hinaus die Etablierung einer breiten Immunität gegen das HA des Subtyps H5 in der Bevölkerung erschweren. (Vergl. dazu, die aktuellste Stellungnahme der WHO zur Entwicklung der HA-Phylogenie (WHO/OIE/FAO, 2012)).

Literatur

ALBERTINI, A.A., WERNIMONT, A.K., MUZIOL, T., RAVELLI, R.B., CLAPIER, C.R., SCHOEHN, G., WEISSENHORN, W., RUIGROK, R.W., (2006). Crystal structure of the rabies virus nucleoprotein-RNA complex. Science 313(5785), 360-363.

ALEXANDER, D.J., 2000. A review of avian influenza in different bird species. Vet Microbiol 74(1-2), 3-13.

AREA, E., MARTIN-BENITO, J., GASTAMINZA, P., TORREIRA, E., VALPUESTA, J.M., CARRASCOSA, J.L., ORTIN, J., (2004). 3D structure of the influenza virus polymerase complex: localization of subunit domains. Proc Natl Acad Sci U S A 101(1), 308-313.

ARRANZ, R., COLOMA, R., CHICHON, F.J., CONESA, J.J., CARRASCOSA, J.L., VALPUESTA, J.M., ORTIN, J., MARTIN-BENITO, J., (2012). The structure of native influenza virion ribonucleoproteins. Science 338(6114), 1634-1637.

BANKS, J., SPEIDEL, E., ALEXANDER, D.J., (1998). Characterisation of an avian influenza A virus isolated from a human--is an intermediate host necessary for the emergence of pandemic influenza viruses? Arch Virol 143(4), 781-787.

BAUDIN, F., BACH, C., CUSACK, S., RUIGROK, R.W., (19949. Structure of influenza virus RNP. I. Influenza virus nucleoprotein melts secondary structure in panhandle RNA and exposes the bases to the solvent. EMBO J 13(13), 3158-3165.

BERTRAM, S., GLOWACKA, I., BLAZEJEWSKA, P., SOILLEUX, E., ALLEN, P., DANISCH, S., STEFFEN, I., CHOI, S.Y., PARK, Y., SCHNEIDER, H., SCHUGHART, K., POHLMANN, S., (2010). TMPRSS2 and TMPRSS4 facilitate trypsin-independent spread of influenza virus in Caco-2 cells. J Virol 84(19), 10016-10025.

BILLHARZ, R., ZENG, H., PROLL, S.C., KORTH, M.J., LEDERER, S., ALBRECHT, R., GOODMAN, A.G., ROSENZWEIG, E., TUMPEY, T.M., GARCIA-SASTRE, A., KATZE, M.G., (2009). The NS1 protein of the 1918 pandemic influenza virus blocks host interferon and lipid metabolism pathways. J Virol 83(20), 10557-10570.

BÖTTCHER-FRIEBERTSHAUSER, E., FREUER, C., SIELAFF, F., SCHMIDT, S., EICKMANN, M., UHLENDORFF, J., STEINMETZER, T., KLENK, H.D., GARTEN, T., (2010). Cleavage of influenza virus hemagglutinin by airway proteases TMPRSS2 and HAT differs in subcellular localization and susceptibility to protease inhibitors. J Virol 84(11), 5605-5614.

BÖTTCHER, E., MATROSOVICH, T., BEYERLE, M., KLENK, H.D., GARTEN, W., MATROSOVICH, M., (2006). Proteolytic activation of influenza viruses by serine proteases TMPRSS2 and HAT from human airway epithelium. J Virol 80(19), 9896-9898.

BUTLER, D., (2006). Family tragedy spotlights flu mutations. Nature 442(7099), 114-115.

BUXTON BRIDGES, C., KATZ, J.M., SETO, W.H., CHAN, P.K., TSANG, D., HO, W., MAK, K.H., LIM, W., TAM, J.S., CLARKE, M., WILLIAMS, S.G., MOUNTS, A.W., BRESEE, J.S., CONN, L.A., ROWE, T., HU-PRIMMER, J., ABERNATHY, R.A., LU, X., COX, N.J., FUKUDA, K., (2000). Risk of influenza A (H5N1) infection among health care workers exposed to patients with influenza A (H5N1), Hong Kong. J Infect Dis 181(1), 344-348.

CARTER, M.J., (2007). A rationale for using steroids in the treatment of severe cases of H5N1 avian influenza. Journal of Medical Microbiology 56(7), 875-883.

CENTANNI, E., SAVONUZZI, E., 1901. La peste aviaria I & II. Communicazione fatta all'accademia delle scienze mediche e naturali de Ferrara.

CHEN, W., CALVO, P.A., MALIDE, D., GIBBS, J., SCHUBERT, U., BACIK, I., BASTA, S., O'NEILL, R., SCHICKLI, J., PALESE, P., HENKLEIN, P., BENNINK, J.R., YEWDELL, J.W., (2001). A novel influenza A virus mitochondrial protein that induces cell death. Nat Med 7(12), 1306-1312.

CHEUNG, C., POON, L., LAU, A., LUK, W., LAU, Y., SHORTRIDGE, K., GORDON, S., GUAN, Y., PEIRIS, J., (2002). Induction of proinflammatory cytokines in human macrophages by influenza A (H5N1) viruses: a mechanism for the unusual severity of human disease? The Lancet 360(9348), 1831-1837.

CHEUNG, C.L., VIJAYKRISHNA, D., SMITH, G.J., FAN, X.H., ZHANG, J.X., BAHL, J., DUAN, L., HUANG, K., TAI, H., WANG, J., POON, L.L., PEIRIS, J.S., CHEN, H., GUAN, Y., (2007). Establishment of influenza A virus (H6N1) in minor poultry species in southern China. J Virol 81(19), 10402-10412.

CILLONIZ, C., PANTIN-JACKWOOD, M.J., NI, C., GOODMAN, A.G., PENG, X., PROLL, S.C., CARTER, V.S., ROSENZWEIG, E.R., SZRETTER, K.J., KATZ, J.M., KORTH, M.J., SWAYNE, D.E., TUMPEY, T.M., KATZE, M.G., (2010). Lethal Dissemination of H5N1 Influenza Virus Is Associated with Dysregulation of Inflammation and Lipoxin Signaling in a Mouse Model of Infection. Journal of Virology 84(15), 7613-7624.

CILLONIZ, C., SHINYA, K., PENG, X., KORTH, M.J., PROLL, S.C., AICHER, L.D., CARTER, V.S., CHANG, J.H., KOBASA, D., FELDMANN, F., STRONG, J.E., FELDMANN, H., KAWAOKA, Y., KATZE, M.G., (2009). Lethal influenza virus infection in macaques is associated with early dysregulation of inflammatory related genes. PLoS Pathog 5(10), e1000604.

CLAAS, E.C.J., OSTERHAUS, A.D.M.E., VAN BEEK, R., DE JONG, J.C., RIMMELZWAAN, G.F., SENNE, D.A., KRAUSS, S., SHORTRIDGE, K.F., WEBSTER, R.G., (1998). Human influenza A H5N1 virus related to a highly pathogenic avian influenza virus. The Lancet 351(9101), 472-477.

COLOMA, R., VALPUESTA, J.M., ARRANZ, R., CARRASCOSA, J.L., ORTIN, J., MARTIN-BENITO, J., (2009). The structure of a biologically active influenza virus ribonucleoprotein complex. PLoS Pathog 5(6), e1000491.

CONENELLO, G.M., PALESE, P., (2007). Influenza A virus PB1-F2: a small protein with a big punch. Cell Host Microbe 2(4), 207-209.

CROS, J.F., GARCIA-SASTRE, A., PALESE, P., (2005). An unconventional NLS is critical for the nuclear import of the influenza A virus nucleoprotein and ribonucleoprotein. Traffic 6(3), 205-213.

DAVIS, L.M., SPACKMAN, E., (2008). Do crocodilians get the flu? Looking for influenza A in captive crocodilians. Journal of Experimental Zoology Part A: Ecological Genetics and Physiology 309A(10), 571-580.

DE JONG, J.C., CLAAS, E.C., OSTERHAUS, A.D., WEBSTER, R.G., LIM, W.L., (1997). A pandemic warning? Nature 389(6651), 554.

DE JONG, M.D., SIMMONS, C.P., THANH, T.T., HIEN, V.M., SMITH, G.J.D., CHAU, T.N.B., HOANG, D.M., VAN VINH CHAU, N., KHANH, T.H., DONG, V.C., QUI, P.T., VAN CAM, B., HA, D.Q., GUAN, Y., PEIRIS, J.S.M., CHINH, N.T., HIEN, T.T., FARRAR, J., (2006). Fatal outcome of human influenza A (H5N1) is associated with high viral load and hypercytokinemia. Nature Medicine 12(10), 1203-1207.

DIAS, A., BOUVIER, D., CRÉPIN, T., MCCARTHY, A.A., HART, D.J., BAUDIN, F., CUSACK, S., RUIGROK, R.W.H., (2009). The cap-snatching endonuclease of influenza virus polymerase resides in the PA subunit. Nature 458(7240), 914-918.

DU RY VAN BEEST HOLLE, M., MEIJER, A., KOOPMANS, M., DE JAGER, C.M., (2005). Human-to-human transmission of avian influenza A/H7N7, The Netherlands, 2003. Euro Surveill 10(12), 264-268.

DUAN, L., BAHL, J., SMITH, G., WANG, J., VIJAYKRISHNA, D., ZHANG, L., ZHANG, J., LI, K., FAN, X., CHEUNG, C., (2008). The development and genetic diversity of H5N1 influenza virus in China, 1996–2006. Virology 380(2), 243-254.

DUBEY, S.C., DAHAL, N., NAGARAJAN, S., TOSH, C., MURUGKAR, H.V., RINZIN, K., SHARMA, B., JAIN, R., KATARE, M., PATIL, S., KHANDIA, R., SYED, Z., TRIPATHI, S., BEHERA, P., KUMAR, M., KULKARNI, D.D., KRISHNA, L., (2011). Isolation and characterization of influenza A virus (subtype H5N1) that caused the first highly pathogenic avian influenza outbreak in chicken in Bhutan. Vet Microbiol.

DUCATEZ, M.F., OLINGER, C.M., OWOADE, A.A., TARNAGDA, Z., TAHITA, M.C., SOW, A., DE LANDTSHEER, S., AMMERLAAN, W., OUEDRAOGO, J.B., OSTERHAUS, A.D., FOUCHIER, R.A., MULLER, C.P., (2007). Molecular and antigenic evolution and geographical spread of H5N1 highly pathogenic avian influenza viruses in western Africa. J Gen Virol 88(Pt 8), 2297-2306.

DUGAN, V.G., CHEN, R., SPIRO, D.J., SENGAMALAY, N., ZABORSKY, J., GHEDIN, E., NOLTING, J., SWAYNE, D.E., RUNSTADLER, J.A., HAPP, G.M., SENNE, D.A., WANG, R., SLEMONS, R.D., HOLMES, E.C., TAUBENBERGER, J.K., (2008). The evolutionary genetics and emergence of avian influenza viruses in wild birds. PLoS Pathog 4(5), e1000076.

FEDSON, D.S., (2009). Was bacterial pneumonia the predominant cause of death in the 1918-1919 influenza pandemic? J Infect Dis 199(9), 1408-1409; author reply 1409-1410.

FOUCHIER, R.A., SCHNEEBERGER, P.M., ROZENDAAL, F.W., BROEKMAN, J.M., KEMINK, S.A., MUNSTER, V., KUIKEN, T., RIMMELZWAAN, G.F., SCHUTTEN, M., VAN DOORNUM, G.J., KOCH, G., BOSMAN, A., KOOPMANS, M., OSTERHAUS, A.D., (2004). Avian influenza A virus (H7N7) associated with human conjunctivitis and a fatal case of acute respiratory distress syndrome. Proc Natl Acad Sci U S A 101(5), 1356-1361.

GABRIEL, G., HERWIG, A., KLENK, H.-D., (2008). Interaction of Polymerase Subunit PB2 and NP with Importin α1 Is a Determinant of Host Range of Influenza A Virus. PLoS Pathogens 4(2), e11.

GABRIEL, G., KLINGEL, K., OTTE, A., THIELE, S., HUDJETZ, B., ARMAN-KALCEK, G., SAUTER, M., SHMIDT, T., ROTHER, F., BAUMGARTE, S., KEINER, B., HARTMANN, E., BADER, M., BROWNLEE, G.G., FODOR, E., KLENK, H.-D., (2011). Differential use of importin-α isoforms governs cell tropism and host adaptation of influenza virus. Nature Communications 2(1), 156.

GACK, M.U., ALBRECHT, R.A., URANO, T., INN, K.S., HUANG, I.C., CARNERO, E., FARZAN, M., INOUE, S., JUNG, J.U., GARCIA-SASTRE, A., (2009). Influenza A virus NS1 targets the ubiquitin ligase TRIM25 to evade recognition by the host viral RNA sensor RIG-I. Cell Host Microbe 5(5), 439-449.

GARCIA-SASTRE, A., EGOROV, A., MATASSOV, D., BRANDT, S., LEVY, D.E., DURBIN, J.E., PALESE, P., MUSTER, T., (1998). Influenza A virus lacking the NS1 gene replicates in interferon-deficient systems. Virology 252(2), 324-330.

GARTEN, W., VEY, M., OHUCHI, R., OHUCHI, M., KLENK, H.D., (1991). Modification of the cleavage activation of the influenza virus hemagglutinin by site-specific mutagenesis. Behring Inst Mitt(89), 12-22.

GREEN, T.J., ZHANG, X., WERTZ, G.W., LUO, M., (2006). Structure of the vesicular stomatitis virus nucleoprotein-RNA complex. Science 313(5785), 357-360.

GUAN, Y., PEIRIS, J.S., LIPATOV, A.S., ELLIS, T.M., DYRTING, K.C., KRAUSS, S., ZHANG, L.J., WEBSTER, R.G., SHORTRIDGE, K.F., (2002). Emergence of multiple genotypes of H5N1 avian influenza viruses in Hong Kong SAR. Proc Natl Acad Sci U S A 99(13), 8950-8955.

GUILLIGAY, D., TARENDEAU, F., RESA-INFANTE, P., COLOMA, R., CREPIN, T., SEHR, P., LEWIS, J., RUIGROK, R.W., ORTIN, J., HART, D.J., CUSACK, S., (2008). The structural basis for cap binding by influenza virus polymerase subunit PB2. Nat Struct Mol Biol 15(5), 500-506.

HE, X., ZHOU, J., BARTLAM, M., ZHANG, R., MA, J., LOU, Z., LI, X., LI, J., JOACHIMIAK, A., ZENG, Z., GE, R., RAO, Z., LIU, Y., (2008). Crystal structure of the polymerase PAC–PB1N complex from an avian influenza H5N1 virus. Nature 454(7208), 1123-1126.

HERFST, S., SCHRAUWEN, E.J., LINSTER, M., CHUTINIMITKUL, S., DE WIT, E., MUNSTER, V.J., SORRELL, E.M., BESTEBROER, T.M., BURKE, D.F., SMITH, D.J., RIMMELZWAAN, G.F., OSTERHAUS, A.D., FOUCHIER, R.A., (2012). Airborne transmission of influenza A/H5N1 virus between ferrets. Science 336(6088), 1534-1541.

HINSHAW, V.S., WEBSTER, R.G., TURNER, B., (1980). The perpetuation of orthomyxoviruses and paramyxoviruses in Canadian waterfowl. Can J Microbiol 26(5), 622-629.

HOFFMANN, E., STECH, J., LENEVA, I., KRAUSS, S., SCHOLTISSEK, C., CHIN, P.S., PEIRIS, M., SHORTRIDGE, K.F., WEBSTER, R.G., (2000). Characterization of the influenza A virus gene pool in avian species in southern China: was H6N1 a derivative or a precursor of H5N1? J Virol 74(14), 6309-6315.

HUCHZERMEYER, F., (2003). Crocodiles: biology, husbandry and diseases. CABI Publishing.

IMAI, M., WATANABE, T., HATTA, M., DAS, S.C., OZAWA, M., SHINYA, K., ZHONG, G., HANSON, A., KATSURA, H., WATANABE, S., LI, C., KAWAKAMI, E., YAMADA, S., KISO, M., SUZUKI, Y., MAHER, E.A., NEUMANN, G., KAWAOKA, Y., (2012). Experimental adaptation of an influenza H5 HA confers respiratory droplet transmission to a reassortant H5 HA/H1N1 virus in ferrets. Nature 486(7403), 420-428.

JAGGER, B.W., WISE, H.M., KASH, J.C., WALTERS, K.A., WILLS, N.M., XIAO, Y.L., DUNFEE, R.L., SCHWARTZMAN, L.M., OZINSKY, A., BELL, G.L., DALTON, R.M., LO, A., EFSTATHIOU, S., ATKINS, J.F., FIRTH, A.E., TAUBENBERGER, J.K., DIGARD, P., (2012). An overlapping protein-coding region in influenza A virus segment 3 modulates the host response. Science 337(6091), 199-204.

KANDUN, I.N., WIBISONO, H., SEDYANINGSIH, E.R., YUSHARMEN, HADISOEDARSUNO, W., PURBA, W., SANTOSO, H., SEPTIAWATI, C., TRESNANINGSIH, E., HERIYANTO, B., YUWONO, D., HARUN, S., SOEROSO, S., GIRIPUTRA, S., BLAIR, P.J., JEREMIJENKO, A., KOSASIH, H., PUTNAM, S.D., SAMAAN, G., SILITONGA, M., CHAN, K.H., POON, L.L., LIM, W., KLIMOV, A., LINDSTROM, S., GUAN, Y., DONIS, R., KATZ, J., COX, N., PEIRIS, M., UYEKI, T.M., (2006). Three Indonesian clusters of H5N1 virus infection in 2005. N Engl J Med 355(21), 2186-2194.

KAWAOKA, Y., WEBSTER, R.G., (1988). Sequence requirements for cleavage activation of influenza virus hemagglutinin expressed in mammalian cells. Proc Natl Acad Sci U S A 85(2), 324-328.

KAYALI, G., EL-SHESHENY, R., KUTKAT, M.A., KANDEIL, A.M., MOSTAFA, A., DUCATEZ, M.F., MCKENZIE, P.P., GOVORKOVA, E.A., NASRAA, M.H., WEBSTER, R.G., WEBBY, R.J., ALI, M.A., (2011a). Continuing Threat of Influenza (H5N1) Virus Circulation in Egypt. Emerg Infect Dis 17(12), 2306-2308.

KAYALI, G., WEBBY, R.J., DUCATEZ, M.F., EL SHESHENY, R.A., KANDEIL, A.M., GOVORKOVA, E.A., MOSTAFA, A., ALI, M.A., (2011b). The epidemiological and molecular aspects of influenza H5N1 viruses at the human-animal interface in Egypt. PLoS ONE 6(3), e17730.

KEAWCHAROEN, J., ORAVEERAKUL, K., KUIKEN, T., FOUCHIER, R.A., AMONSIN, A., PAYUNGPORN, S., NOPPORNPANTH, S., WATTANODORN, S., THEAMBOONIERS, A., TANTILERTCHAROEN, R., PATTANARANGSAN, R., ARYA, N., RATANAKORN, P., OSTERHAUS, D.M., POOVORAWAN, Y., (2004). Avian influenza H5N1 in tigers and leopards. Emerg Infect Dis 10(12), 2189-2191.

KIDO, H., YOKOGOSHI, Y., SAKAI, K., TASHIRO, M., KISHINO, Y., FUKUTOMI, A., KATUNUMA, N., (1992). Isolation and characterization of a novel trypsin-like protease found in rat bronchiolar epithelial Clara cells. A possible activator of the viral fusion glycoprotein. J Biol Chem 267(19), 13573-13579.

KISS, I., GERMAN, P., SAMI, L., ANTAL, M., FARKAS, T., KARDOS, G., KECSKEMETI, S., DAN, A., BELAK, S., (2006). Application of real-time RT-PCR utilising lux (light upon extension) fluorogenic primer for the rapid detection of avian influenza viruses. Acta Vet Hung 54(4), 525-533.

KLENK, H.D., (2005). Infection of the endothelium by influenza viruses. Thromb Haemost 94(2), 262-265.

KLENK, H.D., ROTT, R., (1988). The molecular biology of influenza virus pathogenicity. Adv Virus Res 34, 247-281.

KLENK, H.D., ROTT, R., ORLICH, M., BLODORN, J., (1975). Activation of influenza A viruses by trypsin treatment. Virology 68(2), 426-439.

KLENK, K., SNOW, J., MORGAN, K., BOWEN, R., STEPHENS, M., FOSTER, F., GORDY, P., BECKETT, S., KOMAR, N., GUBLER, D., BUNNING, M., (2004). Alligators as West Nile virus amplifiers. Emerg Infect Dis 10(12), 2150-2155.

LANDSTEINER, K., BERLINER, M., (1912). Über die Kultivierung des Virus der Hühnerpest. Zentralblatt für Bakteriologie, Parasitenkunde und Infektionskrankheiten. 1. Abteilung. Originale 67(165-168).

LANG, G., GAGNON, A., GERACI, J.R., (1981). Isolation of an influenza A virus from seals. Arch Virol 68(3-4), 189-195.

LI, K.S., GUAN, Y., WANG, J., SMITH, G.J., XU, K.M., DUAN, L., RAHARDJO, A.P., PUTHAVATHANA, P., BURANATHAI, C., NGUYEN, T.D., ESTOEPANGESTIE, A.T., CHAISINGH, A., AUEWARAKUL, P., LONG, H.T., HANH, N.T., WEBBY, R.J., POON, L.L., CHEN, H., SHORTRIDGE, K.F., YUEN, K.Y., WEBSTER, R.G., PEIRIS, J.S., (2004). Genesis of a highly pathogenic and potentially pandemic H5N1 influenza virus in eastern Asia. Nature 430(6996), 209-213.

LIEM, N.T., LIM, W., (2005). Lack of H5N1 avian influenza transmission to hospital employees, Hanoi, (2004). Emerg Infect Dis 11(2), 210-215.

LODE, A., GRUBER, J., (1901). Bakteriologische Studien über die ätiologie einer epidemischen Erkrankung der Hühner in Tirol. Zentralblatt für Bakteriologie, Parasitenkunde und Infektionskrankheiten. 1. Abteilung. Originale 30(593-604).

MANCINI, D.A., MENDONCA, R.M., CIANCIARULLO, A.M., KOBASHI, L.S., TRINDADE, H.G., FERNANDES, W., PINTO, J.R., (2004). [Influenza in heterothermic animals]. Rev Soc Bras Med Trop 37(3), 204-209.

MARCOTRIGIANO, J., GINGRAS, A.C., SONENBERG, N., BURLEY, S.K., (1997). Cocrystal structure of the messenger RNA 5' cap-binding protein (eIF4E) bound to 7-methyl-GDP. Cell 89(6), 951-961.

MASSIN, P., VAN DER WERF, S., NAFFAKH, N., (2001). Residue 627 of PB2 Is a Determinant of Cold Sensitivity in RNA Replication of Avian Influenza Viruses. Journal of Virology 75(11), 5398-5404.

MAZZA, C., SEGREF, A., MATTAJ, I.W., CUSACK, S., (2002a). Co-crystallization of the human nuclear cap-binding complex with a m7GpppG cap analogue using protein engineering. Acta Crystallogr D Biol Crystallogr 58(Pt 12), 2194-2197.

MAZZA, C., SEGREF, A., MATTAJ, I.W., CUSACK, S., (2002b). Large-scale induced fit recognition of an m(7)GpppG cap analogue by the human nuclear cap-binding complex. EMBO J 21(20), 5548-5557.

MCAULEY, J.L., HORNUNG, F., BOYD, K.L., SMITH, A.M., MCKEON, R., BENNINK, J., YEWDELL, J.W., MCCULLERS, J.A., (2007). Expression of the 1918 Influenza A Virus PB1-F2 Enhances the Pathogenesis of Viral and Secondary Bacterial Pneumonia. Cell Host & Microbe 2(4), 240-249.

MORENS, DAVID M., TAUBENBERGER, JEFFERY K., FAUCI, ANTHONY S., (2008). Predominant Role of Bacterial Pneumonia as a Cause of Death in Pandemic Influenza: Implications for Pandemic Influenza Preparedness. The Journal of Infectious Diseases 198(7), 962-970.

MÜLLER, R., POCH, O., DELARUE, M., BISHOP, D.H., BOULOY, M., (1994). Rift Valley fever virus L segment: correction of the sequence and possible functional role of newly identified regions conserved in RNA-dependent polymerases. J Gen Virol 75 (Pt 6), 1345-1352.

MURAKAMI, M., TOWATARI, T., OHUCHI, M., SHIOTA, M., AKAO, M., OKUMURA, Y., PARRY, M.A., KIDO, H., (2001). Mini-plasmin found in the epithelial cells of bronchioles triggers infection by broad-spectrum influenza A viruses and Sendai virus. Eur J Biochem 268(10), 2847-2855.

NEMEROFF, M.E., BARABINO, S.M., LI, Y., KELLER, W., KRUG, R.M., (1998). Influenza virus NS1 protein interacts with the cellular 30 kDa subunit of CPSF and inhibits 3'end formation of cellular pre-mRNAs. Mol Cell 1(7), 991-1000.

NEUMANN, G., GREEN, M.A., MACKEN, C.A., (2010). Evolution of highly pathogenic avian H5N1 influenza viruses and the emergence of dominant variants. J Gen Virol 91(Pt 8), 1984-1995.

NG, A.K.L., ZHANG, H., TAN, K., LI, Z., LIU, J.H., CHAN, P.K.S., LI, S.M., CHAN, W.Y., AU, S.W.N., JOACHIMIAK, A., WALZ, T., WANG, J.H., SHAW, P.C., (2008). Structure of the influenza virus A H5N1 nucleoprotein: implications for RNA binding, oligomerization, and vaccine design. The FASEB Journal 22(10), 3638-3647.

NORMILE, D., (2006). Avian influenza. Evidence points to migratory birds in H5N1 spread. Science 311(5765), 1225.

O'NEILL, R.E., JASKUNAS, R., BLOBEL, G., PALESE, P., MOROIANU, J., (1995). Nuclear import of influenza virus RNA can be mediated by viral nucleoprotein and transport factors required for protein import. J Biol Chem 270(39), 22701-22704.

OBAYASHI, E., YOSHIDA, H., KAWAI, F., SHIBAYAMA, N., KAWAGUCHI, A., NAGATA, K., TAME, J.R.H., PARK, S.-Y., (2008). The structural basis for an essential subunit interaction in influenza virus RNA polymerase. Nature 454(7208), 1127-1131.

PALESE, P., SHAW, M.L., (2007). Orthomyxoviridae: The Viruses and Their Replication. 5th ed. Fields Virology, edited by Knipe, D.M., Howley, P.M., 2. 2 vols. Lippincott Williams & Wilkins, Philadelphia, PA.

PEREIRA, H.G., TUMOVA, B., LAW, V.G., (1965). Avian influenza A viruses. Bull World Health Organ 32(6), 855-860.

PEREZ, D.R., DONIS, R.O., (1995). A 48-amino-acid region of influenza A virus PB1 protein is sufficient for complex formation with PA. J Virol 69(11), 6932-6939.

Perez, D.R., Donis, R.O., (2001). Functional Analysis of PA Binding by Influenza A Virus PB1: Effects on Polymerase Activity and Viral Infectivity. Journal of Virology 75(17), 8127-8136.

RESA-INFANTE, P., JORBA, N., ZAMARRENO, N., FERNANDEZ, Y., JUAREZ, S., ORTIN, J., (2008). The host-dependent interaction of alpha-importins with influenza PB2 polymerase subunit is required for virus RNA replication. PLoS ONE 3(12), e3904.

RIOS-SOTO, K.R., SONG, B., CASTILLO-CHAVEZ, C., (2011). Epidemic spread of influenza viruses: The impact of transient populations on disease dynamics. Math Biosci Eng 8(1), 199-222.

RUIGROK, R.W., CREPIN, T., HART, D.J., CUSACK, S., (2010). Towards an atomic resolution understanding of the influenza virus replication machinery. Curr Opin Struct Biol 20(1), 104-113.

SAKODA, Y., ITO, H., UCHIDA, Y., OKAMATSU, M., YAMAMOTO, N., SODA, K., NOMURA, N., KURIBAYASHI, S., SHICHINOHE, S., SUNDEN, Y., UMEMURA, T., USUI, T., OZAKI, H., YAMAGUCHI, T., MURASE, T., ITO, T., SAITO, T., TAKADA, A., KIDA, H., (2011). Reintroduction of H5N1 highly pathogenic avian influenza virus by migratory water birds, causing poultry outbreaks in 2010-2011 winter season in Japan. J Gen Virol.

SALZBERG, S.L., KINGSFORD, C., CATTOLI, G., SPIRO, D.J., JANIES, D.A., ALY, M.M., BROWN, I.H., COUACY-HYMANN, E., DE MIA, G.M., DUNG DO, H., GUERCIO, A., JOANNIS, T., MAKEN ALI, A.S., OSMANI, A., PADALINO, I., SAAD, M.D., SAVIC, V., SENGAMALAY, N.A., YINGST, S., ZABORSKY, J., ZORMAN-ROJS, O., GHEDIN, E., CAPUA, I., (2007). Genome analysis linking recent European and African influenza (H5N1) viruses. Emerg Infect Dis 13(5), 713-718.

SCHÄFER, W., (1955). Vergleichender sero-immunologische Untersuchungen über die Viren der Influenza und klassischen Geflügelpest. Z Naturforsch B(10b), 81-91.

SCHULTSZ, C., DONG, V.C., CHAU, N.V., LE, N.T., LIM, W., THANH, T.T., DOLECEK, C., DE JONG, M.D., HIEN, T.T., FARRAR, J., (2005). Avian influenza H5N1 and healthcare workers. Emerg Infect Dis 11(7), 1158-1159.

SEO, S.H., HOFFMANN, E., WEBSTER, R.G., (2002). Lethal H5N1 influenza viruses escape host anti-viral cytokine responses. Nat Med 8(9), 950-954.

SHINYA, K., HATTA, M., YAMADA, S., TAKADA, A., WATANABE, S., HALFMANN, P., HORIMOTO, T., NEUMANN, G., KIM, J.H., LIM, W., GUAN, Y., PEIRIS, M., KISO, M., SUZUKI, T., SUZUKI, Y., KAWAOKA, Y., (2005). Characterization of a Human H5N1 Influenza A Virus Isolated in 2003. Journal of Virology 79(15), 9926-9932.

SHINYA, K., MAKINO, A., OZAWA, M., KIM, J.H., SAKAI-TAGAWA, Y., ITO, M., LE, Q.M., KAWAOKA, Y., (2009). Ostrich involvement in the selection of H5N1 influenza virus possessing mammalian-type amino acids in the PB2 protein. J Virol 83(24), 13015-13018.

SONGSERM, T., AMONSIN, A., JAM-ON, R., SAE-HENG, N., MEEMAK, N., PARIYOTHORN, N., PAYUNGPORN, S., THEAMBOONLERS, A., POOVORAWAN, Y., (2006a). Avian influenza H5N1 in naturally infected domestic cat. Emerg Infect Dis 12(4), 681-683.

SONGSERM, T., AMONSIN, A., JAM-ON, R., SAE-HENG, N., PARIYOTHORN, N., PAYUNGPORN, S., THEAMBOONLERS, A., CHUTINIMITKUL, S., THANAWONGNUWECH, R., POOVORAWAN, Y., (2006b). Fatal avian influenza A H5N1 in a dog. Emerg Infect Dis 12(11), 1744-1747.

STARICK, E., BEER, M., HOFFMANN, B., STAUBACH, C., WERNER, O., GLOBIG, A., STREBELOW, G., GRUND, C., DURBAN, M., CONRATHS, F.J., METTENLEITER, T., HARDER, T., (2008). Phylogenetic analyses of highly pathogenic avian influenza virus isolates from Germany in 2006 and 2007 suggest at least three separate introductions of H5N1 virus. Vet Microbiol 128(3-4), 243-252.

STASAKOVA, J., FERKO, B., KITTEL, C., SEREINIG, S., ROMANOVA, J., KATINGER, H., EGOROV, A., (2005). Influenza A mutant viruses with altered NS1 protein function provoke caspase-1 activation in primary human macrophages, resulting in fast apoptosis and release of high levels of interleukins 1beta and 18. J Gen Virol 86(Pt 1), 185-195.

STIENEKE-GRÖBER, A., VEY, M., ANGLIKER, H., SHAW, E., THOMAS, G., ROBERTS, C., KLENK, H.D., GARTEN, W. (1992). Influenza virus hemagglutinin with multibasic cleavage site is activated by furin, a subtilisin-like endoprotease. EMBO J 11(7), 2407-2414.

SUAREZ, D.L., PERDUE, M.L., COX, N., ROWE, T., BENDER, C., HUANG, J., SWAYNE, D.E.(1998). Comparisons of highly virulent H5N1 influenza A viruses isolated from humans and chickens from Hong Kong. J Virol 72(8), 6678-6688.

SUBBARAO, E.K., LONDON, W., MURPHY, B.R. (1993). A single amino acid in the PB2 gene of influenza A virus is a determinant of host range. J Virol 67(4), 1761-1764.

SUBBARAO, K., KLIMOV, A., KATZ, J., REGNERY, H., LIM, W., HALL, H., PERDUE, M., SWAYNE, D., BENDER, C., HUANG, J., HEMPHILL, M., ROWE, T., SHAW, M., XU, X., FUKUDA, K., COX, N. (1998). Characterization of an avian influenza A (H5N1) virus isolated from a child with a fatal respiratory illness. Science 279(5349), 393-396.

SUGIYAMA, K., OBAYASHI, E., KAWAGUCHI, A., SUZUKI, Y., TAME, J.R.H., NAGATA, K., PARK, S.-Y.(2009). Structural insight into the essential PB1–PB2 subunit contact of the influenza virus RNA polymerase. The EMBO Journal 28(12), 1803-1811.

TARENDEAU, F., BOUDET, J., GUILLIGAY, D., MAS, P.J., BOUGAULT, C.M., BOULO, S., BAUDIN, F., RUIGROK, R.W.H., DAIGLE, N., ELLENBERG, J., CUSACK, S., SIMORRE, J.-P., HART, D.J. (2007). Structure and nuclear import function of the C-terminal domain of influenza virus polymerase PB2 subunit. Nature Structural & Molecular Biology 14(3), 229-233.

TARENDEAU, F., CREPIN, T., GUILLIGAY, D., RUIGROK, R.W., CUSACK, S., HART, D.J., (2008). Host determinant residue lysine 627 lies on the surface of a discrete, folded domain of influenza virus polymerase PB2 subunit. PLoS Pathog 4(8), e1000136.

VEY, M., ORLICH, M., ADLER, S., KLENK, H.D., ROTT, R., GARTEN, W. (1992). Hemagglutinin activation of pathogenic avian influenza viruses of serotype H7 requires the protease recognition motif R-X-K/R-R. Virology 188(1), 408-413.

VONG, S., COGHLAN, B., MARDY, S., HOLL, D., SENG, H., LY, S., MILLER, M.J., BUCHY, P., FROEHLICH, Y., DUFOURCQ, J.B., UYEKI, T.M., LIM, W., SOK, T.(2006). Low frequency of poultry-to-human H5NI virus transmission, southern Cambodia, 2005. Emerg Infect Dis 12(10), 1542-1547.

WATANABE, Y., IBRAHIM, M.S., ELLAKANY, H.F., KAWASHITA, N., MIZUIKE, R., HIRAMATSU, H., SRIWILAIJAROEN, N., TAKAGI, T., SUZUKI, Y., IKUTA, K. (2011). Acquisition of human-type receptor binding specificity by new H5N1 influenza virus sublineages during their emergence in birds in Egypt. PLoS Pathog 7(5), e1002068.

WEBSTER, R.G., BEAN, W.J., GORMAN, O.T., CHAMBERS, T.M., KAWAOKA, Y.(1992). Evolution and ecology of influenza A viruses. Microbiol Rev 56(1), 152-179.

WEBSTER, R.G., YAKHNO, M., HINSHAW, V.S., BEAN, W.J., MURTI, K.G.(1978). Intestinal influenza: replication and characterization of influenza viruses in ducks. Virology 84(2), 268-278.

WHO/OIE/FAO, (2012). Continued evolution of highly pathogenic avian influenza A (H5N1): updated nomenclature. Influenza Other Respi Viruses 6(1), 1-5.

WISE, H.M., FOEGLEIN, A., SUN, J., DALTON, R.M., PATEL, S., HOWARD, W., ANDERSON, E.C., BARCLAY, W.S., DIGARD, P.(2009). A complicated message: Identification of a novel PB1-related protein translated from influenza A virus segment 2 mRNA. J Virol 83(16), 8021-8031.

XU, X., SUBBARAO, COX, N.J., GUO, Y.(1999). Genetic characterization of the pathogenic influenza A/Goose/Guangdong/1/96 (H5N1) virus: similarity of its hemagglutinin gene to those of H5N1 viruses from the 1997 outbreaks in Hong Kong. Virology 261(1), 15-19.

YE, Q., KRUG, R.M., TAO, Y.J.(2006). The mechanism by which influenza A virus nucleoprotein forms oligomers and binds RNA. Nature 444(7122), 1078-1082.

YUAN, P., BARTLAM, M., LOU, Z., CHEN, S., ZHOU, J., HE, X., LV, Z., GE, R., LI, X., DENG, T., FODOR, E., RAO, Z., LIU, Y.(2009). Crystal structure of an avian influenza polymerase PAN reveals an endonuclease active site. Nature 458(7240), 909-913.

Dr. Volker Czudai-Matwich
Institute of Virology
Philipps University Marburg
Hans-Meerwein-Str.2
35043 Marburg/Germany
Tel: +49-(0)6421-28-65158
Telefax: +49-(0)6421-28-68962
E-mail: czudai@staff.uni-marburg.de

Prof. Dr. Hans-Dieter Klenk
Institute of Virology
Philipps University Marburg
Hans-Meerwein-Str.2
35043 Marburg/Germany
Tel: +49-(0)6421-28-66191
Telefax: +49-(0)6421-28-68962
E-mail: klenk@staff.uni-marburg.de

Conflict of interest: there is no conflict of interest

Die Schwierigkeit aviärer Influenza-A-Viren der antiviralen Aktivität von humanem MxA zu entgehen

Dominik DORNFELD, Veronika GÖTZ und Martin SCHWEMMLE (Freiburg)

Mit 2 Abbildungen

Zusammenfassung

Die Infektion mit aviären Influenza-A-Viren stellt eine ständige Bedrohung der menschlichen Population dar. Der durch Interferon induzierte Restriktionsfaktor MxA kann jedoch sehr effizient eine Infektion durch diese aviären Viren unterbinden. Im Gegensatz dazu werden die in der humanen Bevölkerung zirkulierenden Influenza-A-Viren nur bedingt durch MxA gehemmt. Neueste Erkenntnisse deuten darauf hin, dass unter anderem adaptive Mutationen im viralen Nukleoprotein dieser humanen Influenza-A-Viren die erhöhte MxA Resistenz ausmachen. Der Preis für diese erhöhte MxA Resistenz ist jedoch eine Verringerung der viralen Fitness.

Abstract

Transmission of avian influenza A viruses poses a constant threat of the human population. However the interferon induced host restriction factor MxA, however, efficiently prevents infection by the avian strains. In contrast, influenza A viruses circulating in humans are only moderately affected by the antiviral action of MxA. Recent evidence indicates that mutations in the viral nucleoprotein are responsible for the enhanced resistance of human-adapted influenza A viruses. However, this resistance towards MxA seems to result in impaired viral fitness.

Wasservögel sind das natürliche Reservoir von Influenza-A-Viren (WEBSTER et al. 1992). In seltenen Fällen kommt es allerdings zu zoonotischen Übertragungen dieser aviären Influenza-A-Viren auf den Menschen, was zu verheerenden Pandemien in der humanen Population führen kann, wie z.B. im Jahr 1918 der „Spanischen Grippe", der weltweit ca 50 Millionen Menschen zum Opfer fielen (HORIMOTO et al. 2005). Um die Speziesbarriere zu überwinden, müssen sich aviäre Influenza-A-Viren an den neuen Wirt anpassen. Die notwendigen Adaptationen können hierbei fast alle Schritte des viralen Infektions- und Replikationszyklus betreffen. Ein gut beschriebener und essenzieller Mechanismus ist zum Beispiel der Wechsel in der Rezeptorspezifität (IMAI et al. 2012). Die virale RNA-abhängige RNA Polymerase (bestehend aus den drei

Untereinheiten PB2, PB1 und PA) nimmt ebenfalls eine wichtige Rolle bei der Adaptation aviärer Viren an den Menschen ein (MÄNZ, SCHWEMMLE, BRUNOTTE 2013; NAFFAKH et al.2008), da aus bisher unbekannten Gründen aviäre Polymerasen eine geringere Aktivität in humanen Zellen aufweisen. Da eine hohe Aktivität für die erfolgreiche Vermehrung der Viren essenziell ist, sind in den Polymeraseuntereinheiten gehäuft adaptive Mutationen zu beobachten. Von besonderer Bedeutung scheint dabei die Mutation E627K in PB2 zu sein (NAFFAKH et al. 2008). Weitere adaptive Mutationen sind in fast allen anderen viralen Proteinen zu finden, unter anderem in dem nukleären Exportprotein (NEP), welches die virale Replikation aviärer H5N1 Viren in humanen Zellen stimulieren kann (PATERSON and FODOR 2012). Mit Hilfe phylogenetischer Analysen wurden eine Reihe adaptiver Mutationen auch im viralen Nukleoprotein (NP) postuliert (FINKELSTEIN et al.2007), deren biologische Bedeutung bis vor kurzem noch unklar war (MÄNZ et al. 2013).

Dank unserer angeborenen Immunabwehr sind wir gegenüber diesen zoonotischen Übergriffen durch aviäre Influenza-A-Viren allerdings nicht gänzlich ungeschützt. Durch verschiedene zelluläre Sensoren, wie das RIG-I Protein oder die Protein-Kinase-R (PKR), kann die infizierte Zelle virale Strukturen wie die 5' Triphosphorylierten Genomenden oder virale dsRNA erkennen und damit einen komplexen Signalweg auslösen, der u.a. zur Synthese und Sekretion von Typ I Interferon (IFN) führt (BOWIE and UNTERHOLZNER 2008;HALLER and KOCHS 2011). In den Nachbarzellen führt dieses Typ I IFN zur Induktion von mehreren Hundert IFN-stimulierten Genprodukten und somit zu einem schützenden „antiviralen Zustand"(HALLER and KOCHS 2011).

Viele der Interferon-stimulierten Genprodukte besitzen antivirale Eigenschaften (HALLER and KOCHS 2011). Eine wichtige Gruppe von antiviral aktiven Proteinen sind die Mx-Proteine, wie z.B. das humane MxA oder das murine Mx1 (HALLER and KOCHS 2011). Diese Proteine gehören zur Familie der dynaminähnlichen GTPasen und vermögen die Vermehrung unterschiedlichster DNA- und RNA-Viren zu hemmen. Trotz Auflösung der Kristallstruktur (GAO et al. 2011), ist der molekulare Mechanismus, wie genau diese Proteine die Virusreplikation inhibieren, unbekannt. Es ist jedoch bekannt, dass Mx-Proteine u.a. die Aktivität der viralen Polymerase hemmen (HALLER and KOCHS 2011). Für Influenza-A-Viren hat sich interessanterweise herausgestellt, dass aviäre Stämme, wie das hochpathogene H5N1-Virus (A/Thailand/1(KAN-1)/04 (H5N1)), stark durch MxA gehemmt werden, während human-adaptierte saisonale Stämme eine relative Resistenz aufweisen (DITTMANN et al. 2008; ZIMMERMANN et al. 2011). Aus diesem Grund wird vermutet, dass Viren, die in der humanen Population zirkulieren, adaptive Mutationen erworben haben, um der Hemmung durch MxA partiell zu entgehen.

Durch Austausch von verschiedenen Gensegmenten zwischen humanen und aviären Influenza A Viren, konnte ermittelt werden, dass es sich bei der viralen Determinante, welche partiellen Schutz vor der antiviralen Aktivität von Mx-

Proteinen bietet, um das Nukleoprotein human-adaptierter Stämme handelt. Unter anderem konnte dies durch Bestimmung der Polymeraseaktivität nach Rekonstitution replikationsaktiver vRNPs im Beisein von Mx-Proteinen bestimmt werden (Abb. 1). Damit konnte gezeigt werden, dass die Resistenz gegenüber MxA oder Mx1 einer ursprünglich sehr sensitiven H5N1 Polymerase deutlich zunahm, wenn das Nukleoprotein durch das NP human-adaptierter Influenza-Virus Stämme wie z.B. der pandemischen Viren von 1918 (A/Brevig Mission/1/1918 (1918)) oder 2009 (A/Hamburg/4/2009 (pH1N1)) ausgetauscht wurde (MÄNZ et al. 2013;ZIMMERMANN et al. 2011). Diese erhöhte Resistenz gegenüber Mx-Proteinen konnte auch in Mx1-positiven Mäusen dargestellt werden, da in diesen Mäusen eine messbare Pathogenität nur mit H5N1-Stämmen zu beobachten war, die für das NP von pH1N1 kodierten. Diese Ergebnisse legten den Schluss nahe, dass human-adaptierte NPs Mutationen beherbergen, welche partiellen Schutz vor Mx-Proteinen vermitteln.

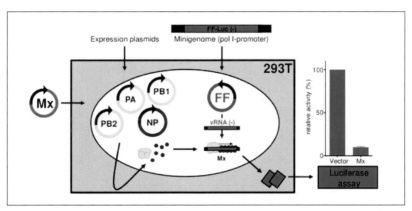

Abb. 1: Hemmung der Polymeraseaktivität von H5N1-Viren in humanen Zellen durch MxA.

Zur Bestimmung der Polymeraseaktivität von Influenza-A-Viren wurden in humanen HEK293T-Zellen die drei Polymeraseuntereinheiten (PB2, PB1 und PA) und das virale Nukleoprotein (NP) transient exprimiert. Für die Expression eines Genomanalogons (Minigeom) wurde ein Polymerase-I getriebener Expressionsvektor kotransfiziert, der für den Reporter Firefly-Luciferase (FF) kodiert und durch seine virusgenomspezifischen Promoterenden von der viralen Polymerase erkannt werden kann. Zusammen mit dem, die RNA enkapsidierenden NP, kommt es hierdurch zur Rekonstitution der viralen Ribonukloproteinkomplexe (vRNPs), wodurch die Polymerase mit der Synthese von mRNAs und der Vervielfältigung des Minigenoms beginnen kann. Die viralen mRNAs werden anschließend im Zytoplasma translatiert. Die sich aus der Menge der entstandenen Luciferase ergebende Lumineszenz (Luciferase assay) gilt als Maßstab der Polymeraseaktivität. Die transiente Expression von MxA führt zu einer Inhibierung der viralen Polymerase, was in Form einer reduzierten Luciferaseaktivität messbar ist.

Mit Hilfe des Polymerase-Rekonstitutions-Assays konnten nun die Aminosäuren der NPs von 1918 und pH1N1 identifiziert werden, welche für die relative Resistenz gegenüber MxA (und Mx1) verantwortlich sind (Abb. 2) (MÄNZ et al. 2013). Diese Analysen ergaben auch, dass sich die resistenzvermittelnden Aminosäuren im NP vom 1918 und pH1N1 Virus zwar teils unterscheiden, aber dennoch in der gleichen Region der sogenannten „body domain" des Nukleoproteins lokalisieren.

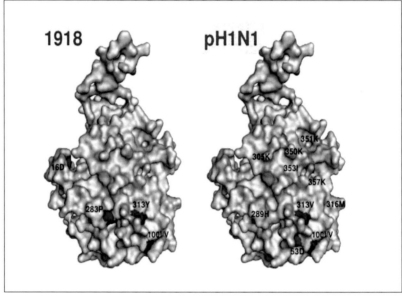

Abb. 2: Lokalisation der MxA-Resistenz fördernden Aminosäuren im NP. Das Modell der Volllängen-Struktur von H5N1 NP (A/Thailand/1(KAN-1)/04) mit den MxA-Resistenz fördernden Aminosäuren der pandemischen Influenza–A-Viren von 1918 und 2009 (pH1N1) wurde mit Hilfe von I-TASSER generiert (zhanglab.ccmb.med.umich.edu/I-TASSER). Aminosäurepositionen, die entscheidend zur MxA-Resistenz beitragen, sind in blau bzw. rot dargestellt.
Aminosäurepositionen, die die MxA-Resistenz nur geringfügig erhöhen, sind hellrot eingefärbt.

Die Einführung dieser Mx-resistenzverstärkenden Aminosäuren (humane Signatur) in das NP des H5N1-Stammes KAN-1, führte wie erwartet sowohl in Mx1-positiven Mäusen als auch im Polymerase-Rekonstitutions-Assay zu einer erhöhten Resistenz gegenüber MxA oder Mx1 (MÄNZ et al. 2013).

Die erhöhte Mx-Resistenz scheint jedoch mit einem Verlust der viralen Fitness einherzugehen, da aviäre Stämme, in welche die humane NP-Signatur eingeführt wurde, eine eingeschränkte Vermehrung in Zellkultursystemen ohne aktives Mx zeigen (MÄNZ et al. 2013). Der umgekehrte Befund, dass pH1N1 mit einer aviären Signatur im NP eine deutlich erhöhte Fitness im Vergleich zum Wildtyp aufweist, unterstützt diese Vermutung.

Phylogenetische Studien ergaben, dass die Mx-resistenzverstärkenden Aminosäuren in human-adaptierten Stämmen hoch konserviert sind und in aviären Stämmen, einschließlich aller bisher aus dem Menschen isolierten H5N1-Viren, praktisch nicht vorkommen (MÄNZ et al. 2013). Da das aviäre Mx1-Protein keine antivirale Aktivität aufweist, besteht sehr wahrscheinlich kein Selektionsdruck in aviären Zellen, diese Aminosäuren zu erwerben. Aufgrund ihrer stark wachstumseinschränkenden Wirkung ist vielmehr eine aktive Gegenselektion zu vermuten, weswegen Mx-resistenzvermittelnde Aminosäuren in Vögeln nicht auftauchen.

Wir vermuten, dass die erfolgreiche Überwindung der Speziesbarriere vom Vogel auf den Menschen und somit die Resistenzentwicklung gegen MxA für Influenza-A-Viren eine äußerst heikle Angelegenheit ist, da damit ein Verlust der viralen Fitness einhergeht. Damit scheinen die antiviral aktiven Mx-Proteine die Achillessehne der Influenza-A-Viren getroffen zu haben. Warum es zu diesem Fitnessverlust kommt, ist zurzeit noch unklar.

Literatur

BOWIE, A.G., UNTERHOLZNER, L. (2008). Viral evasion and subversion of pattern-recognition receptor signalling. Nat Rev Immunol 8:911-922.

DITTMANN, J., STERTZ, S., GRIMM, D., STEE,L J., GARCIA-SASTRE, A., HALLER, O., KOCHS, G. (2008). Influenza A virus strains differ in sensitivity to the antiviral action of Mx-GTPase. J Virol 82:3624-3631.

FINKELSTEIN, D.B., MUKATIRA, S., MEHTA, P.K., OBENAUER, J.C., SU, X., WEBSTER, R.G., NAEVE, C.W. (2007). Persistent host markers in pandemic and H5N1 influenza viruses. J Virol 81:10292-10299.

GAO, S., VON DER MALSBURG, A., DICK, A., FAELBER, K., SCHRODER, G.F., HALLER, O., KOCHS, G., DAUMKE, O. (2011). Structure of myxovirus resistance protein a reveals intra- and intermolecular domain interactions required for the antiviral function. Immunity 35:514-525.

HALLER, O., KOCHS, G. (2011). Human MxA protein: an interferon-induced dynamin-like GTPase with broad antiviral activity. J Interferon Cytokine Res 31:79-87.

HORIMOTO, T., KAWAOKA, Y.(2005). Influenza: lessons from past pandemics, warnings from current incidents. Nat Rev Microbiol 3:591-600.

IMAI, M., KAWAOKA, Y. (2012). The role of receptor binding specificity in interspecies transmission of influenza viruses. Curr Opin Virol 2:160-167.

MÄNZ, B., DORNFELD, D., GÖTZ, V., ZELL, R., ZIMMERMANN, P., HALLER, O., KOCHS, G., SCHWEMMMLE, M. (2013). Pandemic influenza A viruses escape from restriction by human MxA through adaptive mutations in the nucleoprotein. PlosPathogen 9:e1003279

MÄNZ, B., SCHWEMMLE, M., BRUNOTTE, L. (2013). Adaptation of avian influenza A virus polymerase in mammals to overcome the host species barrier. J Virol.

NAFFAKH, N., TOMOIU, A., RAMEIX-WELTI, M.A., VAN DER WERF S. (2008). Host restriction of avian influenza viruses at the level of the ribonucleoproteins. Annu Rev Microbiol 62:403-424.

PATERSON, D., FODOR, E. (2012). Emerging Roles for the Influenza A Virus Nuclear Export Protein (NEP). PLoS Pathog 8:e1003019.

WEBSTER, R.G., BEAN, W.J., GORMAN, O.T., CHAMBERS, T.M., KAWAOKA, Y. (1992). Evolution and ecology of influenza A viruses. Microbiol Rev 56:152-179.

ZIMMERMANN, P., MANZ, B., HALLER, O., SCHWEMMLE, M., KOCHS, G. (2011). The viral nucleoprotein determines Mx sensitivity of influenza A viruses. J Virol 85:8133-8140.

Prof. Dr. Martin Schwemmle
Institut für Virologie
Department für Medizinische Mikrobiologie und Hygiene
Universitätsklinikum Freiburg
Hermann-Herder-Strasse 11
D-79104 Freiburg
Germany
Phone: +49-761-203-6526
Fax: +49-761-203-6639
e-mail: martin.schwemmle@uniklinik-freiburg.de

Molekulare Grundlagen der Pathogenität von aviären Influenzaviren

Jürgen STECH, Jutta VEITS, Siegfried WEBER, Olga STECH und Thomas C. METTENLEITER (Greifswald)

Mit 3 Abbildungen

Zusammenfassung

Hochpathogene aviäre Influenzaviren (HPAIV) verursachen Ausbrüche in Geflügelbeständen, die durch eine hohe Mortalität zu großen ökonomischen Verlusten führen können. Es handelt sich dabei immer um Stämme der Hämagglutinin (HA)-Serotypen H5 oder H7, die durch Erwerb einer polybasischen HA-Spaltstelle aus niedrigpathogenen Vorläufern hervorgegangen sind. Diese Restriktion auf zwei von sechzehn bei aviären Stämmen vorkommenden HA-Serotypen ist bisher unklar geblieben. Wir untersuchten daher, ob diese Restriktion auf die Kompatibilität einer polybasischen HA-Spaltstelle ausschließlich mit H5- und H7 HA oder eine einzigartige Prädisposition dieser beiden Serotypen für Insertionsmutationen zurückzuführen ist. Dazu wurden polybasische Spaltstellen in die HA diverser niedrigpathogener Stämme der Serotypen H1, H2, H3, H4, H6, H8, H10, H11, H14 und H15 eingeführt und mit dem genetischen Hintergrund eines niedrigpathogenen Stammes oder eines HPAIV kombiniert. Okulonasale Infektion mit diesen Reassortanten resultierte in unterschiedlicher Virulenz im Huhn, wobei die Reassortanten mit modifiziertem H2-, H4-, H8- oder H14-Gen im HPAIV-Hintergrund letal waren. Dies zeigt, dass auch HA Serotypen außer H5 oder H7 im genetischen Hintergrund eines HPAIV einen hochpathogenen Phänotyp unterstützen können. Die Restriktion natürlicher HPAIV auf die Serotypen H5 und H7 ist daher wahrscheinlich auf deren einzigartige Prädisposition für den Erwerb einer polybasischen HA-Spaltstelle zurückzuführen.

Abstract

High-pathogenic avian influenza viruses (HPAIV) cause devastating outbreaks in poultry resulting in serious economic losses. Remarkably, those strains evolve from low-pathogenic precursors specifying the hemagglutinin (HA) serotypes H5 or H7 by acquisition of a polybasic HA cleavage site. Since the reason for this serotype restriction has remained unclear, we aimed to distinguish between compatibility of a polybasic cleavage site with H5/H7 HA only and unique predisposition of these two serotypes for insertion mutations. To this end, we introduced a polybasic cleavage site into the HA of several low-pathogenic avian influenza strains with serotypes H1, H2, H3, H4, H6, H8, H10, H11, H14 or H15, and rescued HA reassortants after co-transfection with the remaining seven genes from either a low-pathogenic H9N2 or high-pathogenic H5N1 strain. Oculonasal inoculation with those reassortants resulted in varying pathogenicity in chicken. Recombinants containing the engineered H2, H4, H8 or H14 in the HPAIV background were lethal. Therefore, in the presence of a polybasic HA cleavage site, nonH5/H7 HA can support a highly pathogenic phenotype in the appropriate viral background. Therefore, the restriction of natural HPAIV to serotypes H5 and H7 is likely due to their unique predisposition for acquisition of a polybasic HA cleavage site.

Hochpathogene aviäre Influenzaviren (HPAIV) sind die Erreger der Geflügelpest, die durch hohe Mortalitäten zu großen ökonomischen Verlusten und unter Umständen zu eingeschränkter Nahrungsmittelversorgung führt. Während HPAIV-Ausbrüche in der Vergangenheit regional und zeitlich begrenzt waren, ist die transkontinentale Ausbreitung der neueren hochpathogenen H5N1-Stämme einzigartig. Im Jahre 1997 wurden in HongKong die ersten 18 Fälle von H5N1 HPAIV-Infektionen beim Menschen nachgewiesen, die zu acht Todesfällen führten. Seitdem kommt es kontinuierlich zu schweren Infektionen verbunden mit einer Letalität von mehr als 50%, was die Befürchtungen geweckt hat, dass ein H5N1 HPAIV mit neuartigen antigenen Eigenschaften eine verheerende Pandemie hervorrufen könnte.

Im Mai 2005 wurde eine Untergruppe der H5N1-Viren, die Clade 2.2 Stämme, in toten indischen Streifengänsen (Anser indicus) am Qinghai-See in China identifiziert. Viren dieser Untergruppe breiteten sich in der Folge bis nach Afrika und Europa aus. Zu Beginn des Jahres 2006 waren die Clade 2.2-Viren in Westeuropa angekommen. Ein besonders schwerer Ausbruch verbunden mit hoher Mortalität trat bei Schwänen (Cygnus spec.) an der Ostseeküste Deutschlands auf. Aus einem infizierten toten Schwan wurde das HPAIV A/Swan/Germany/R65/06 (H5N1) (Hp-Wt) isoliert.

Eines der beiden Oberflächenproteine der Influenzaviren, das Hämagglutinin (HA), kommt in sechzehn verschiedenen Serotypen vor (H1-H16). HPAIV unterscheiden sich von anderen Influenza-A-Viren darin, dass bei ihnen nur die Serotypen H5 und H7 gefunden wurden. Charakteristisch für diese Viren ist weiterhin, dass sie an der für die proteolytische Aktivierung des HA-Proteins nötigen Spaltstelle mehrere basische Aminosäuren aufweisen, während bei niedrigpathogenen aviären und saisonalen humanen Influenzaviren eine monobasische Spaltstelle vorliegt. Diese wird von Wirtsproteasen monobasischer Spezifität gespalten, die im Allgemeinen nur im Respirations- oder Verdauungstrakt vorkommen. Bei den HPAIV hingegen wird die proteolytische Aktivierung durch die im gesamten Organismus vorkommende Protease Furin vermittelt, was eine systemische Virusausbreitung ermöglicht. HPAIV gehen aus niedrigpathogenen Vorläferviren durch eine Veränderung dieser Spaltstellenregion hervor. Aufgrund dieser Besonderheiten von HPAIV stellten wir uns die Frage, was ein HPAIV im Vergleich zu niedrigpathogenen Vogelstämmen zu hoher Pathogenität befähigt. Es war bekannt, dass die Umwandlung der polybasischen in eine monobasische Spaltstelle im HA eines HPAIV zum Verlust der Pathogenität führt (HORIMOTO and KAWAOKA 1994; GOHRBANDT et al. 2010). Hingegen führte die Einführung einer polybasischen HA-Spaltstelle in ein niedrigpathogenes H5N1-Virus einer Krickente nicht zum hochpathogenen Phänotyp (BOGS et al. 2010). Außer der polybasischen HA-Spaltstelle existieren also weitere Virulenzdeterminanten, die für die pathogenen Eigenschaften dieser Viren und damit auch für die Abschätzung der von diesen Viren ausgehenden Risiken von Bedeutung sind.

Da der Grund für die Restriktion der HPAIV auf die Serotypen H5 und H7 bisher unklar geblieben ist, untersuchten wir, ob auch HA anderer Serotypen grundsätzlich zu einem hochpathogenen Phänotyp führen können. Dazu wurden HA der Subtypen H1, H2, H3, H4, H6, H8, H10, H11, H14 und H15 durch artifizielle Insertion einer polybasischen HA-Spaltstelle verändert und diese veränderten Proteine sowohl im genetischen Hintergrund eines niedrigpathogenen aviären Influenza-Stammes als auch des HPAIV R65 (Hp-Wt) getestet (Abb. 1).

Serotypes	HA Donor Strain	HA Cleavage Site Region	Recombinant Viruses	
H1N1	A/Duck/Bavaria/1/1977	NVPS-I----QSR/G	Lp-H1$_{poly}$	Hp-H1$_{poly}$
H2N5	A/Sentinel Mallard/Germany/S/Ra517K/2007	NVPQ-I----ESR/G	Lp-H2$_{poly}$	Hp-H2$_{poly}$
H3N8	A/Duck/Ukraine/1/1963	NVPEK-----QTR/G	Lp-H3$_{poly}$	Hp-H3$_{poly}$
H4N6	A/Mallard/Germany/1240/1/2007	NIPEK-----ASR/G	Lp-H4$_{poly}$	Hp-H4$_{poly}$
H6N2	A/Turkey/Germany/R617/2007	NVPQ-I----ENR/G	Lp-H6$_{poly}$	Hp-H6$_{poly}$
H8N4	A/Turkey/Ontario/6118/1968	NTPS-V----EPR/G	Lp-H8$_{poly}$	Hp-H8$_{poly}$
H10N7	A/Mallard/Germany/R2075/2007	NVPEIM----QGR/G	Lp-H10$_{poly}$	Hp-H10$_{poly}$
H11N1	A/Domestic Duck/Germany/R784/06	NVPA-I----ASR/G	Lp-H11$_{poly}$	Hp-H11$_{poly}$
H14N3	A/Mallard/Gurijev/263/82	NIPGK-----QAK/G	Lp-H14$_{poly}$	Hp-H14$_{poly}$
H15N9	A/Shearwater/West Australia/2576/1979	NVPEKI----RTR/G	Lp-H15$_{poly}$	Hp-H15$_{poly}$
H5N2	A/Chicken/Italy/8/1998	NVPQ--RRRK-KR/G	Lp-H5$_{It98}$	Hp-H5$_{It98}$
H5N1	A/Swan/Germany/R65/2006	NSPQGERRRK-KR/G	Lp-H5$_{R65}$	Hp-Wt

Abb. 1: Hergestellte rekombinante Viren sowie die HA-Spender-Stämme

Während keines dieser mutierten Proteine den niedrigpathogenen Ausgangsstamm zu einem HPAIV konvertierte, zeigten die H2-, H4-, H8- und H14-Mutanten im genetischen Kontext des Hp-Wt einen klassischen hochpathogenen Phänotyp mit intravenösen Pathogenitätsindizes (IVPI) von 2,37; 2,79; 2,85 und 2,61, die alle deutlich über dem international anerkannten Grenzwert für HPAIV von 1,20 liegen. Darüber hinaus wurden diese Viren auch von Huhn zu Huhn übertragen. Somit waren alle hochpathogenen Reassortanten in ihrem Phänotyp von authentischen HPAIV wie Hp-Wt nicht zu unterscheiden. So hat der Stamm A/Chicken/Pennsylvania/1370/83 (H5N2) einen IVPI von 2,37 und Hp-Wt, welches den genetischen Hintergrund dieser Reassortanten liefert, einen IVPI von 2,88. Diese Ergebnisse zeigen, dass auch HA, die nicht zum Serotyp H5 oder H7 gehören, im geeigneten genetischen Kontext zur Ausprägung stark krankmachender Eigenschaften führen können (Abb. 2 und 3) (GOHRBANDT et al. 2011; VEITS et al. 2012).

Unter den wenigen zusätzlichen Mutationen in diesen Viren fanden sich bei der H2-Reassortante zwei Austausche im M2-Protein, welches als ein durch sauren pH aktivierbarer Ionenkanal in die Virushülle eingebettet ist. Diese zwei Aminosäureveränderungen (D44G, R45H) liegen in der Exitregion des Ionenkanals und verhindern wahrscheinlich im Falle eine vorzeitige irreversible Konformationsänderung des in der infizierten Zelle neusynthetisierten HA durch Anhebung des sauren pH im Trans-Golgi-Kompartiment. Unter allen verfügbaren M2-Sequenzen fand sich ein solcher Austausch in sechs Stämmen von den 25 seit 1959 dokumentierten HPAIV-Ausbrüchen. Die Protonenkanal-Exitregion des M2-Protein könnte daher als zusätzliche Virulenzdeterminante von HPAIV aufgefasst werden (VEITS et al. 2012).

Virus	Morbidity	Mortality	Score
Lp-H1$_{poly}$	0/3	0/3	0.00
Lp-H2$_{poly}$	0/3	0/3	0.00
Lp-H3$_{poly}$	0/3	0/3	0.00
Lp-H4$_{poly}$	0/4	0/4	0.00
Lp-H6$_{poly}$	0/4	0/4	0.00
Lp-H8$_{poly}$	0/3	0/3	0.00
Lp-H10$_{poly}$	0/3	0/3	0.00
Lp-H11$_{poly}$	0/3	0/3	0.00
Lp-H14$_{poly}$	0/3	0/3	0.00
Lp-H15$_{poly}$	0/3	0/3	0.00
Lp-H5$_{R65}$	3/3	0/3	0.17
Lp-H5$_{lt98}$	0/3	0/3	0.00
Lp-Wt	0/3	0/3	0.00
Mock	0/3	0/3	0.00

Virus	Morbidity	Mortality	Score
Hp-H1$_{poly}$	3/3	1/3	0.70
Hp-H2$_{poly}$	3/3	3/3	2.23
Hp-H3$_{poly}$	0/3	0/3	0.00
Hp-H4$_{poly}$	4/4	4/4	2.05
Hp-H6$_{poly}$	4/4	3/4	1.58
Hp-H8$_{poly}$	4/4	4/4	2.40
Hp-H10$_{poly}$	0/3	0/3	0.00
Hp-H11$_{poly}$	1/3	0/3	0.03
Hp-H14$_{poly}$	3/3	3/3	1.63
Hp-H15$_{poly}$	2/3	0/3	0.30
Hp-H5$_{lt98}$	3/3	3/3	1.80
Hp-Wt	3/3	3/3	2.50
Mock	0/3	0/3	0.00

Okulonasale Infektion mit 10^6 pfu.
Klinischer Index: 1: erkrankt, 2: schwer erkrankt, 3: gestorben

Abb. 2: Virulenz der HA-Reassortanten im Huhn

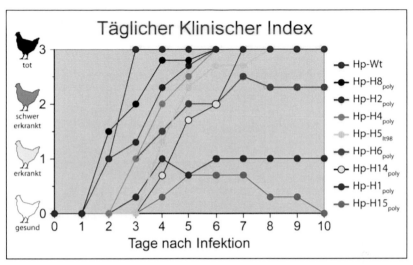

Abb. 3: Virulenz im Zeitverlauf

Die Entwicklung neuer HPAIV umfasst demnach drei Veränderungen: (1) das HA-Gen muss die Fähigkeit haben, eine polybasische Spaltstelle als Insertionsmutation zu erwerben; (2) die pH-Schwelle zur Konformationsänderung des (gespaltenen) HA wird mit einer pH-Regulation durch das M2-Protein ergänzt; (3) die übrigen Virusproteine müssen weitere Virulenz- und Wirtsdeterminanten tragen. Ein großer Pool solcher Determinanten ist u. a. durch die kontinuierliche Evolution der H5N1 HPAIV wie die auf mehreren Kontinenten aufgetretenen Clade-2.2-Viren und häufige Reassortmentereignisse gegeben. Da die H2-, H4- und H8-Reassortanten mit polybasischer Spaltstelle und dem genetischen Hintergrund des HPAIV Hp-Wt sowohl hochpathogen als auch durch Kontaktinfektion von Huhn zu Huhn übertragbar waren, kann eine polybasische HA-Spaltstelle als Wegbereiter für die weitere Evolution eines niedrigpathogenen aviären Stammes zum HPAIV dienen. Wahrscheinlich ist eine einzigartige Fähigkeit der H5- und H7-Gene für den Erwerb einer Insertionsmutation, die in einer polybasischen HA-Spaltstelle resultiert, die Ursache für die Restriktion der HPAIV auf die HA-Serotypen H5 und H7.

Literatur

BOGS, J., VEITS, J., GOHRBANDT, S., HUNDT, J., STECH, O., BREITHAUPT, A., TEIFKE, J. P., METTENLEITER, T. C. UND STECH, J. (2010). "Highly pathogenic H5N1 influenza viruses carry virulence determinants beyond the polybasic hemagglutinin cleavage site." PLoS One 5(7): e11826.

GOHRBANDT, S., VEITS, J., BREITHAUPT, A., HUNDT, J., TEIFKE, J. P., STECH, O., METTENLEITER, T. C.UND STECH, J. (2011). "H9 avian influenza reassortant with engineered polybasic cleavage site displays a highly pathogenic phenotype in chicken." J Gen Virol 92(Pt 8): 1843-53.

GOHRBANDT, S., VEITS, J., HUNDT, J., BOGS, J., BREITHAUPT, A., TEIFKE, J. P., WEBER, S., METTENLEITER, T. C.UND STECH, J. (2010). "Amino acids adjacent to the haemagglutinin cleavage site are relevant for virulence of avian influenza viruses of subtype H5." J Gen Virol 92(Pt 1): 51-9.

HORIMOTO, T. UND KAWAOKA, Y. (1994). "Reverse genetics provides direct evidence for a correlation of hemagglutinin cleavability and virulence of an avian influenza A virus." J Virol 68(5): 3120-8.

VEITS, J., WEBER, S., STECH, O., BREITHAUPT, A., GRABER, M., GOHRBANDT, S., BOGS, J., HUNDT, J., TEIFKE, J. P., METTENLEITER, T. C.UND STECH, J. (2012). "Avian influenza virus hemagglutinins H2, H4, H8, and H14 support a highly pathogenic phenotype." Proc Natl Acad Sci U S A 109(7): 2579-84.

PD Dr.Jürgen Stech, Dr.Jutta Veits, Dr.Siegfried Weber,
Dr. Olga Stech und Prof. Dr. Thomas C. Mettenleiter
Friedrich-Loeffler-Institut
Bundesforschungsinstitut für Tiergesundheit
Institut für Molekularbiologie, Südufer 10
17493 Greifswald – Insel Riems
Phone: +49 38351 71237
Fax: +49 38351 71275
Email: juergen.stech@fli.bund.de

II. Epidemiologie, Diagnostik und Resistenz

Zur Epidemiologie der klassischen Geflügelpest (Vogelgrippe)

Michael HESS (Wien)

Zusammenfassung

Infektionen mit Influenza A Viren sind bei den unterschiedlichsten Tieren beschrieben, wobei dem Vogel in der Epidemiologie sicherlich eine Sonderstellung zukommt. Wassergeflügel, hier insbesondere Ente und Gans, sind als Virusreservoir anzusehen. Bei Huhn und Pute geht die Erkrankung durch hochpathogene Influenzaviren (HPAIV) mit hohen Mortalitätsraten einher. Während bis vor wenigen Jahren Ausbrüche durch HPAIV, mithin der klassischen Geflügelpest, sehr selten waren, hat das Auftreten von H5N1 zu vielfältigen neuen Erkenntnissen geführt. Zusätzlich zu H5N1, welches vor allem in Asien auftrat und in der Mehrzahl der Länder effektiv bekämpft werden konnte, sind in jüngster Vergangenheit Ausbrüche mit H5N2 in Mexiko, H5N2 und H7N1 in Italien und H7N7 in den Niederlanden aufgetreten. Infektionen des Menschen, in Zusammenhang mit dem Auftreten von H5N1 und H7N7, haben zu einem neuen Verständnis über das Risikopotential von Influenzaviren geführt. In der EU nahmen die Ausbrüche einen starken Einfluss auf die Gesetzgebung, die als Grundlage für die Bekämpfung dieser anzeigepflichtigen Erkrankung anzusehen ist. Mit der Richtlinie 2005/94/EG und der nationalen Geflügelpestverordnung vom November 2007 wurden neue Elemente in die Bekämpfungsstrategie mit aufgenommen. Hierzu zählt neben der Berücksichtigung von geringpathogenen Influenzaviren (LPAIV) auch die Möglichkeit im Seuchenfall eine Impfung von Tieren durchzuführen.

Abstract

Infections with influenza A viruses are reported from various animal species but birds have a special function with regard to the epidemiology of the virus. Waterfowl, like ducks and geese, should be regarded as the main reservoir, whereas highly pathogenic influenza viruses (HPAIV) cause high losses in chickens and turkeys. Until recently outbreaks with HPAIV were rather rare, which changed with the appearance of H5N1. In addition to H5N1, appearing mainly in Asia, outbreaks in recent years have been recorded in Mexico (H5N2), in Italy (H5N2 and H7N1) and in the Netherlands (H7N7). Altogether, this led to a revised understanding of the disease and epidemiology. The infection of humans with H5N1 or H7N7 has revealed new details about the zoonotic potential and the risk assessment of avian influenza viruses. In the EU legislation was updated and a new directive was released (2005/94/EC) with appropriate implementation in the member states. Most important low pathogenic avian influenza viruses (LPAIV) have to be included in prevention strategies and vaccination was introduced as a new tool to limit the consequences of an outbreak.

Ausführliche Zusammenfassung

Im Folgenden soll kurz auf einige Aspekte der klassischen Geflügelpest, insbesondere dem Auftreten von H5N1 in Österreich eingegangen werden. Der interessierte Leser muss auf die zahlreichen Publikationen und Reviews über die klassische Geflügelpest und Influenza A Viren beim Geflügel verwiesen werden, die vielfältige weiterführende und detaillierte Informationen vermitteln. Beispielhaft können folgende Veröffentlichungen angeführt werden, welche verschiedene Aspekte der klassischen Geflügelpest und dessen Erreger näher beleuchten (ABDELWHAB et al., 2011;ALEXANDER, 2006;ALEXANDER & BROWN, 2009;BELAK et al., 2009; CAPUA & ALEXANDER, 2008;CHEN & BU, 2009;CHMIELEWSKI & SWAYNE, 2011;EAGLES et al., 2009;LUPIANI & REDDY, 2009;NEUMANN et al., 2010;SUAREZ, 2010;VAN DEN et al., 2008;VAN et al., 2011;WATANABE et al., 2012).

In Österreich gab es neben Deutschland die meisten positiven Fälle von H5N1 in Wildvögeln, hauptsächlich Schwänen. Schon 2005, nach dem weiteren Vordringen von H5N1 in Osteuropa, wurde vorsorglich eine Stallpflicht für Nutzgeflügel eingeführt, welche Ende des Jahres wieder aufgehoben wurde. Die Chronologie der Geschehnisse in Österreich lässt sich wie folgt zusammen fassen:

- 21.10.2005: Verordnung 348, zur Verhinderung des Eintrages von HPAI; Verbot der Freilandhaltung
- 15.12.2005: Aufhebung des Verbots der Freilandhaltung
- 12.02.2006: Einrichtung einer Überwachungszone in der Steiermark und Teilen Kärntens, im Zuge eines H5N1 Verdachts in Slowenien
- 14.02.2006: 2 tote Schwäne in der Mellach (Steiermark) positiv für H5N1
- 17.02.2006: eine tote Ente im Tierpark Herberstein: H5N1 positive
- 18.02.2006: Erste Verdachtsfälle in Wien und Voralberg; Verbot der Freilandhaltung
- 22.02.2006: 3 Schwäne, 7 Enten, 1 Gans, 5 Hühner positiv für H5N1 in einem Tierheim in Graz
- 06.03.2006: 3 Katzen positiv im Tierheim Grazer; Quarantäne für alle 167 Katzen im Tierheim
- 25.04.2006: letzter positiver Wildvogel (Schwan) H5N1positiv
- 12.05.2006: Einschränkung des Verbots der Freilandhaltung auf Feuchtgebiete (=Risikogebiete)
- 31.05.2006: Aufhebung des landesweiten Freilandhaltungsverbots

Von besonderer Bedeutung waren die Ereignisse in einem Tierheim in Graz und die Infektion von Katzen, mit nachfolgender Quarantäne der Tiere. Die entsprechenden Untersuchungen und Ergebnisse können bei LESCHNIK et al. (2007) nachgelesen werden.

In Deutschland wurden H5N1 positive Schwäne zuerst auf der Insel Rügen diagnostiziert, mithin geografisch weit entfernt von den positiven Funden in Österreich. Genetische Untersuchungen haben gezeigt, dass sich die Isolate von der Insel Rügen von den österreichischen Isolaten unterscheiden, was den Rückschluß auf unterschiedliche Eintragsquellen zulässt (FINK et al., 2010). Die Untersuchungen ergaben auch, dass sich innerhalb Österreichs die Isolate aus der Steiermark von den Influenzaviren, die entlang der Donau und Wien nachgewiesen wurden, unterschieden. Im Nationalen Referenzlabor der AGES wurde H5N1 in insgesamt 125 Wildvögeln nachgewiesen, wobei es sich in 82 Fällen um Schwäne handelte. Dabei war ein Großteil der Tiere aus dem Wiener Raum, hier insbesondere aus dem Gebiet der Alten Donau. Ein Monitoring von Schwänen in diesem Gebiet im Mai 2006 ergab, dass einige Tiere sehr wohl Antikörper hatten, virale RNA konnte mittels Real Time PCR nicht festgestellt werden.

Rückblickend kann festgehalten werden, dass es trotz des gehäuften Vorkommens von H5N1 in Wildvögeln in Österreich – insbesondere Schwänen – nicht zu einem Eintrag des Erregers in Nutzgeflügelbestände kam. Letztlich war es wohl die Bündelung unterschiedlicher Maßnahmen, z.B. teilweises Verbot der Freilandhaltung oder die erhöhte Bewußtseinsbildung bei den Geflügelhaltern, die zur Erregerfreiheit beim Nutzgeflügel beigetragen haben.

Während es in einer Vielzahl von Ländern in den letzten Jahren gelang die Seuche erfolgreich zu tilgen, sind nach wie vor umfangreiche Bekämpfungsmassnahmen u.a. in Kambodscha, China, Ägypten, Indonesien und Vietnam im Gange. In diesen Ländern werden auch der Großteil der produzierten Impfstoffe beim Geflügel eingesetzt (SWAYNE et al., 2011). Während in Mexiko von 1995-2001 Impfungen zur Bekämpfung von H5N2 in großem Stil angewandt wurden, sind in Europa erstmalig inaktivierte Impfstoffe zur Bekämpfung von H5N2 in Italien in den Jahren 2003-2006 eingesetzt worden (BEATO & CAPUA, 2011).

Im Rahmen des Seuchenzuges von H5N1 wurden lediglich einige wenige Geflügelbestände in Holland und Frankreich geimpft. Die Impfung von Vögeln in Zoos hingegen wurde in unterschiedlichen Ländern durchgeführt, basierend auf der Kommissionsentscheidung 2005/744/EG.

Im Gegensatz zu den vorab genannten Ausbrüchen wurde das Auftreten von H7N7 im Jahre 2003 in den Niederlanden, Belgien und einem Mastbetrieb in Deutschland mittels umfangreicher Keulungsmassnahmen innerhalb kurzer Zeit erfolgreich bekämpft. Allerdings waren in diesen Ländern insgesamt ca. 33 Mio. Tiere in die Bekämpfungsmassnahmen involviert, wobei es sich größtenteils um nicht infizierte Tiere handelte. Die Tötung einer solch großen Anzahl von Tieren im Zuge von Prophylaxemassnahmen macht deutlich, dass ein grundsätzliches Umdenken in der Seuchenbekämpfung gefordert ist.

So wurde mit der geänderten gesetzlichen Regelung (Richtlinie 2005/94/EG) dieser Aspekt aufgegriffen und Impfungen sind nunmehr als Teil einer notwendigen Bekämpfungsstrategie anzusehen. Darüber hinaus soll sichergestellt werden, dass durch entsprechendes Monitoring auch geringpathogener Influenzaviren eine frühzeitige Intervention erfolgen kann, um das Auftreten der klassischen Geflügelpest zu verhindern.

Literatur

ABDELWHAB, E. M., GRUND, C., ALY, M. M., BEER, M., HARDER, T. C. & HAFEZ, H. M. (2011).Multiple dose vaccination with heterologous H5N2 vaccine: immune response and protection against variant clade 2.2.1 highly pathogenic avian influenza H5N1 in broiler breeder chickens. Vaccine 29, 6219-6225.

ALEXANDER, D. J. (2006).Avian influenza viruses and human health. Dev Biol (Basel) 124, 77-84.

ALEXANDER, D. J. & BROWN, I. H. (2009).History of highly pathogenic avian influenza. Rev Sci Tech 28, 19-38.

BEATO, M. S. & CAPUA, I. (2011).Transboundary spread of highly pathogenic avian influenza through poultry commodities and wild birds: a review. Rev Sci Tech 30, 51-61.

BELAK, S., KISS, I. & VILJOEN, G. J. (2009).New developments in the diagnosis of avian influenza. Rev Sci Tech 28, 233-243.

CAPUA, I. & ALEXANDER, D. J. (2008).Avian influenza vaccines and vaccination in birds. Vaccine 26 Suppl 4, D70-D73.

CHEN, H. & BU, Z. (2009).Development and application of avian influenza vaccines in China. Curr Top Microbiol Immunol 333, 153-162.

CHMIELEWSKI, R. & SWAYNE, D. E. (2011).Avian influenza: public health and food safety concerns. Annu Rev Food Sci Technol 2, 37-57.

EAGLES, D., SIREGAR, E. S., DUNG, D. H., WEAVER, J., WONG, F. & DANIELS, P. (2009).H5N1 highly pathogenic avian influenza in Southeast Asia. Rev Sci Tech 28, 341-348.

FINK, M., FERNANDEZ, S. R., SCHOBESBERGER, H. & KOEFER, J. (2010).Geographical spread of highly pathogenic avian influenza virus H5N1 during the 2006 outbreak in Austria. J Virol 84, 5815-5823.

LESCHNIK, M., WEIKEL, J., MOSTL, K., REVILLA-FERNANDEZ, S., WODAK, E., BAGO, Z., VANEK, E., BENETKA, V., HESS, M. & THALHAMMER, J. G. (2007).Subclinical infection with avian influenza A (H5N1) virus in cats. Emerg Infect Dis 13, 243-247.

LUPIANI, B. & REDDY, S. M. (2009).The history of avian influenza. Comp Immunol Microbiol Infect Dis 32, 311-323.

NEUMANN, G., CHEN, H., GAO, G. F., SHU, Y. & KAWAOKA, Y. (2010).H5N1 influenza viruses: outbreaks and biological properties. Cell Res 20, 51-61.

SUAREZ, D. L. (2010).Avian influenza: our current understanding. Anim Health Res Rev 11, 19-33.

SWAYNE, D. E., PAVADE, G., HAMILTON, K., VALLAT, B. & MIYAGISHIMA, K. (2011).Assessment of national strategies for control of high-pathogenicity avian influenza and low-pathogenicity notifiable avian influenza in poultry, with emphasis on vaccines and vaccination. Rev Sci Tech 30, 839-870.

VAN DEN, B. T., LAMBRECHT, B., MARCHE, S., STEENSELS, M., VAN, B. S. & BUBLOT, M. (2008).Influenza vaccines and vaccination strategies in birds. Comp Immunol Microbiol Infect Dis 31, 121-165.

VAN, K., MUMFORD, E., MOUNTS, A. W., BRESEE, J., LY, S., BRIDGES, C. B. & OTTE, J. (2011).Highly pathogenic avian influenza (H5N1): pathways of exposure at the animal-human interface, a systematic review. PLoS One 6, e14582.

WATANABE, Y., IBRAHIM, M. S., SUZUKI, Y. & IKUTA, K. (2012).The changing nature of avian influenza A virus (H5N1). Trends Microbiol 20, 11-20.

O. Univ. Prof. Dr. Michael Hess
Klinik für Geflügel, Ziervögel, Reptilien und Fische
Department für Nutztiere und öffentliches Gesundheitswesen in der Veterinärmedizin
Veterinärmedizinische Universität Wien
Veterinärplatz 1
1210 Wien
michael.hess@vetmeduni.ac.at

Influenza A bei Wildvögeln: Langzeit-Monitoring in Bayern und Virulenzuntersuchungen mit selektierten Virusstämmen

Mathias BÜTTNER und Antonie NEUBAUER-JURIC (Oberschleissheim)

Mit 2 Abbildungen und 3 Tabellen

Zusammenfassung

Die Dynamik der Veränderung und Zirkulation von aviären Influenza A Viren (AIV) in Wildvögeln, dem Reservoir für AIV, ist nicht vorhersehbar. Daher ist es besonders wichtig weltweit ständig Informationen zum AIV Vorkommen gerade in diesen Populationen zu sammeln und auszutauschen. Unter dem Eindruck der zunächst asiatischen Epidemien der hoch pathogenen (HPAI) H5N1 Viren, wurde seit 2006 bis 2010 ein Bayern-weites AIV-Monitoring bei Wildvögeln durchgeführt. Infektionen mit einem aus Asien eingetragenen H5N1 verursachten in Bayern 2006 ein massives Wildvogelsterben, überwiegend bei Schwänen. Dieses seuchenhafte Geschehen stagnierte im Jahr 2007 und spielte in den folgenden Jahren keine nachweisbare Rolle mehr. Umfangreiche Untersuchungen der in Bayern detektierten AIV-Genome belegten den Eintrag der asiatischen H5N1 und erbrachten keine Hinweise auf ein lokales Reservoir oder die Etablierung der eingetragenen H5N1. Auch die Sequenzen der AIV Subtyp-Determinanten H5 und N1 aus schwach pathogenen (LPAI) Virusgenomen wichen deutlich von den korrespondierenden HPAI H5N1 Genomsequenzen ab. Selektierte Virusstämme, die im bebrüteten Hühnerei isoliert wurden, wurden in Zellkulturen auf Vermehrungsfähigkeit und in der Maus auf Virulenz geprüft. Interessanterweise konnte für die beiden selektierten H5N1-Stämme ein Unterschied in der Mäuse-Pathogenität demonstriert werden. Ein niedrig pathogener H5N2 Stamm wurde zur Impfung von Mäusen eingesetzt, womit bei immundefizienten Mäusen erneut die Schutzwirkung von Antikörpern und der T-Helferzellen im Hämagglutinin-homologen System gezeigt wurde. Nach Belastungsinfektion mit einem heterologen H7N7 konnte die Entstehung eines H7N2-Reassortanten-Virus identifiziert werden. Die direkte Interaktion von AIV mit Säugetieren, besonders mit Schweinen, hat große Bedeutung für die Überwachung der Influenza A Virusdynamik und das Gefährdungspotential für den Menschen, sowie für angepasste Impfstrategien.

Abstract

Influenza A in wild birds: long-term monitoring in Bavaria and investigation of virulence with selected strains
The evolution and dynamics of avian influenza A virus (AIV) in wild birds, the reservoir for AIV, is unpredictable. Therefore information about the circulation of AIV within this population has to be gathered and communicated perpetually. Facing the Asian epidemics

of highly pathogenic (HPAI) H5N1 an AIV- monitoring was initiated in Bavaria in 2006 and continued till 2010. In 2006 high lethality occurred in wild birds especially in swans caused by infection with Asian-type H5N1. This epidemic ceased in 2007 and since then H5N1 has no longer been diagnosed in association with mortality in wild birds.

Extended AIV genome analyses proved the introduction of Asian H5N1 into Bavaria and did not indicate the existence or establishment of a regional H5N1 reservoir. In addition, analyses of sequences from AIV subtype determinants H5 and N1 from low pathogenic AIV (LPAI) did not suggest any relationship to Bavarian H5N1 genotypes.

Selected AIV strains that were isolated and multiplied in embryonated hens eggs were tested for replication efficacy in cell cultures and for virulence in mice. Interestingly, a difference in virulence for mice was noted for two selected H5N1 strains. An LPAI H5N2 strain was used for vaccination of mice. Studies on immune-deficient mice revealed the importance of antibodies and T helper cells in the hemagglutinin- homologous challenge model. When a challenge infection with a heterologous H7N7 mouse pathogenic AIV strain was performed the development of a re-assortant virus was identified. Direct interaction of AIV with mammals, especially with swine, is of great importance for the surveillance of influenza A virus dynamics and its potential danger for man as well as for risk-orientated vaccine development.

Einleitung

Aquatische Wildvogelpopulationen werden als natürliches Reservoir für Influenza A Viren angesehen. Hier wurden alle bislang bekannten 16 HA und 9 NA Subtypen aviärer Influenza Viren (AIV) nachgewiesen (ALEXANDER, 2000). AIV Infektionen in den Wildvogelpopulationen sind relativ schwer zu überwachen und stellen eine nicht sicher einschätzbare Quelle der Diversität der AIV-Subtypen dar. Durch die Interaktion mit Immunreaktionen der Altvögel erfahren AIV ständige Mutationen und infolge von simultanen Mehrfachinfektionen entstehen Reassortanten. Derartig veränderte AIV-Subtypen bringen gute Vorraussetzungen mit, sich nach der Infektion von auf engem Raum lebenden, naiven Jungvögeln optimal zu vermehren und in der Gesamtpopulation zu etablieren. Über die Infektionsempfänglichkeit oder -resistenz der zahlreichen Wildvogelarten, die z. B. in den Brutgebieten enge Interaktionen pflegen, ist relativ wenig bekannt. Erschwerend kommt dazu, dass Zugvögel über weite Strecken, Kontinent übergreifend, AIV in Kontakt mit naiven, ortsgebundenen Wild- und Hausvögeln, sowie Säugetieren, inklusive dem Menschen bringen können.

Als 2005 alarmierende Nachrichten aus Asien über Massensterben von Wildvögeln durch hoch pathogene Influenza A (highly pathogenic avian influenza, HPAI) Viren vom Subtyp H5N1 eintrafen, wurde europaweit koordinierter Handlungsbedarf zur Überwachung der Infektionen in Wildvögeln erkannt. Überwachungsanalysen an Wildvögeln waren in Bayern von Bachmann und Mitarbeitern schon von 1977 bis 1980 mit Tracheal- und Kloakal-Tupferproben von Wildvögeln durchgeführt worden (OTTIS UND BACHMANN, 1983). Damals konnten jedoch ausschließlich Virusisolierungsversuche in embryonierten Hühnereiern mit nachfolgender Subtypisierung mit Hilfe von spezifischen Antiseren durchgeführt werden. Diese Methodik ist vom Erhalt der Infektiosität des Virusmaterials abhängig und kann daher nicht sensitiv sein. Die Methoden der Molekularbiologie, insbesondere die RT-PCR im real time Format, bieten dagegen die Gelegenheit zur schnellen Untersuchung, Subtypbestimmung und Pathotypisierung großer Mengen potentiell AIV-Genom-haltiger Proben mit vertretbarem Aufwand. Derartige Untersuchungen wurden am Bayerischen Landesamt für Gesundheit und Lebensmittelsicherheit (LGL) für eine bayernweite Überwachung im Jahr 2005 begonnen und dann in den Jahren 2006 bis 2009 mit der Untersuchung von insgesamt fast 19.000 Wildvogelproben auf Präsenz von AIV Genom fortgesetzt. Über die Ergebnisse dieser Untersuchungen, die molekulare Epidemiologie von H5N1 in Bayern und den Nachweis diverser schwach pathogener (LPAI) AIV Subtypen mit H5 bzw. N1 Komponenten, sowie die weitergehende Charakterisierung selektierter AIV wird nachfolgend berichtet.

Ergebnisse und Diskussion

Nachweis von AIV-Genom

Zum schnellen und sicheren Nachweis der Präsenz von AIV-Genom in Gesamt-RNA aus Tracheal- und Kloakaltupfern von Wildvögeln wurde eine One Step RT-PCR im real time Format (RT-qPCR) entsprechend der Angaben des Nationalen Referenzlabors, Friedrich Löffler Institut (FLI), modifiziert nach SPACKMAN et al. (2002) durchgeführt. Die Nachweisgrenze dieser RT-qPCR, mit der ein ca. 100 Basenpaar großes DNA Fragment aus dem hoch konservierten AIV-Matrixprotein kodierenden Bereich amplifiziert wird, ist von SPACKMAN et al., (2002) mit 1000 Genomkopien angegeben. Zur weiteren AIV Subtyp-Genombestimmung wurden entsprechend spezifische Primer und Sonden für den Nachweis von H5-, H7- und N1-Sequenzen eingesetzt (nach den Angaben der Nationalen Referenzlabors, FLI, RINDER et al., 2007; LANG et al., 2010). Die Ergebnisse der AIV Subtyp-Genombestimmungen aus Proben verschiedener Wildvogelarten sind exemplarisch für die Jahre 2006 und 2007 in Tab. 1 zusammengefasst. Interessant ist, dass H5N1 in Bayern in diesen Jahren ausschließlich in verendeten Wildvögeln nachgewiesen werden konnte.
Schwäne sind hoch empfänglich für den letalen Infektionsverlauf mit H5N1 asiatischen Ursprungs. Der hohe Prozentsatz verendeter Schwäne unter den in Bayern in 2006 und 2007 tot aufgefundenen Wildvögeln deckt sich mit den Beobachtungen aus anderen Bundesländern und mit der Tatsache, dass im Jahr 2006 auf der Insel Rügen 75 % der H5N1 Nachweise aus Schwänen stammten (GLOBIG et al., 2009). Bei in der Jagdsaison erlegten Stockenten wurden in

Bayern relativ häufig AIV-Subtypen mit H5- oder N1-Komponente nachgewiesen, jedoch bis 2010 keine H7-Komponente.

Tab. 1: Auswahl der mit aviärem Influenza A Virus (AIV) infizierten Wildvogelspezies in Bayern in den Jahren 2006 und 2007 (nach LANG, 2010)

Spezies	Wissenschaftl. Name	H5N1		andere H5		andere N1	
		2006	2007	2006	2007	2006	2007
Höckerschwan	Cygnus olor	2	6	-	-	-	-
Schwan, nicht differenziert	-	38	7	2	1	-	-
Kanadagans	Branta canadensis	-	1	-	-	-	-
Graugans	Anser anser	-	1	-	-	-	-
Gans, nicht diff.	-	1	-	-	-	-	-
Schnatterente	Anas strepera	1	-	-	-	-	-
Stockente	Anas platyrhynchos	1	1	7	7	4	8
Tafelente	Aythya ferina	4	-	-	-	-	-
Reiherente	Aythya fuligula	5	-	-	-	-	-
Schellente	Bucephala clangula	1	-	-	-	-	-
Ente, nicht diff.	-	8	3	-	-	4	-
Gänsesäger	Mergus merganser	3	-	-	-	-	-
Haubentaucher	Podiceps cristatus	3	-	-	-	-	-
Mäusebussard	Buteo buteo	1	-	-	-	-	-
Bussard, nicht diff.	-	3	-	-	-	-	-
Falke, nicht diff.	-	1	-	-	-	1	-
Uhu	Bubo bubo	2	-	-	-	-	-
Summe		74	19	9	8	9	8

Um für Bayern die Fragen nach einem H5N1 Reservoir und der Etablierung asiatischer H5N1 in ortsansässigen Wildvögeln beantworten zu können, wurden umfangreiche Sequenzanalysen mit den nachgewiesenen Hämagglutinin- (H5) und Neuraminidasegenen (N1) durchgeführt (Genbank Acc. Nr., siehe Tab. 2).

Tab. 2: Übersicht über die in Infektions- und in Pathogenitätsstudien verwendeten Isolate

Influenza A Virus Stämme aus Bayern

Subtyp	Stammbezeichnung	Abkürzung	Genbank Acc. No.
LPAI H5N2	A/Mallard/Bavaria/1/2005 H5N2	H5N2 (DB1)	HA: DQ387854 NA: DQ402042 NP: DQ792925
HPAI H5N1	A/Mallard/Bavaria/1/2006 H5N1	H5N1 (MB1)	HA: DQ458992 NA: DQ458993 NP: DQ792924
	A/Mallard/Bavaria/10/2007 H5N1	H5N1-Ism	HA: FJ183472 NA: FJ183473 NP: FJ213606

LPAI = schwach virulent   HA = Hämagglutinin
HPAI = stark virulent   NA = Neuraminidase
                                NP = Nukleoprotein

Der Sequenzvergleich von 23 H5-Hämagglutiningenen von hoch pathogenen (HPAI) H5N1 Influenza A aus den Jahren 2006 und 2007 aus Bayern mit den in der Datenbank vorhandenen H5(N1) Sequenzen ergab in allen Fällen die Zuordnung zu den Subkladen 2.2.1 und 2.2.4 nach der WHO Nomenklatur (Abb. 1). Eine ähnliche Topologie im genetischen Stammbaum wurde für N1 Sequenzen aus den bayerischen H5N1 Genomen gefunden (LANG et al., 2010). An Hand dieser Sequenzanalysen kommt man zur Schlussfolgerung, dass mehrfach Einträge von H5N1 Viren nach Bayern erfolgten und zwar getrennt in beiden Jahren 2006 und 2007. Die vorliegenden Daten lassen erkennen, dass kein H5N1 Reservoir in Bayern vorhanden war und sich auch nicht etablieren konnte, zumal auch im Jahr 2008 in ca. 4.800 Proben kein H5N1 mehr nachweisbar war (RABL et al., 2009). Im Jahr 2006 wurde eine Zufallsverteilung der H5N1-Nachweise über ganz Bayern registriert, mit Präferenz auf gewässerreiche Regionen. Im folgenden Jahr 2007 stagnierte die Verbreitung des asiatischen H5N1 und war nur noch isoliert in zwei geographisch getrennten Orten, nämlich in Nürnberg und an einem Speichersee im Raum München nachweisbar (LGL Jahresbericht 2007; LANG et al., 2010).

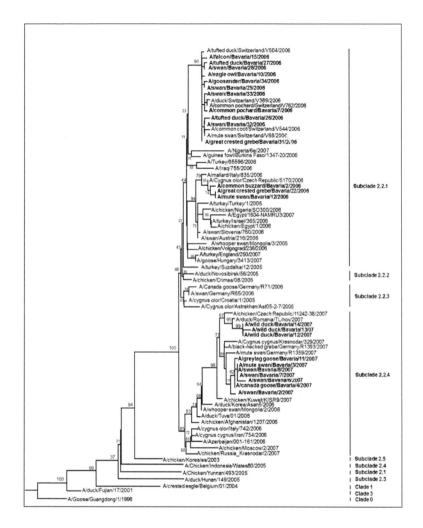

Abb. 1: Nukleotidsequenzvergleich des Hämaggltiningens (Positionen 76-1706) nach der Nachbarschafts-Vergleichsanalyse mit Urspungsorientierung an H5N1 A/Goose/Guangdong/1/96/ (nach LANG et al., 2010). Die Aufzweigung der Hauptstammbaumäste ist in Prozent bezogen auf den Lagewert angegeben (Positionen 76-1706) nach der Nachbarschafts-Vergleichs-analyse mit Urspungsorientierung an H5N1 A/Goose/Guangdong/1/96/, die Aufzweigung der Hauptstamm-baumäste ist in Prozent, bezogen auf den Lagewert angegeben Rechts ist die WHO Nomenklatur zur Influenza A Virus Subtyp Gruppierung angegeben. Die Stämme aus Bayern sind fett gedruckt.

Um mögliche Ähnlichkeiten der H5 und N1 Komponenten diverser niedrig pathogener Influenza A (low pathogenic avian influenza, LPAI) Virussubtypen zu den Gensequenzen von HPAI H5N1 festzustellen, wurden neun H5 Gensequenzen und acht N1 Gensequenzen, die nicht miteinander verknüpft waren, über einen phylogenetischen Stammbaum analysiert. Dabei wurde festgestellt, dass alle Aminosäuresequenzen in der Hämagglutinin-Spaltstelle indikativ für LPAI Subtypen waren und dass für diese LPAI drei separate H5-Linien, ebenso wie drei N1-Linien unterscheidbar sind. Diese aus H5- bzw. N1-Komponenten bestehenden LPAI Subtypen zeigen nur sehr entfernte Verwandtschaft zu den bayerischen HPAI H5N1 Genomen und gruppieren sich zusammen mit anderen LPAI Stämmen im phylogene-tischen Stammbaum (LANG et al., 2010). Damit wird die kontinuierliche Entwicklung und genetische Variabilität der Eurasischen und Afrikanischen H5-AIV in einer kleinen geographischen Einheit wie Bayern demonstriert.

Die relative oder absolute Resistenz bestimmter Wildvogelarten, insbesondere von Wasservogelarten wie Stockenten, gegen klinische Erkrankung durch Influenza A Virusinfektionen erlauben die unerkannte Verbreitung von AIV in der Population, also die Etablierung eines Reservoirs. Daraus resultiert auch die ständige Gefahr eines AIV-Eintrages in hoch empfängliche Hausgeflügelpopulationen wie z. B. die Puten. Das Vorkommen zahlreicher AIV-Subtypen, auch H5 oder H7, mit niedriger Pathogenität in den Reservoirwirten stellt eine ideale Überlebensstrategie für AIV dar und bildet die Grundlage für Fluktuationen der AIV-Pathogenität in Wildvögeln mit u. U. langer Zeit nicht evidenter Klinik gefolgt von plötzlichem Auftreten hoher Mortalität und Letalität (VAN BORM et al, 2011).

Virulenz-Untersuchungen mit AIV-Isolaten aus Bayern

Nach der phylogenetischen Analyse der in Bayern detektierten AIV-Genome mit H5- und/oder N1-Komponente, sollten auch weitergehende Untersuchungen mit ausgewählten Isolaten durchgeführt werden, um Aussagen über das *in vitro* Wirtspektrum und die *in vivo* Pathogenität im Säugetier machen zu können.

Aus den Organen selektierter, tot aufgefundener, aquatischer Wildvögel zur Zeit der H5N1-Epidemie (2006, 2007) und aus ausgewählten Tupferproben, die von frisch erlegten Tieren gewonnen worden waren, wurden deshalb im bebrüteten Hühnerei AIV isoliert und vermehrt.

Zwei als HPAI charakterisierte H5N1-Isolate vom asiatischen Subtyp, A/Mallard/Bavaria/1/2006 und A/Mallard/ Bavaria/10/2007, wurden für vergleichende Analysen ausgewählt, da sie sich in der Hämagglutinin-Schnittstelle in einer Aminosäure unterschieden und die Isolate aus distinkten epidemiologischen Zusammenhängen stammten. Während A/Mallard/Bavaria/1/2006 im Rahmen der deutschlandweiten H5N1-Epidemie aus einer tot aufgefundenen Stockente stammte, wurde der Stamm A/Mallard/Bavaria/10/2007 (Ismaning) im

Zusammenhang mit einem limitierten, vermutlich altersabhängigen Krankheits-geschehen gewonnen (FUCHS, 2009, Jahresbericht LGL, 2007).
Dieser für Bayern bis heute letzte Nachweis einer fatalen H5N1-Infektion, gelang aus den Organen junger Enten, sog. Dunenenten, die an einem Speichersee nördlich von München tot aufgefunden worden waren. Im gesamten Umkreis des Fundortes wurden keine weiteren toten Wildvögel gemeldet. Interessanterweise konnte bei dem Virusisolat aus diesen Jungenten in der auch nach nationaler Geflügelpestverordnung (Stand 2007) die Pathogenität determinierenden Aminosäuresequenz der Hämagglutinin-Spaltstelle eine Mutation von Glycin zu Glutaminsäure festgestellt werden. In Tab. 3 sind Aminosäure-Sequenz-unterschiede von einem repräsentativen HPIAV H5N1 (A/swan/Bavaria/2/2006), dem Stamm A/Mallard/Bavaria/2007 und vergleichend einem LPAI Stamm dargestellt. Punktmutationen an verschiedenen Genomloci werden in der Literatur mit Bezug zur AIV-Virulenz genannt. In der Tabelle sind solche Amino-säurepositionen nach der Publikation von HULSE et al. (2004) in den drei AIV Stämmen benannt, ferner ist die Sequenz der zur Pathogenitätsbestimmung herangezogenen Hämagglutininspaltstelle angegeben.
Um schließlich auch das Potential der Wandlung von LPAI H5 Subtypen zu HPAI in die Untersuchungen mit einzubeziehen (LEE et al., 2005; OKAMATSU ET al., 2007; GAIDET et al., 2008), wurde als Vertreter der in der deutschen Geflügelpestverordnung (Stand 2007) aufgeführten niedrig pathogenen AIV mit H5-Komponente das LPAI Isolat H5N2 A/Mallard/Bavaria/1/2005 ausgewählt.
Mit Viruskonzentraten der bayerischen H5N1-Isolate A/Mallard/Bavaria/1/2006 und A/Mallard/ Bavaria/10/2007, sowie des LPAI-Isolats H5N2 A/Mallard/Bavaria/1/2005 aus den jeweiligen Eivermehrungen wurden nach Be-stimmung der Virustiter in MDCK Zellen *in vitro* verschiedene Zellen mit gleicher MOI (multiplicity of infection) inokuliert, um die zellspezifische Infektiosiät und Replikation der Isolate zu vergleichen. Eine produktive *in vitro* Vermehrung war für die H5N1-Viren in Hunde- (MDCK) Katzen- (CRFK) und Humanzellen (Caco-2) nachweisbar. Das molekularbiologisch als niedrigpathogen charakterisierte (LPAI) Virus war dagegen nur im embryonierten Hühnerei und in MDCK-Zellen produktiv vermehrbar.
Die direkte Pathogenität von AIV des Subtyps H5N1 für den Menschen ist schon seit der H5N1-Epidemie in HongKong 1997 bekannt und gefürchtet (CLAAS et al, 2003). Die Prüfung der Pathogenität von AIV für Säuger erfolgt i. d. R. in Mäusen oder Frettchen. Die Pathogenität ausgewählter bayerischer Stämme für die Maus wurde in Zusammenarbeit mit dem Institut für Immunologie des Friedrich-Löffler Instituts (FLI) in Tübingen geprüft.
Der H5N1 AIV-Stamm A/Mallard/Bavaria/1/2006 (MB1) erwies sich schon direkt nach der Isolation über das Hühnerei, ohne weitere Passage in Säugerzellen, als stark virulent für die Maus. Die 50% Letaldosis für die Maus wurde schon durch Infektion mit 70 Plaque-bildenden Einheiten (pfu) erreicht,

wogegen nach Infektion mit dem H5N1-Stamm A/Mallard/ Bavaria/10/2007 (Ismaning) mit 1 Million pfu nur 20% Letalität bewirkt wurde (FUCHS, 2009).

Tab. 3: Aminosäure-Sequenzunterschiede (Einbuchstaben Code) bei repräsentativen aviären Influenza A Virusstämmen aus Bayern

Virus Stamm Genbank Registrier-Nr. Hämagglutinin	Aminosäure- Sequenzposition mit Virulenzbezug nach Hulse et al. (2004) Numerierung nach dem Start-Methionin)					Aminosäure-sequenz H0 Spaltstelle (aa 337-345)
A/swan/Bavaria/2/2006	113	124	142	154	228	
H5N1 HPAI	D	I	E	Q	K	PQGERRRKKR
Acc. No. DQ458992						
A/mallard/Bavaria/13/2007						
H5N1 Ismaning HPAI	D	I	E	Q	K	PQEERRRKKR
Acc. No. FJ183472						
A/mallard/Bavaria/1/2007						
H5N2 LPAI	D	T	D	N	E	P - - - - QRETR
Acc. No. FJ648285						

Inwieweit ein einzelner Aminosäureaustausch im Bereich der multibasischen HA-Schnittstelle von Bedeutung für die Eigenschaften eines AIV-Isolats, wie die Pathogenität im Mausmodell oder die Einengung des Wirtsspektrums auf sehr junge Wildvögel ist, muss jedoch in weiteren Arbeiten abgeklärt werden. Eine sukzessive Abschwächung der Virulenz im Verlauf von Epidemien mit hoher Letalität erscheint für die Viren als Überlebensstrategie sinnvoll, um die Vermehrung in lebenden Wirtszellen sicher zu stellen. Die Gesamtgenomsequenzierung dieses Virus wird Aufschluss geben, ob weitere Mutationen vorliegen, die alternativ oder zusätzlich zu der Mutation der Schnittstelle des HA zur Attenuierung im Mausmodell beigetragen haben könnten.

Der LPAI Stamm H5N2 A/Mallard/Bavaria/1/2005 schließlich erwies sich in der Maus selbst in einer Dosierung von 5×10^5 pfu als apathogen. *In vitro* konnte nur in MDCK-Zellen eine produktive Virusvermehrung nachgewiesen werden (DROEBNER et al., 2008). Dieses Virus konnte deshalb für eine Immunisierung im Sinne eines Lebendimpfstoffes in C57Bl/6 Mäusen und in immundefizienten Mäusen mit diesem genetischen Hintergrund genutzt werden. In diesem Zusammenhang wurden essentielle Immunreaktionen nach Impfung und in der Hämagglutinin-Komponente H5 homologer Belastungsinfektion geprüft (DROEBNER et al., 2008).

Nach Belastungsinfektion mit 100facher Mäuse-letaler Dosis (MLD_{50}) mit dem hoch pathogenen H5N1-Stamm A/Mallard/Bavaria/1/2006 (MB1) konnte die Bedeutung Hämagglutinin spezifischer Antikörper für den Schutz bestätigt werden. Die Untersuchungen an den immundefizienten Mäusen zeigten zudem die Beteiligung der CD4 positiven T-Helferzellen an der Schutzwirkung (DROEBNER et al., 2008). Aktuelle Erkenntnisse weisen darauf hin, dass wirtsspezifische, angeborene Immunreaktionen, lokalisiert im Lungengewebe, die Charakteristik der resultierenden T-Helfer- und B-Zellantwort bestimmen und dass die infizierenden Virusstämme lokal am Infektionsort (z. B. in der Lunge) die Entwicklung der adaptiven Immunantwort beeinflussen (SUNDARARAJAN et al., 2012).

Die aerogene Infektion von mit H5N2 immunisierten BALBc Mäusen mit einem im Hämagglutiningen heterologen Mäuse-adaptierten Influenza A Belastungsvirus H7N7 A/FPV/Bratislava/1979 (NEUMANN et al., 1995) führte dagegen zu klinischen Erscheinungen. Damit wurde die Bedeutung der Homologie der Hämagglutinin-komponenten in Belastungs-/Schutzexperimenten bestätigt. Interessanterweise resultierte die Infektion mit dem heterologem Hämagglutinin H7 durch den Mäuse-adaptierten, virulenten Belastungsstamm A/FPV/Bratislava/79 H7N7 in der Bildung eines Reassortanten-Virus durch Antigen shift. Aus Lungengewebe der erkrankten Mäuse wurde durch spezifische PCR-Analysen die Verdrängung der N7 Neuraminidase festgestellt und letztlich ein HPAI H7N2 Reassortanten-Virus reisoliert und durch Sequenzierung aller 8 Genomsegmente charakterisiert (Abb. 2).

Dieses Virus vermehrte sich produktiv zu hohen Titern in Affennierenzellen (MA 104), humanen (Caco-2), Hunde- (MDCK) und Katzenzellen (CRFK). Die Untersuchung der Entstehung von AIV-Reassortanten ist besonders im Hinblick auf die Diskussion zur Rolle der Schweine, aber auch des Haushuhnes oder des Menschen, in der Bildung für den Menschen hoch pathogener, möglicherweise pandemischer AIV von Bedeutung. Die direkte Interaktion von AIV mit dem Menschen, ebenso wie die Einbeziehung von Haus- und Nutztieren in die Infektionskette müssen daher kontinuierlich überwacht werden.

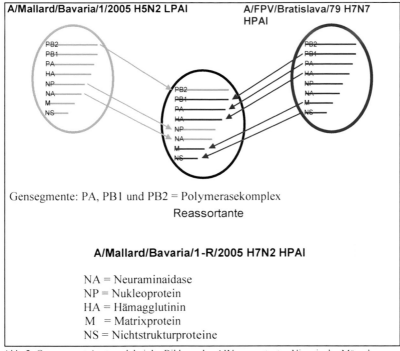

A/Mallard/Bavaria/1/2005 H5N2 LPAI   A/FPV/Bratislava/79 H7N7 HPAI

Gensegmente: PA, PB1 und PB2 = Polymerasekomplex

Reassortante

A/Mallard/Bavaria/1-R/2005 H7N2 HPAI

NA = Neuraminaidase
NP = Nukleoprotein
HA = Hämagglutinin
M = Matrixprotein
NS = Nichtstrukturproteine

Abb. 2: Gensegment-Austausch bei der Bildung des AIV reassortanten Virus in der Mäuselunge nach Doppelinfektion mit einem apathogenen (LPAI) und einem stark virulenten (HPAI) Virusstamm (nach FUCHS, 2009).

Obwohl die Dynamik der AIV-Subtypen-Zirkulation bei Wildvögeln kaum beeinflussbar ist, müssen Informationen zum weltweiten und regionalen Vorkommen von AIV ständig erhoben und ausgetauscht werden. Diese Daten, u. a. aus weltweiten Wildvogelmonitoring-Programmen, sind zum Schutz des Hausgeflügels und letztendlich des Menschen, auch für die Entwicklung und Aktualität potenter Impfstoffe für Mensch, Haus- und Nutztiere von großer Bedeutung.

Literatur

ALEXANDER, D.J. (2000). A review of avian influenza in different bird species. Vet Microbiol, 74: 3-13.

CLAAS, E.C.J., OSTERHAUS, A.D.M.E., VAN BEEK, R., DE JONG, J.C., RIMMELZWAN, G.F., SENNE, D.A., KRAUSS, S., SHORTRIDGE, K.F., WEBSTER, R.G. (1998). Human influenza A H5N1 virus related to a highly pathogenic avian influenza virus. The Lancet 351, (9101), 472-477.

DROEBNER, K., HAASBACH, E., FUCHS, C., WEINZIERL, A.O., STEVANOVIC, S., BÜTTNER, M., PLANZ, O. (2008). Anibodies and CD4$^+$ T-cells mediate cross-protection against H5N1 influenza virus infection in mice after vaccination with a low pathogenic H5N2 strain. Vaccine 26(52), 6965-6974.

FUCHS, C. (2009). Biologische, immunologische und molekulare Eigenschaften neuer Isolate des aviären Influenza A Virus (AIV) in Bayern. Diss rer nat, Fakultät für Biologie der Eberhard-Karls-Universität, Tübingen.

GAIDET, N., CATTOLI, G., HAMMOUMI, S., NEWMAN, S.H., HAGEMEIJER, W., TAKEKAWA, J.Y., CAPPELLE, J., DODMAN, T., JOANNIS, T., GIL, P., MONNE, I., FUSARO, A., CAPUA, I., MANU, S., MICHELONI, P., OTTOSSON, U., MSHELBWALA, J.H., LUBROTH, J., DOMENECH, J., MONICAT, F. (2008) Evidence of infection by H5N2 highly pathogenic avian influenza viruses in healthy wild waterfowl. PLoS Pathog 4, e1000127.

GLOBIG, A., STAUBACH, C., BEER, M., KOPPEN, U., FIEDLER, W., NIEBURG, M., WILKING, H., STARICK, E., TEIFKE, J.P., WERNER, O., UNGER, F., GRUND, C., WOLF, C., ROOST, H., FELDHUSEN, F., CONRATHS, F.J., METTENLEITER, T.C., HARDER, T.C. (2009). Epidemiological and ornithological aspects of outbreaks of highly pathogenic avian influenza virus H5N1 of Asian lineage in wild birds in Germany, 2006 and 2007. Transbound Emerg Dis 56, 57-72.

HULSE, D.J., WEBSTER, R.G., RUSSELL, R.J., PEREZ, D.R. (2004). Molecular determinants within the surface proteins involved in the pathogenicity of H5N1 influenza viruses in chickens. J Virol 78, 9954-9964.

LANG, V., RINDER, M., HAFNER-MARX, A., RABL, S., BOGNER, K.H., NEUBAUER-JURIC, A., BÜTTNER, M. (2010). Avian influenza A virus monitoring in wild birds in Bavaria: occurence and heterogeneity of H5 and N1 encoding genes. Zoonoses Public Health. 57(7-8), 184-94

LEE, C.W., SAIF, Y.M. (2009). Avian influenza virus. Comp Immunol Microbiol Infect Dis 32, 301-10.

LGL, Bayerisches Landesamt für Gesundheit und Lebensmittelsicherheit (2007). Jahresbericht, 36-37.

NEUMANN, G., HOBOM, G. (1995). Mutational analysis of influenza virus promoter elements *in vivo*. J Gen Virol 76, 1709-1717.

OKAMATSU, M., SAITO, T., YAMAMOTO, Y., MASE, M., TSUDUKU, S., NAKAMURA, K., TSUKAMATO, K., YAMAGUCHI ,S. (2007). Low pathogenicity H5N2 avian influenza outbreak in Japan during 2005-2006. Vet Microbiol 124, 35-46.

OTTIS, K., BACHMANN, P.A. (1983). Isolation and characterization of ortho- and paramyxo-viruses from feral birds in Europe. Zentralbl Veterinaermed B, 22-35.

RINDER, M., LANG, V., FUCHS, C., HAFNER-MARX, A., BOGNER, K.-H., NEUBAUER, A., BÜTTNER, M., RINDER, H. (2007). Genetic evidence for multi-event imports of avian influenza virus A (H5N1) into Bavaria, Germany. J Vet Diagn Invest. 19(3), 279-82.

RABL, S., RINDER, M., NEUBAUER-JURIC, A., BOGNER, K.-H., KORBEL, R., BÜTTNER, M. (2009). Surveillance of wild birds for avian influenza A virus (AIV) in Bavaria in the years 2007 and 2008. Berl Münch Tierärztl Wschr 122 (11/12), 486-493.

SPACKMAN, E., SENNE, D.A., MYERS, T.J., BULAGA, L.L., GARBER, L.B., PERDUE, M.L., LOHMANN, K., DAUM, L.T., SUAREZ, D.L. (2002). Development of a real-time reverse transcriptase PCR assay for type A influenza virus and the avian H5 and H7 hemagglutinin subtypes. J Clin Microbiol 40, 3256-3260.

SUNDARARAJAN, A., HUAN, L., RICHARD,S K.A., MARCELIN, G., ALAM, S., JOO, H.M., YANG, H., WEBBY, R.J., TOPHAM, D.J., SANT, A.J., SANGSTE,R M.Y. (2012). Host differences in influenza-specific CD4 T cell and B cell response are modulated by viral strain and rout of immunization. PLoS ONE 7(3), e34377. doi:101371/journal.pone.0034377.

VAN BORM, S., VANGELUWE, D., STEENSELS, M., PONCIN, O., VAN DEN BERG, T., LAMPRECHT B. (2011). Genetic characterization of low pathogenic H5N1 and co-circulating avian influenza viruses in wild mallards (Anas platyrhynchos) in Belgium, 2008. Avian Pathology 40(6), 613-628.

Prof. Dr. Mathias Büttner
Bavarian Health & Food Safety Authority
Dept. TF1 Infectious Diseases
Veterinaerstr. 2
85764 Oberschleissheim
Tel: ++49 091316808-5389
Fax:++49 091316808-5459
Mail: mathias.buettner@lgl.bayern.de

Sialoglycan Rezeptorstrukturen –

ein neues Konzept für den diagnostischen Virusnachweis

Robert-Matthias LEISER, Marco KLÜHR, Veronika LUGMAIER, Alla HEIDER, Brunhilde SCHWEIGER, Nicolai BOVIN, Elena KORTSHAGINA und Gottfried BREM (Larezhausen)

Mit 17 Abbildungen und 6 Tabellen

Zusammenfassung:

Schnelltests für den Nachweis von Influenzaviren sind in der diagnostischen Praxis sehr erwünscht, weil sie eine schnelle Vorselektion erkrankter Patienten und deren rechtzeitige antivirale Behandlung ermöglichen könnten. Leider sind die bisherigen Schnelltests nicht sensitiv genug (LU, 2006; SCHWEIGER, 2006). Darüber hinaus wächst die Erwartung, aus dem Ergebnis eines Schnelltests mehr Information zu erhalten als lediglich die Aussage, dass der Patient mit einem Influenzavirus infiziert ist, denn die Entscheidung zu einer antiviralen Therapie braucht Hinweise über zu erwartende Morbidität, Ausbreitung und Komplikationen. Wir haben uns das Ziel gesetzt, einen Schnelltest zu entwickeln, der auf einer alternativen technologischen Plattform steht und nicht nur die Infektion mit einem Influenzavirus nachweist, sondern Hinweise gibt über den potentiellen Wirtskreis bzw. seine Herkunft und seine potentielle Pathogenität und damit Antworten und Maßnahmen für Arzt und Patienten geben soll. Der Schnelltest basiert auf der Interaktion viraler Glycoproteine (Hemagglutinin und Neuraminidase) in der Virushülle mit Sialoglycanen auf der Wirtszelle und anderen Bindungspartnern. Die bisherigen Ergebnisse werden vorgestellt und diskutiert. Sie zeigen die Potenzen des neuen Tests und die noch notwendigen Schritte bis zur Praxisreife.

Abstract:

Rapid tests for detecting influenza viruses are very much desired in the diagnostic practice because they might enable a pre-selection of infected patients and start of antiviral treatment in due time. Unfortunately, the available rapid tests are too weak in sensitivity (LU, 2006; SCHWEIGER, 2006). Furthermore, there is a growing anticipation to get much more information from the result of a rapid test than the simple statement that the patient has been infected by an influenza virus. A decision for an antiviral treatment needs evidences about prospective morbidity, spread and complications. Our aim is to develop a rapid test which is based on an alternative platform, which not only detects the infection by an influenza virus but leads about the potential host range, the origin, and the prospective pathogenicity and thus gives answer and measure for physician and patient. The new rapid test is based on the interaction of two glycoproteins (hemagglutinin and neuraminidase) in the virus shell with sialoglycans on the host cell and with other binders. The previous results will be presented and discussed. They will illustrate the prospects of the new assay as well as the necessary steps towards implementation.

1 Einleitung

Für die Diagnostik von Grippeinfektionen werden von Ärzten und Patienten immer wieder Schnelltests gewünscht, die in wenigen Minuten und ohne Einsendungen in ein Diagnostiklabor zu einem aussagefähigen Resultat kommen. Allerdings wird bisher von verantwortlicher Stelle betont, dass die bisher verfügbaren Tests aufgrund ihrer zu geringen Sensitivität den Erwartungen und Anforderungen für die Praxis nicht gerecht werden (Anonym (UN), 2006). Die bisherigen Schnelltests basieren auf Antigen-Antikörperreaktionen und können Influenza A und B bzw. A oder B nachweisen. Als Testprinzip fungiert meist der Lateral-Flow, seltener der Flow-Through Test. Zunehmend werden auch Schnelltests zur Bestimmung der Subtypen (H1N1 und H5N1) angeboten. Deren Sensitivität ist in der Regel jedoch noch schlechter als die zuvor genannten breitbandspezifischen Tests.

Unser Vorhaben basiert auf einer anderen Plattform. Anstelle von Antikörpern nutzen wir Sialoglyco-Rezeptorstrukturen. Das sind chemisch synthetisierte Verbindungen, die den natürlichen Wirtszellrezeptoren entsprechen. Die Wirtsspezifität der Influenza-Herkünfte wird durch die Erkennung der Zellrezeptoren durch das virale Hämagglutinin determiniert. Allgemein werden meist zwei dieser Strukturen genannt: α2-3- und α2-6-verknüpfte sialylierte Oligosaccharide (z.B. 3'-sialyl-N-acetyllactosamine und 6'-sialyl-N-acetyllactosamine, 3'SLN und 6'SLN). Die 2'-3' Oligosaccharide sind die bevorzugten Rezeptoren für aviäre und die 2'-6' Oligosaccharide für die humanpathogenen Virusherkünfte (ROGERS, PAULSON, 1983). Das war unser Ausgangspunkt für die Entwicklung eines Schnelltests, der humane von aviären Influenzaviren unterscheiden und damit eine Testspezifität zur Verfügung stellen sollte, die es bisher nicht gibt (BOVIN et al. 2007). Den Wert eines solchen Tests sahen wir darin, ein Instrument zur Verfügung zu stellen, mit dem man bei Patienten den Virus-Befall durch ein Vogelgrippevirus nachweisen kann, was auf bedrohliche zoonotische Ereignisse hindeuten würde. Hinzu kam ein experimenteller Hinweis, dass mit Sialoglycostrukturen sogar eine H5-Spezifität für den Nachweis von H5N1 und möglicherweise anderen hochpathogenen Influenzaviren: das sulfatierte 2'-3' Lactosamin (GAMBARYAN et al. 2006).

2 Der erste Prototyp

Die Idee bestand darin, die beiden Glycoproteine (Hämagglutinin, HA und Neuraminidase, NA) in der Virushülle für die Bindung des Virus auf dem Teststreifen und den Nachweis der gebundenen Viren zu nutzen, Abb. 1). Die Einbindung beider Glycoproteine erwies sich als obligatorisch, um Kreuzreaktionen mit anderen Targets zu vermeiden. Dies bedeutete aber, dass im Unterschied zu allen anderen Influenzavirus-Schnelltests das komplette Viruspartikel nachzuweisen ist.

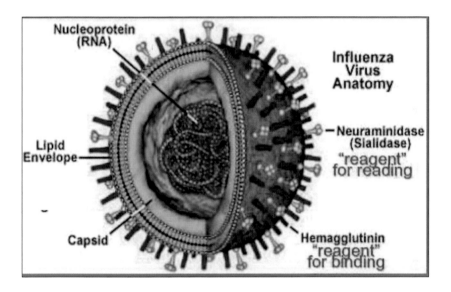

Abb. 1: Schematische Darstellung eines Influenzavirus-Partikels. Unter anderem sind die beiden Glycoproteine HA und NA dargestellt und ihre Funktion für das Testprinzip aufgeführt. Das HA bindet an die auf der Bindungszone aufgetragenen Rezeptorstukturen („reagent for binding"), während die NA als Markerenzym die gebundenen Viruspartikeln nach Zugabe des NA-Substrats durch Umsetzung zu einem blau gefärbten unlöslichen Produkt aufzeigt („reagent for reading").

In der Abb. 2 sind die Sialoglycan-Strukturen gezeigt.

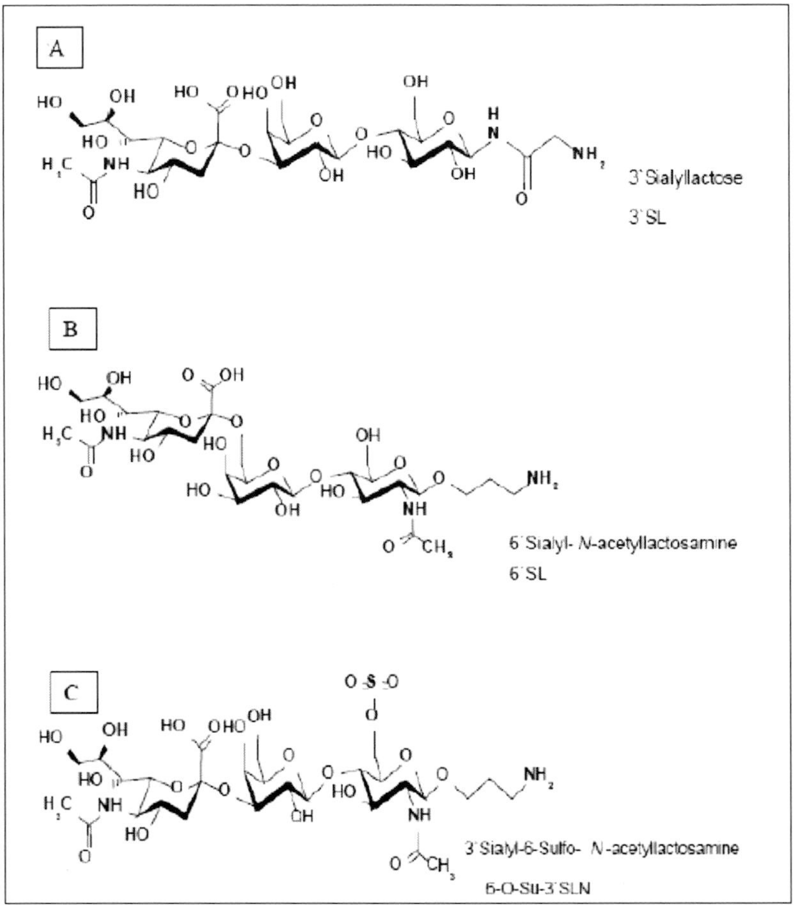

Abb. 2: Strukturformeln der synthetischen Sialoglycan-Strukturen.
    (A) Erkennungsstrukturen für aviäre Influenzaviren;
    (B) Erkennungsstrukturen für humane (H1-, H3- und B-) Influenzaviren;
    (C) Erkennungsstrukturen von H5-Influenzaviren.

Die Herstellung der synthetischen Sialoglycan-Strukturen wurde durch die Gruppe von N. BOVIN durchgeführt. Die Synthese erfolgt nach LIKHOSHERSTOV et al. (1986). Die Sialoglycan-Strukturen wurden anschließend an Polyacrylamid (PAA, 1000 kDa) gebunden. Das Anbinden an PAA erfolgte nach TUZIKOV et al. (2000).

Die Synthese ist in Abb. 3 schematisch dargestellt.

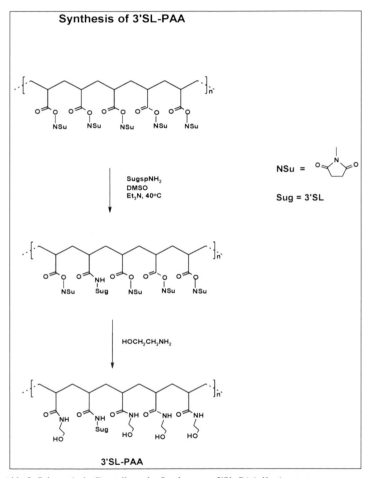

Abb. 3: Schematische Darstellung der Synthese von 3'SL-PAA-Konjugaten.

Die Abb. 4 zeigt die generelle Konstruktion des Lateral-Flow-Streifens (LFS).

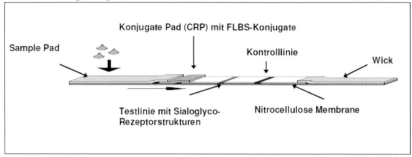

Abb. 4: Konstruktion des LFS. Auf einer sogenannten Backing Card werden die Nitrocellulose, das Sample Pad und das Wick aufgebracht. Diese letzteren beiden Filtermaterialien überlappen mit der in der Mitte aufgebrachten Nitrocellulose und haben die Funktion, die aufgetragene Probe aufzunehmen bzw. diese durch die Saugwirkung des Wicks zum Fluss zu bringen. Dabei erreichen die Analyten die Testlinie und werden an dieser gebunden. Weitere Konstruktionsteile wie das Konjugate Pad und die Kontrolllinie sind für das spätere Produkt bereits angedeutet.

Abb. 5 zeigt den Ablauf und die Ergebnisse des Tests:

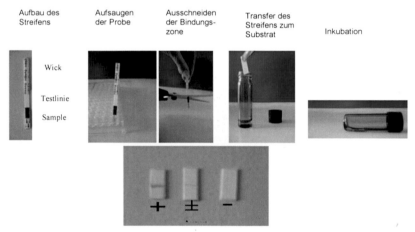

Abb. 5: Die zu analysierende Probe wird auf das Sample Pad aufgetragen. Durch die Saugwirkung des Wicks wird die Probe mit den enthaltenen Viruspartikeln von links nach rechts transportiert. Die Viruspartikeln werden auf der Testlinie durch Interaktion zwischen HA und den zuvor aufgetragenen Sialoglyco-Rezeptorstrukturen gebunden. Sample Pad und Wick werden anschließend bei diesem Labormuster abgeschnitten und der mittlere Teil des Streifens kommt in ein Gefäß mit dem NA-Substrat. Nach einer festgelegten Zeit wird dieser ausgeschnittene Streifen wieder entnommen und die Reaktion ausgewertet.

Im Weiteren wurde der Nachweis von verschiedenen Vogelgrippeviren mit dem neuen Test im Vergleich zum Test der Firma Synbiotics (Lyon) durchgeführt. Die Ergebnisse sind in Abb. 6 gezeigt:

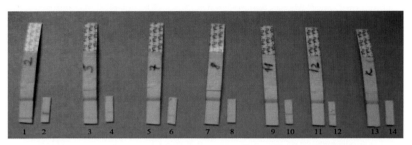

1,2 H14N6 HA-titre 2×10^{-1}	5,6 H7N1 HA-titre 2×10^{-2}	9,10 H1N1 HA-titre 10^{-1}
3,4 H14N6 HA-titre 4×10^{-2}	7,8 H7N1 HA-titre 3×10^{-3}	11,12 H1N1 HA-titre 10^{-1}
		13,14 Negativ-Kontrolle

Abb. 6: Gezeigt werden die LF-Streifen von Synbiotics und dem neuen Test (jeweils links (ungerade) und rechts (gerade Zahl)). Bei den Streifen des neuen Tests ist keine Kontrolllinie aufgetragen. Unter der Abbildung sind die verwendeten Virusstämme mit dem HA-Titer angegeben. Ganz rechts (13 und 14) sind die Negativkontrollen gezeigt.

Bei der vergleichsweisen Einschätzung der Signalstärke ist zu erkennen, dass der neue Test insbesondere bei H7N1 und H1N1 Sensitivitätsvorteile ausweist. Allerdings wird dieses Resultat nur bei deutlich längerer Entwicklungszeit erreicht (zwei bis 12 Stunden statt 20 Minuten). Erstaunlich ist dabei, dass der neue Test selbst bei sehr langer Entwicklungszeit keine falsch positiven Ergebnisse produziert, während die Synbioticsstreifen nicht länger als 20 min entwickelt werden dürfen, weil danach alle Streifen auch bei den Negativkontrollen ein (falsch) positives Signal zeigen.

Diese langsame Substratumsetzung bei dem neuen Test muss man damit erklären, dass die virale NA kein Markerenzym wie die Meerettich-Peroxidase beim Synbioticstest ist.

Im Weiteren haben wir versucht, ein neues (fluoreszierendes) NA-Substrat zu verwenden. Leider brachten diese Versuche keine verwendbaren Resultate (Ergebnisse nicht gezeigt). Letztendlich muss damit der Schluss gezogen werden, dass das Konzept, die virale NA zur Generierung eines Signals zur Entwicklung des Streifens zu nutzen, ungeeignet ist. Schließlich wird von einem Schnelltest erwartet, dass das Ergebnis in spätestens 30 min vorliegt.

3 Alternatives Detektionssignal und variierte Nachweisketten

Nach ersten Tastversuchen zur Einbindung von Meerettich-Peroxidase zur Signalamplifikation wie bei anderen Schnelltests einzusetzen entschieden wir uns dazu, keine Enzym-gebundene Signalamplifikation zu nutzen. Stattdessen sollte ein gutes Detektionssignal erhalten werden durch Kopplung von fluoreszierenden Latexkugeln an einen der involvierten Bindungspartner. Diese Fluoreszenzbeads setzen je Bindungsereignis eine relativ hohe Fluoreszenzstrahlung frei. Durch diese Testgestaltung wird der zuvor notwendige Schritt zur Überführung des Streifens in ein weiteres Gefäß, das das Enzymsubstrat enthält, und der Inkubation zur Substratumsetzung überflüssig. Dadurch wird eine weitere Beschleunigung des Virusnachweises erreicht.
Die Nachweiskette konnte desweiteren alternativ gestaltet werden in

a. Bindung des Virus an der Testlinie über HA und Detektion der gebundenen Viren über NA bzw.
b. Bindung des Virus an der Testlinie über NA und Detektion der gebundenen Viren über HA

Für die Interaktion von HA in der Nachweiskette werden die ausgewählten Sialoglycane (Abb. 1) und für die Interaktion der NA ein sogenanntes Suizidsubstrat verwendet.
In Abb. 7 ist die Strukturformel des Suizid-Substrats gezeigt.

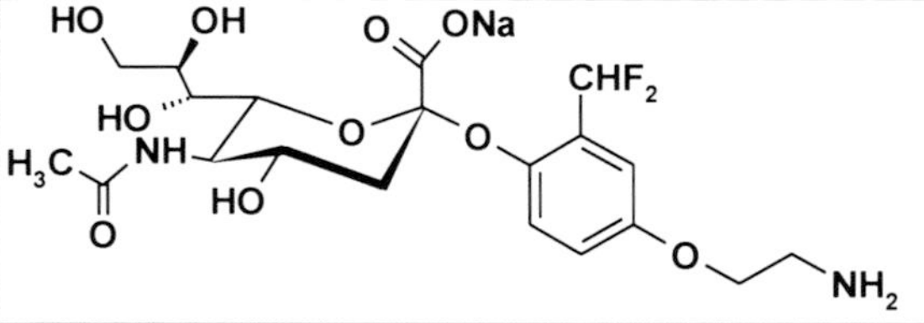

Abb. 7: Strukturformel des für die Kopplung aminomodifizierten NA-Suizid-Substrats.

Abb. 8 zeigt das Reaktionsprinzip des Suizid-Substrats. Die virale NA setzt in einer enzymatischen Reaktion N-Acetyl-Neuraminsäure frei. Hierdurch entsteht ein reaktives Molekül (Abb. 8, Molekül 3 und 4), welches mit einem nukleophilen Molekül reagieren kann. Der genaue Ort der Bindung des reaktiven Moleküls ist nicht geklärt. Es wird angenommen, dass das reaktive Molekül im aktiven Zentrum der viralen Neuraminidase oder in der Nähe des aktiven Zentrums der viralen Neuraminidase mit nukleophilen Aminosäureresten reagiert.

Offensichtlich ist der Begriff „Suizid-Substrat" terminologisch irreführend, da die NA-Aktivität durch die Reaktion mit diesem Suizid-Substrat nicht vollständig gehemmt, sondern nur reduziert wird.

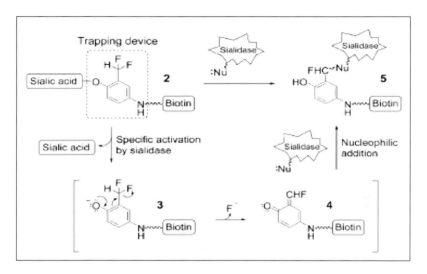

Abb. 8: Mechanismus der selektiven Aktivierung und Alkylierung der Neuraminidase (LU et al., 2005).

Bei der Nachweiskette a muss für die Markierung des Influenzavirus das Suizid-Substrat an fluoreszierende Latex-Beads angebracht werden (Fluoreszenz-Latex-Bead-Suizid-Substrat-Konjugate, FLBS-Konjugate) (Abb. 9). Durch die Reaktion des Suizid-Substrats mit der viralen NA wird das Virus markiert. Theoretisch könnte aufgrund der nicht vollständigen Hemmung der viralen NA und der vielen NA auf der Virusoberfläche ein Viruspartikel mehrfach mit FLBS-Konjugaten markiert werden. Theoretisch könnten rein sterisch bis zu sechs FLBS-Konjugate um ein Viruspartikel angeordnet werden. Die erzeugten markierten Viruspartikeln (Virus-FLBS-Konjugate) könnten dann über das virale Hämagglutinin an die Sialoglyco-Strukturen auf der Testlinie gebunden werden.
In den anschließenden Versuchen wurde bestätigt, dass das Prinzip der Detektion des Influenzavirus mit den FLBS-Konjugaten auf dem LFS funktioniert. Das markierte Influenzavirus mit FLBS-Konjugaten wurde über die 3′SL-Strukturen gebunden, die zuvor auf der Testlinie aufgebracht worden waren.

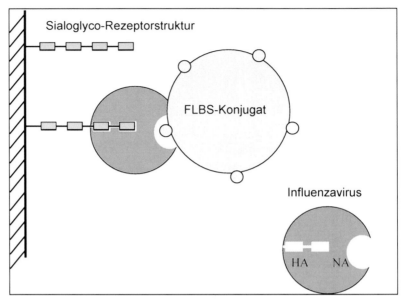

Abb. 9: Prinzip des Schnelltests nach Detektionskette a mit Bindung der Viruspartikeln über die Interaktion zwischen HA und Sialoglycanen und der Dekoration mit Fluoreszenz-Latex-Bead-Suizid-Substrat-Konjugat (FLBS-Konjugat) an NA.

Alternativ kann nach Detektionskette b die Dekoration gebundener Viruspartikeln (nach Bindung über NA-Suizidsubstrat) auch über die Reaktion zwischen HA und Sialoglycanen erfolgen. Hierfür müssen dann Fluorezenz-Latex-Bead-Rezeptor-Struktur-Konjugate (FLBRS-Konjugate) hergestellt werden. In Abb. 10 wird das Prinzip des Schnelltests nach Detektionskette b gezeigt.

Die Sialoglycane werden im neuen Schnelltest für die selektive Detektion verschiedener Influenzavirus-Herkünfte eingesetzt. Dabei ist die Auswahl der Detektionskette in diesem Zusammenhang sehr wichtig. Wenn z.B. simultan auf aviäre und humane Influenzaviren getestet und dabei spezifisch abgegrenzt werden soll (s. unter Punkt 7), können in einer favorisierten Variante verschiedene Sialoglycane mit unterschiedlichen fluoreszierenden Beads konjugiert werden (Detektionskette b).

Für diese Konstellation wurden nach eingehender Eignungsprüfung folgende fluoreszierende Beads ausgewählt: (Nile Red (535/575) und Yellow Green (505/515); Hersteller Invitrogen).

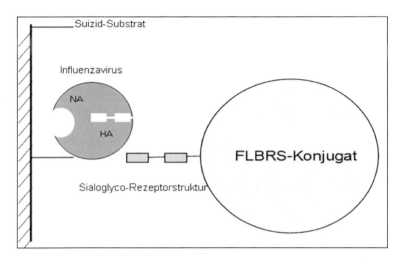

Abb. 10: Prinzip des Schnelltests nach Detektionskette b mit Bindung der Viruspartikeln über die Interaktion zwischen NA und Suizidsubstrat und der Dekoration mit Fluoreszenz-Latex-Bead-Rezeptor-Struktur-Konjugat (FLBRS-Konjugat) an HA.

Im weiteren Verlauf der Optimierung hatte sich herausgestellt, dass die Bindung oder Markierung der viralen NA über die Suizid-PAA-Konjugate beziehungsweise die FLBS-Konjugate nicht die gewünschte Sensitivität erreicht.

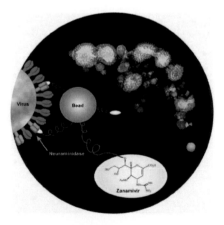

Abb. 11: Schematische Darstellung der Markierung des Virus mit Fluoreszenz-Latex-Bead Zanamivir-Konjugat (MCKIMM-BRESCHKIN, 2003).-

Das Suizid-Substrat wurde deshalb durch ein Zanamivir-Derivat (Abb. 11), einem hochaffinen Neuraminidase-Hemmer (VON ITZSTEIN et al., 1991), ersetzt. Die Synthese von 7-O modifiziertem Zanamivir wurde von Prof. ITZSTEIN und Mitarbeitern (Institut für Glycomics, Griffith University, Australien) durchgeführt (Abb. 12).

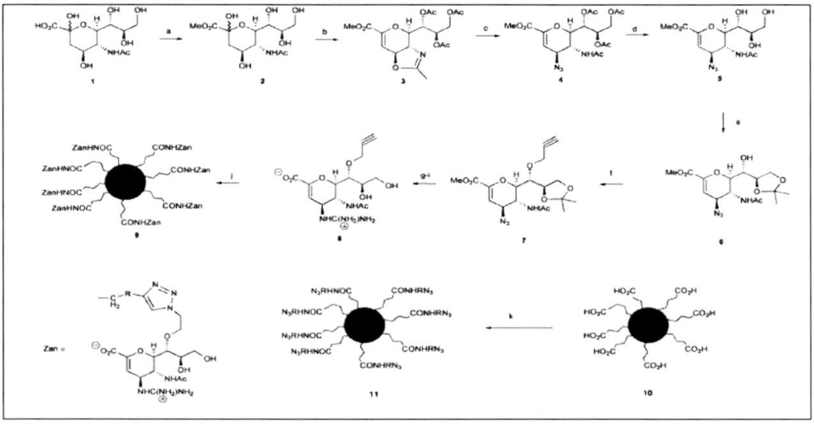

Abb. 12: Synthese von 7-O-modifizierten Zanamivir (1-8) und die direkte Bindung des Produkts an fluoreszierende, carboxylierte Latex-Beads (8-9). Syntheseschritt k zeigt die Verwendung unterschiedlicher Abstandshalter zur Bindung von Zanamivir an die carboxylierten Latex-Beads (10).

Bei den verwendeten Zanamivir-Beads wurde ein Abstandshalter mit einer Größe von 21 Atomen verwendet (Abb.13).

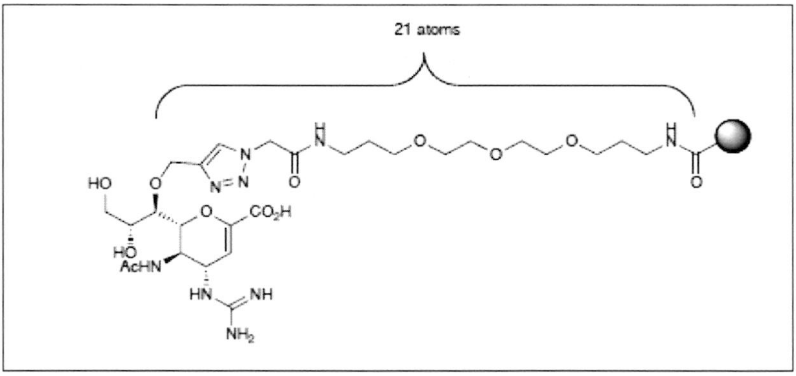

Abb.13: 7-O modifiziertes Zanamivirderivat gebunden an einem 0,2 µm fluoreszierenden Latexbead.

Laut einem Patent von REECE et al. (1998) und dem Paper von MCKIMM-BRESCHKIN (2003) sollte die Aktivität von Zanamivir mit steigender Länge des Abstandshalters zunehmen. Jedoch werden bei einer Länge des Abstandshalters zwischen 20 und 40 Atomen keine Veränderungen in der Aktivität von Zanamivir mehr beobachtet.

4 Sensitivität

Die Dissoziationskonstante_der synthetischen Sialoglyco-Fängerstrukturen (3`SL und 6`SL) zur viralen HA liegt im millimolaren Bereich (0,1 -1 mM, (HANDSON et al., 1992). Aufgrund der niedrigen Affinität der synthetischen Sialoglyco-Fängerstrukturen wurde zunächst untersucht, wie viele Viruspartikeln an einer 3'SL-Testlinie (2 mg/ml) gebunden werden.

Hierfür wurde ein reverse transcription (RT)- realtime (rt) PCR (polymerase chain reaction)-System übernommen, das am RKI für die Influenza Surveillance benutzt wird.

Der Schnelltest wurde mit unterschiedlichen Viruskonzentrationen mit je 5 µl FLBS-Konjugat durchgeführt. Anschließend wurde die Testlinie ausgeschnitten, das Virus herausgelöst und mit dem RT-rt-PCR-System untersucht. Zur Kontrolle der Methode wurde das Virus auch direkt auf die Testlinie dispensiert, die Testlinie ausgeschnitten, das Virus herausgelöst und ebenfalls mit dem RT-rt-PCR-System untersucht. Die Ergebnisse der Versuche sind in Tab. 1 dargestellt.
In Abb. 14 sind die Ct-Werte der Versuche in Abhängigkeit von der aufgetragenen Menge an Viruspartikeln dargestellt. Die Anzahl der Viruspartikeln wurde nach folgender Formel geschätzt: Viruspartikel pro ml= $10^{\wedge}7$*HA-Titer (DONALD UND ISAACS, 1957)
1 µl der H14N5-Virussuspension enthält somit circa 1 Millionen Viruspartikeln. Die Versuche zeigten, dass etwa 0,1 µl H14N5 mit einem HA-Titer von 1/512-1/1024 mit dem LFS nachgewiesen werden können (rote, waagrechte Linie in Abb. 14), wenn 3'SL-PAA als Testlinien-Material verwendet wird. Noch geringere Mengen an Virus (0,001 µl) können aus den Teststreifen mittels PCR nachgewiesen werden. Somit kann der Teststreifen als Containment für weitere Folgeuntersuchungen beziehungsweise zur Bestätigung des LFS Ergebnisses benutzt werden.
Die gelben Datenpunkte in Abb. 14 zeigen die Ct-Werte von Proben, bei welchen die Virussuspension direkt auf die Membran dispensiert wurde, um den Einfluss der Methodenvarianten zu bestimmen. Diese Datenpunkte zeigen eine Verschiebung zu höheren Ct-Werten gegenüber Proben mit der gleichen Anzahl an Viruspartikeln, bei denen eine RT-rt- PCR direkt aus der Virussuspension durchgeführt wurde. Die Verschiebung der Ct-Werte beträgt ca. 1 Ct-Wert.

Tab. 1: Ct-Werte der RT-rt-PCR in Abhängigkeit von der Virusmenge in Proben, die zum einen nicht aus dem Teststreifen (Virus wurde direkt isoliert) und zum anderen direkt aus dem Teststreifen oder aus dem Teststreifen ohne Benutzung des LFS isoliert wurden.

Virusmenge [µl]	Ct-Wert aus RT-rt-PCR Nicht aus Teststreifen (direkt aus Virus-suspension isoliert)	Ct-Wert aus RT-rt-PCR Aus Teststreifen (nach Migration im LFA)	Ct-Wert aus RT-rt-PCR Aus Teststreifen ohne Benutzung des LFAs (dispensiert)
10	20,2 ± 0,5	24,1 ± 0,8	Nicht bestimmt
1	23,5 ± 0,9	28,9 ± 0,6	24,7 ± 0,3
0,1	27,7 ± 0,4	31,4 ± 0,6	28,7 ± 0,8
0,01	32,0 ± 0,1	36,5 ± 1,0	Nicht bestimmt
0,001	35,1 ± 0,3	39,7 ± 0,5	Nicht bestimmt
0,0001	38,3 ± 0,8	Nicht bestimmt	Nicht bestimmt

Gründe für die Verschiebung der Ct-Werte könnten mit nicht vollständig herausgelöster Virus-RNA oder Hemmung der RT-rt- PCR erklärt werden. Dieser methodische Einfluss wurde bei der Berechnung der Virusmenge aus dem LFA mit einbezogen.

Somit werden im Durchschnitt ca. 13 % der Influenzaviren, welche im Testsystem eingesetzt werden, an der 3'-SL-Testlinie gebunden (Abb. 14). 87 % werden folglich nicht an der Testlinie gebunden und tragen somit nicht zum Signal bei.

In nachfolgender Abb. 15 wird die Virusbindung an der 3'SL-Testlinie in Abhängigkeit von der aufgetragenen Virusmenge gezeigt.

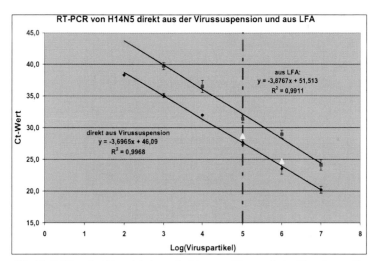

Abb. 14: Ct-Werte in Abhängigkeit von der Menge an Viruspartikeln. Blaue Datenreihe – direkt aus Virussuspension; pinke Datenreihe – aus LFS; gelbe Datenpunkte Virus – direkt auf LFA dispensiert (Einfluss der Methode), rote, senkrechte Linie – Nachweisgrenze des LFAs.

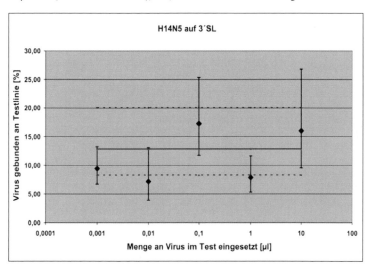

Abb. 15: Anteil der Viren (H14N5) gebunden an der 3'SL-Testlinie in Abhängigkeit von der eingesetzten Virusmenge. Die rote Linie stellt den Mittelwert und die rot-gestrichelten Linien die Standardabweichung dar.

Aufgrund der geringen Menge gebundener Viren auf der Testlinie wurde der Einfluss der FLBS-Konjugate untersucht. Hierfür wurden bei einer konstanten Virusmenge (1 µl H14N5) unterschiedliche Mengen an FLBS-Konjugaten im LFA eingesetzt (Tab. 2).

Tab. 2: Zusammenfassung der Ergebnisse für 1 µl H14N5 und für unterschiedliche Mengen an FLBS-Konjugaten im LFA.

FLBS-Konjugat-Menge [µl]	Ratio 3'SL	Ct-Wert RT-rt-PCR
10	3,3 ± 0,2	26,7 ± 0,5
1	2,7 ± 0,3	28,7 ± 0,5
0,1	1,5 ± 0,0	29,5 ± 0,1
0	1,0 ± 0,0 (keine Linie)	30,3 ± 0,5 (Einzelbestimmung)

Die Werte in Tab. 2 zeigen, dass mit steigenden Mengen an FLBS-Konjugaten weniger Virus an der Testlinie gebunden wird. Dies bedeutet, dass sich mit steigenden Mengen an FLBS-Konjugaten mehr Beads um das Virus anlagern und somit eine Bindung des Virus an die Sialoglyco-Rezeptorstrukturen auf der Testlinie erschwert wird. Das Virus wird somit von den FLBS-Konjugaten maskiert.

Im LFS ist jedoch deutlich zu sehen, dass mit steigenden Mengen an FLBS-Konjugaten das Verhältnis zwischen Testliniensignal und Hintergrund zunimmt. Es werden zwar weniger Viren auf der Testlinie gebunden, jedoch sind die Viren, welche an der Testlinie gebunden werden, im Durchschnitt mit mehr FLBS-Konjugaten markiert.

Unter der Annahme, dass eine Log-Stufe in der Viruskonzentration circa 3,5 Ct-Werten entspricht, beträgt der absolute Unterschied zwischen 10 µl FLBS-Konjugaten und der Variante ohne FLBS-Konjugaten circa 50 % an Viruspartikeln. Werden bei 10 µl FLBS-Konjugaten circa 100.000 Viruspartikel gebunden, so würden bei 0,1 µl FLBS-Konjugate circa 500.000 Viruspartikel gebunden.

Es wurde eine Vielzahl von unterschiedlichen Sialoglyco-Fängerstrukturen ausgetestet, um die Sensitivität und die Selektivität des LFS zu optimieren. Je höher die Affinität der zu untersuchenden Influenzaviren zu den Sialoglyco-Fängerstrukturen ist, desto sensitiver ist das Testsystem. Die Kreuzreaktivität mit anderen Viren sollte dabei so gering wie möglich sein.

Die Testungen der unterschiedlichen Sialoglyco-Fängerstrukturen haben gezeigt, dass sich 3'SL und 3'SLN am besten für die Detektion von aviären Influenzaviren und 6'SLN beziehungsweise 6'SLN-PEG-PAA am besten für die Detektion von humanen Influenzaviren eignen.

35 aviäre Influenzaviren (H1-H16) wurden in diese Versuchserie einbezogen. Influenza B Viren reagieren, abhängig von Mutationen in der HA, mit der 3'SLN-Rezeptorstruktur. Parainfluenzaviren (Typ I-III), Masern, Mumps und CMV zeigten Kreuzreaktivität mit der 3'SLN-Rezeptorstruktur.

Nach Umstellung der Detektionskette unter Verwendung der Zanamivir-Derivate konnte ein Zuwachs an Sensitivität konstatiert werden, der im Vergleich mit der RT-rt-PCR ein Limit von ct>28 aufwies. Bezüglich der Spezifität erbrachte diese entscheidende Modifikation eine totale Diskriminierung zwischen Ortho- und Paramyxoviren (Influenza vs. Newcastle Disease Virus).

Nachweis humaner Influenzaviren: Die seit 2007 zirkulierenden humanen Influenzaviren (H1N1, pH1N1, H3N2 und Influenza B) können mit der 6'SLN-Rezeptorstruktur detektiert werden. Eine geringe Anzahl an aviären Influenzaviren reagieren auch mit der 6'SLN-Rezeptorstruktur. Die getesteten Parainfluenzaviren (Typ I-III), Masern, Mumps und CMV zeigen keine Kreuzreaktivität.

5 Selektivität

Zwei unterschiedliche LFS mit multipler Spezifität sollten entwickelt werden. Das eine Testsystem sollte humane und aviäre Influenzaviren trennen beziehungsweise den Übergang von aviären Influenzaviren auf den Menschen nachweisen (Zoonose-Ereignis). Das andere Testsystem sollte zwischen hoch- (Highly Pathogenic Avian Influenza Virus, HPAIV) und niedrigpathogenen aviären Influenzaviren (Low Pathogenic Avian Influenza Virus, LPAIV) unterscheiden (LEISER et al., 2012).

5.1 Differenzierung von aviären und humanen Influenza-Virusisolaten

Um trotz der zuvor genannten Schwierigkeiten (Unterschiede in der Nachweissensitivität und der Kreuzreaktivität) zu Testspezifikationen zu gelangen, die die Differenzierung zwischen aviären und humanen Virusisolaten erlauben, musste ein Korrektiv in das Ergebnis eingebracht werden, das den offensichtlichen systematischen Fehler in der vergleichenden Messung mit 3'SL und 6'SL aufhebt. In Anlehnung an Lvov et al. (2012) haben wir für den LFS eine Normierung der Messwerte eingeführt, indem das in der Bindungszone fixierte Virus mit beiden Sialoglycanen (3'SLN und 6'SLN) simultan dekoriert wird. Die beiden Sialoglycane werden hierbei mit zwei unterschiedlichen Fluoreszenzbeads konjugiert und deren Emissionen durch entsprechende Filter getrennt vermessen werden (Detektionskette b). Alternativ hierzu kann auch mit Detektionskette a gearbeitet werden, indem die beiden Sialoglycane in der Bindungszone in zwei aufeinander folgenden Linien dispensiert werden und die in den beiden Linien gebundenen Viren mit FLBS-Konjugaten dekoriert werden. Beide Varianten weisen ihren eigenen systematischen Fehler auf. Im ersten Fall ist es praktisch unmöglich die Markierungen mit unterschiedlichen Fluoreszenzbeads mit nahezu gleicher Konjugatbelegung auszustatten. Im zweiten Fall wird durch die hohe Kreuzreaktivität zwischen aviären und humanen Virusherkünften mit den zwei Sialoglycanen immer in der ersten Bindungslinie deutlich mehr Virus fixiert wird unabhängig davon, um welche Virus-Sialoglycan-Kombination es sich dort handelt. In der Prüfung zeigte sich die erste Variante als deutlich besser mess- und reproduzierbar.

Eine Unterscheidung von humanen und aviären Influenzaviren auf einem Teststreifen kann realisiert werden, wenn zwei unterschiedliche Testlinien (3'SLN und 6'SLN –Rezeptorstruktur) auf einem Teststreifen aufgebracht werden. Die bessere Variante besteht aber in der Bindung des Virus an Zanamivir und seiner Dekoration simultan mit verschiedenen Konjugaten aus Fluoreszenz-Beads und Sialoglycanen (3'SLN und 6'SLN mit unterschiedlichen Fluoreszenz-Beads).

Eine Differenzierung zwischen humanen und aviären Influenzaviren ist durch einen Vergleich des Bindungsverhaltens mit den beiden Sialoglycanen möglich.

Die getesteten Parainfluenzaviren (Typ I-III), Masern, Mumps und CMV werden in diesem Testsystem als aviäre Influenzaviren erkannt. Nach Austausch des Suizidsubstrats durch den Zanamivirbinder wurde eine Kreuzreaktivität ausgeschlossen.

Humane H5N1-Viren können mit diesem Testsystem eindeutig von anderen humanen Influenzaviren (H1N1, pH1N1, H3N2 und Influenza B) unterschieden werden (Pandemischer Test).

Wir versuchten, die Messergebnisse zu normalisieren, indem wir Quotienten beider Markermessungen bildeten. Dadurch werden die systematischen Fehler aus der Kreuzreaktivität, der unterschiedlichen Sensitivität und auch der verschiedenen Quantenausbeuten der zwei Fluoreszenzmarker korrigiert.

Zunächst wurde versucht, die Ergebnisse von GAMBARYAN et al. (2006) zum selektiven Nachweis von H5-Isolaten mittels sulfatiertem 2'-3' Lactosamin zu wiederholen. Es wurde aber gezeigt, dass dieses 6-Su-3'SLN-PAA (uter den Bedingungen des LFS!) nicht zur Differenzierung zwischen HPAIV (Highly Pathogenic Avian Influenza Virus) und LPAIV (Low Pathogenic Avian Influenza Virus) geeignet ist. Aus diesem Grund wurde eine weitere Methode für die Differenzierung zwischen HPAIV und LPAIV ausgetestet.

Bei der Auswahl der Detektionskette wurde ähnlich wie bei der Differenzierung zwischen aviären und humanen Influenzaviren festgestellt, dass es vorteilhaft ist, die Viren über die NA in der Bindungszone zu fixieren und mit einem anderen Set von markierten FLBRS-Konjugaten den Pathogenitätstypen zu erkennen. Die zwei Sialylglycane in den FLBRS-Konjugaten sind 3'SLN (3'-sialyl-N-acetyllactosamine) und SiaLe^x(Neu5Acα2-3Galß1-4(Fucα1-3)GlcNAcß.

Tab. 3: Zusammenfassung der Ergebnisse der Testung zur Differenzierung zwischen humanen und aviären Influenzaviren.

Nr.	Virus	Subtyp	Durchschnitt Quotient (Ratio6'SLN / Ratio3'SLN)	Std.-Abw.	Teststreifen 1: Ratio 1 6'SLN	Ratio1 3'SLN	Teststreifen 2: Ratio 2 6'SLN	Ratio2 3'SLN
Aviäre Viren:								
2	A/Canada goose/ Germany	H5N1	1,66*	0,62	25,3	20,6	26,5	12,6
2	A/Canada goose/ Germany	H5N1	5,39*	1,3	12	2,7	13,6	2,2
3	A/eagle owl	H5N1	0,70*	0,11	30,5	49,6	42,8	55,2
3	A/eagle owl	H5N1	1,17*	0,1	8,9	8,1	7,8	6,3
18	A/mallard/ Germany	H3N2	0,32	0,09	5,5	21,3	15,4	40
18	A/mallard/ Germany	H3N2	0,58	0,08	3,7	7,1	4,3	6,7
24	A/mallard/ Germany	H10N7	0,47	0,05	19,8	39	11,4	26,4
24	A/mallard/ Germany	H10N7	0,61	0,08	1,9	3,5	2,5	3,8

*Hochpathogene Viren.

Tab. 3: Fortsetzung

Nr.	Virus	Subtyp	Durchschnitt Quotient (Ratio6'SLN / Ratio3'SLN)	Std.-Abw.	Teststreifen 1: Ratio1 6'SLN	Teststreifen 1: Ratio1 3'SLN	Teststreifen 2: Ratio2 6'SLN	Teststreifen 2: Ratio2 3'SLN
Humane Viren:								
32	A/Sachsen-Anhalt/74/11	pH1N1	1,08	0,15	7,9	8,2	9	7,6
32	abzentrifugiert	pH1N1	1,51	0,12	11,7	7,3	8,7	6,1
33	A/BWB/236/11	pH1N1	0,68	0,18	6,9	8,6	6,3	11,5
33	abzentrifugiert	pH1N1	0,74	0,19	1,8	2	1,6	2,7
33	A/BWB/236/11	pH1N1	3,31	1,33	3	1,3	5,3	1,2
33	abzentrifugiert	pH1N1	4,73	0,67	5,9	1,4	6,3	1,2
34	A/Berlin/34/12	H3N2	0,67	0	13,3	19,8	13,6	20,6
34	abzentrifugiert	H3N2	0,9	0	9,5	10,7	8,8	9,7
34	A/Berlin/34/12	H3N2	1,26	0	16,5	13,1	17,6	14
34	abzentrifugiert	H3N2	1,05	0,14	10,5	11	13,6	11,8
35	A/Berlin/92/12	H3N2	0,47	0	7,8	16,6	9,4	20,2
35	abzentrifugiert	H3N2	0,69	-	4,9	nicht messbar	4,6	6,7
35	A/Berlin/92/12	H3N2	1,16	0,04	12,7	11,3	13,9	11,8
35	abzentrifugiert	H3N2	1,2	0,15	14,1	12,8	17,8	13,6

Die hochpathogenen aviären Viren (mit * markiert in Tab. 3) können nicht als aviäre Viren erkannt werden (Ratio über 1).

5.2 Differenzierung von Influenza-Virusisolaten mit hoher und niedriger Pathogenität

Nach den gewonnenen Ergebnissen liegt ein HPAIV vor, wenn das Verhältnis von 3'SLN und SiaLex >1,5.
Ein LPAIV liegt vor, wenn das o.g. Verhältnis <1,2 ist. Dieses Entscheidungskriterium gilt jeweils nur, wenn die Werte Hintergrund-korrigiert sind und danach noch einen definierten Mindestsignalwert aufweisen.
Tab. 4 (für HPAIV) und 5 (für LPAIV) zeigen die Ergebnisse der untersuchten Viren.

Tab.4: Berechnete Werte (Verhältnisse) zur Differenzierung zwischen LPAIV und HPAIV für H5N1-Influenzaviren.

Virus	FLBSG-Konjugat-Kombination	Farbstoff-Kombination	Verhältnis (Ratio 3`SLN/ Ratio SiaLex)
H5N1-gull-5µl	E991/E996	YG/NR	1,83
H5N1-gull-5µl	E991/E996	YG/NR	1,95
H5N1-gull-5µl	E997/E992	NR/YG	0,48
H5N1-gull-5µl	E997/E992	NR/YG	0,49
H5N1-gull-5µl WDH	E991/E996	YG/NR	1,83
H5N1-gull-5µl WDH	E991/E996	YG/NR	1,58
H5N1-gull-5µl WDH	E997/E992	NR/YG	0,45
H5N1-gull-5µl WDH	E997/E992	NR/YG	0,53

Bei einem reziproken Austausch der Fluoreszenzbeads bei der Konjugation mit den Sialoglycanen verändern sich die ermittelten Verhältnisse, was darauf hinweist, dass die unterschiedlichen Bindungseigenschaften mit den konkreten Fluoreszenzbeads korreliert.

Tab. 5: Berechnete Werte zur Differenzierung zwischen HPAIV und LPAIV für H14N5-Influenzaviren.

Virus	FLBSG-Konjugat-Kombination	Farbstoff-Kombination	Verhältnis (Ratio 3`SLN/ Ratio SiaLex)
H14N5-10 µl	E991/E996	YG/NR	0,96
H14N5-10 µl	E991/E996	YG/NR	0,98
H14N5-10 µl	E997/E992	NR/YG	0,94
H14N5-10 µl	E997/E992	NR/YG	0,97
H14N5-10 µl WDH	E991/E996	YG/NR	0,89
H14N5-10 µl WDH	E991/E996	YG/NR	0,9
H14N5-10 µl WDH	E997/E992	NR/YG	1,11
H14N5-10 µl WDH	E997/E992	NR/YG	1,02

Im Unterschied zu den Werten mit den H5N1-Isolaten tritt bei dem LPAIV H14N5 ein anderes Verhältnis der Bindung mit den beiden Sialoglycanen auf. Es handelt sich also tatsächlich um ein deutlich unterschiedliches und reproduzierbares Bindungsverhalten zwischen H5N1 und H14N5.

Damit konnte die Diskriminierung zwischen HPAIV und LPAIV durch den Einsatz zweier FLBRS-Konjugate für die verwendeten Influenzaviren durchgeführt werden.

Die Ergebnisse sind im Intra-Assay-Vergleich gut reproduzierbar. Was die Eingruppierung der einzelnen Virusisolate anbetrifft sind auch im Inter-Assay-Vergleich gut reproduzierbar. Bei der Herstellung der Sialoglycan-Bead-Konjugate schwanken häufig noch die Messwerte von Batch zu Batch. Das wirkt sich vor allem auf die Definition des Entscheidungskriteriums aus. Zurzeit muss deshalb an Hand eines Panels von Marker-Isolaten das Kriterium für den neuen Satz von Reagenzien neu bestimmt werden.

Bei der Testung eines größeren Panels von Virusisolaten mit bekannter Pathogenitäts-Einordnung treten sowohl bei den HPAIV als auch LPAIV Ausreißer in die jeweils andere Gruppe auf (s. Tab. 5).

Tab. 6: Berechnete Werte (Verhältnisse) zur Differenzierung zwischen HPAIV und LPAIV für ein größeres Panel von Influenzavirus-Isolaten. In der Spalte mit der Nummerierung der Isolate sind die dort rot-orange markierten Zeilen HPAIV, türkis-blau – LPAIV und grün – humane Isolate.

Nr.	Virus	Subtyp	Durchschnitt	Teststreifen 1:		Teststreifen 2:	
			Verhältnis (Ratio3'SLN/ RatioSiaLe^x)	Ratio1 3`SLN	Ratio1 SiaLe^X	Ratio2 3`SLN	Ratio2 SiaLe^x
1*	A/duck/Vietnam	H5N1	0,82	22,2	26,4	20,8	26
2	A/Canada goose/Germany	H5N1	2,83	25,3	10,7	20,8	6,3
3	A/eagle owl	H5N1	1,31	24,9	20,7	31	22
4*	A/gull/Germany	H5N1	2	21,6	10,2	32	16,9
5	A/chicken/ Pennsylvania	H5N2	0,88	27,8	33,3	29	31,3
6	A/chicken/Italy	H7N1	1,21	20,3	18	9,9	7,6
13	A/duck/South Africa	H5N3	1,19^	20,9	18,3	17,1	13,9
15	A/chicken/Germany	H7N7	0,59	16,9	25,8	13,5	25,8
16	A/chicken/Italy	H5N2	0,35	8,3	21,5	6,2	19,9
7	A/turkey/Ireland	H7N7	0,26	4,6	17,7	3,4	12,9
8	A/tern/Potsdam	H7N7	0,4	21,5	59,7	22,6	51
9	A/duck/Potsdam	H7N7	0,59	17,9	30,2	16,5	28,6
10*	A/mallard/Germany	H7N1	0,62	28,7	37	29,7	64,7
11	A/turkey/Ontario	H5N1	0,4	16,2	34	14,6	44,8

12	A/chicken/ Pennsylvania	H5N2	0,53	37,8	79	35,5	61,2
14	A/duck/Germany	H5N3	0,93	44,8	40	25,2	34,3
17	A/mallard/Germany	H2N3	0,3	4,7	14,8	4,9	17,7
18	A/mallard/Germany	H3N2	0,4	6,5	21,2	9,3	18,8
19	A/mallard/Germany	H4N6	0,47	20,3	42,3	20	42,9
20	A/duck/Potsdam	H5N6	0,98^	2,3	2,5	3	2,8
21	A/turkey/Germany	H6N2	0,26^	2,8	8,1	2,5	14
22	A/turkey/Ontario	H8N4	1,03^	16,3	17,2	8,9	8
23	A/turkey/Germany	H9N2	0,41^	15,6	38,3	16,7	40,7
24	A/mallard/Germany	H10N7	0,43^	11,3	23,2	8,7	23,4
25	A/quail/Italy	H10N8	0,25	7,2	33,5	6,8	24
26	A/duck/England	H11N6	0,59	25,5	53,3	29,5	42,6
27	A/duck/Alberta	H12N5	0,51	32,9	69	39,7	73,3
28	A/gull/Maryland	H13N6	0,38	6,4	16,1	6,2	17,1
29*	A/mallard/Gurev	H14N5	0,5	34,4	64	31,1	66
30	A/shearwater/West Australia	H15N9	0,61	11,2	18,5	9,1	14,7
31	A/herring gull/Germany	H16N2	0,56	4,6	7,8	4	7,4
32	A/Sachsen-Anhalt/74/11	pH1N1	0,37	3	9,1	2,8	6,7
33	A/BWB/236/11	pH1N1	0,57	4,1	5,6	2,5	6,2
34	A/Berlin/34/12	H3N2	1,07	15,7	18,2	10,9	8,5
35	A/Berlin/92/12	H3N2	0,54	6,8	13,4	8	14,1

Bei dieser Versuchsserie wurden rot fluoreszierende Beads mit 3'SLN und grün fluoreszierende Beads mit SiaLex für die Markierung der Influenzaviren gebunden. Die Influenzaviren wurden über Suizid-Substrat-PAA an die Testlinie gebunden.

Auf dem LFS konnten die getesteten Influenzaviren mit Ausnahme einiger Ausreißer nach HPAIV und LPAIV differenziert werden. Es konnte ein Trend beobachtet werden, jedoch konnten einige Influenzaviren nicht richtig zugeordnet werden. Eine Verbesserung der Interpretation konnte durch Quotienten-Normalisierung erreicht werden. Die getesteten Parainfluenzaviren (Typ I-III), Masern, Mumps und CMV zeigten keine Kreuzreaktivität, da sie nicht an SiaLex binden.

Influenza B verhält sich nach diesen Kriterien wie ein LPAIV.

6 Entwicklung/Adaptation eines Fluoreszenzeaders zum Auslesen und Verrechnen des LFS

Alle hier vorgestellten Daten zur quantitativen Vermessung und Berechnung der Teststreifen wurden unter Laborbedingungen am Fluoreszenzmikroskop erhalten. Dies wird in der Abb. 16 demonstriert.

A   B

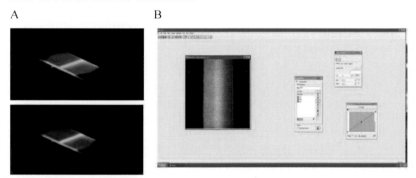

Abb. 16: Demonstration der Betrachtung, Vermessung und Verrechnung der Teststreifen unter Laborbedingungen am Fluoreszenzmikroskop

Unter A wird die Betrachtung von Teststreifen unter zwei verschiedenen Spektralbedingungen durch unterschiedliche Filtersysteme des Fluoreszenzmikroskops gezeigt. Unter B wird die Übertragung des Bildes an den angeschlossenen Computer gezeigt. Man erkennt links die Testlinie (jetzt in Grauwerten) und die Berechnung der Grauwerte der Testlinie und des Hintergrundes.

Natürlich ist die Auswertung der Teststreifen unter Laborbedingungen ungeeignet für einen Point-of-Care Test. Die Auswahl des Fluoreszenzmikroskops war aber die beste Lösung als Entwicklungsstandard.

Für die künftige Praxiseinführung wird ein Fluoreszenzreader benötigt, der leicht und günstig ist, in der Hand gehalten werden kann, möglichst unabhängig von Stromzufuhr ist, das Auslesen in zwei verschiedenen Kanälen beherrscht und die Daten automatisch verrechnen und über Mobil- oder Satellitentelefon verschicken kann.

Wir haben mehrere Angebote geprüft und haben uns für den optTrilyzer Fluo der Firma Optricon, Berlin entschieden. Ausschlaggebend war, dass es sich um ein offenes System handelt, damit es an die Spektraleigenschaften unseres Assays adaptiert, auf ein Zweikanal-Reader umgebaut werden kann und dass es über eine sehr moderne Software verfügt. Die nachfolgende Abb. 17 stellt das Gerät vor:

A   B   C

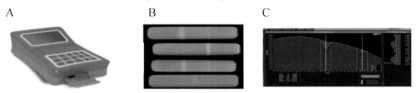

Abb.17: Der optTrilyzer Fluo der Firma Optricon, Berlin

Unter A wird der mobile Fluoreszenzreader gezeigt. Es handelt sich um ein autarkes Gerät, das an einen Labtop angeschlossen, über Mobilfunk mit einer Zentrale verbunden werden, Daten versenden oder direkt vor Ort verrechnen und die Ergebnisse weiterleiten kann. Unter B sind die Teststreifen, die für die Ersterprobung ausgewählt worden waren und unter C die automatische Berechnung und Auswertung von dem drittobersten Teststreifen. Die zwei roten Kurvenverläufe kennzeichnen die Kontrolllinie (links) und die Testlinie. Die Software hat diese sehr schwache Linie als eindeutig positiv erkannt. Die zuvor am Fluoreszenzmikroskop durchgeführte Analyse desselben Streifens hat das Ergebnis als unklar erkannt.

Damit verspricht die Verwendung dieses Readers eine Verbesserung der Sensitivität.

7 Diskussion

Das Prinzip des neuen Schnelltests hat sich als machbar erwiesen. Der Nachweis von Influenzaviren humaner, porciner (hier nicht gezeigt) oder aviärer Herkunft mit dem neuen innovativen Schnelltest gelingt.

Der Nachweis von Influenzaviren wird mit einer Sensitivität erbracht, wie es die besten Schnelltests am Markt vermögen (SOFIA Influenza A+B von QUIDEL und Veritor von Becton Dickinson). Nach wie vor sind diese Daten aber im Vergleich zur PCR unbefriedigend (Sensitivität entspricht bestenfalls Ct-Werten bei der PCR von 28). Nur ca. 50% der betroffenen Patienten werden mit einem Ct-Wert von 28 und darunter als positiv erkannt, die anderen 50% werden bisher nur durch RT-rt-PCR mit Ct-Werten zwischen 29 und 35 erkannt. Die weitere Verbesserung des neuen Schnelltests muss sich deshalb dahin bewegen, die Sensitivität um ca. 2-3 Größenordnungen zu erhöhen. Das eigentliche technologische Problem sehen wir darin, dass die Michaelis-Menten Konstante der Interaktion zwischen HA und den Sialoglycanen zu niedrig ist, um das Bindungsverhalten auf dem LFS zu verbessern. Tatsächlich müssen wir einen Virusverlust bei der Bindung am LFS von ca. 50 – 80% konstatieren. Wir werden nach Lösungen suchen, die über kooperative Bindungen zu besseren Bindungskonstanten führt. Zusätzlich müssen wir aber auch über neue Lösungen zu einer Signalamplifikation nachdenken.

Der Nachweis eines Wechsels der Wirtszell-Rezeptorspezifität deutet häufig auf eine Gefährdung hin, sei es ein Übergang zu einem neuen Wirtskreis oder auf veränderte Pathogenität/Virulenz. Die Unterscheidung zwischen HPAIV und LPAIV bezieht sich zunächst auf den typischen Krankheitsverlauf bei der Vogelgrippe, insbesondere bei Hühnern.

Der Begriff der hochpathogenen Vogelgrippeviren (HPAIV) ist vor allem im Zusammenhang mit H5 und H7 Subtypen bekannt geworden. Diese Subtypen weisen eine sogenannte polybasische Spaltstelle (polybasic cleravage site, PCS) im viralen HA auf, die durch Subtilisin-ähnliche Wirtsproteasen, die in vielen Organen aktiv sind, geschnitten werden kann (BOSCH et al. (1981). Dies führt zu einer systemischen Ausbreitung und zu hochgradigen pathologischen häufig hämorrhagischen Symptomen und schließlich zum Tod. Die Prozesse und Mechanismen, die zu schwerem und fatalem Verlauf führen, sind multikausal.

Das Identifikationsmerkmal, der Quotient aus der Messung von 3'SLN und SiaLex, wurde in unserem Vorhaben empirisch gefunden. Wir gehen nicht davon aus, dass die experimentellen Korrelationen etwas mit der PCS zu tun haben. Diese PCS hat ihrerseits wenig mit der Rezeptor-Bindungsstelle (receptor binding site, RBS) zu tun, die bei den Bindungsversuchen zwischen HA und 3'SLN/SiaLex geprüft werden. Bisher können wir die klare Korrelation zwischen dem Quotienten 3'SLN/SiaLex und der Pathogenität nicht erklären.

Die Virulenz von Influenza A im Menschen wird stark beeinflusst durch die Virus-Wirtszell -Spezifität. Variationen der Aminosäuresequenz innerhalb der RBS des HA von an den Menschen adaptierten Influenzaviren bestimmen nicht nur die Wirtsrezeptor-Spezifität, sondern indirekt auch die Pathogenität und Übertragbarkeit des Virus und die reproduktive Fitness auf dem Populationsniveau (AETAL 2012). Die Wirt-Rezeptor Spezifität bestimmt nicht nur den Wirts- sondern auch den Gewebetropismus eines bestimmten Virus (IMAI, KAWAOKE (2012). Eine effiziente Replikation, die auf den oberen respiratorischen Trakt (ORT) beschränkt ist, limitiert die Virusausbreitung und verhindert pathologische Schäden an empfindlichen Geweben. Die Zellen im ORT weisen vorzugsweise 2-6 (6'SLN) verlinkte Sialoglycan Rezeptoren auf und sind somit hauptsächlich anfänglich auf Viren mit dieser RBS. Im Gegensatz dazu weisen Zellen im unteren respiratorischen Trakt (URT) auch die 2-3 (3'SLN) verlinkten

Sialoglycan Rezeptoren auf. Die Replikation von Viren mit dieser RBS-Spezifität in diesen Zellen, insbesondere in Pneumozyten und alveolare Makrophagen, können exzessive Gewebeschäden verursachen. Gleichzeitig wird aber die Virusexkretion und damit Ausbreitung verringert (KUIKEN et al. 2012). Dies wurde nicht zuletzt untermauert durch die D222G-Mutation in der RBS des pandemischen H1N1 2009: Die G222-Variante wechselte von der 6' zur 3' RBS Spezifität, was zu einer Selektivität zugunsten des URT und zu signifikant schweren klinischen Symptomen führte (BELSER et al. 2012; LVOV et al., 2012). Somit stehen noch bei uns Testungen aus, ob und wie unser Testparameter (Quotient 3'SLN/SiaLex) mit unterschiedlichen G222 Stämmen reagiert.

Die Aufnahme erster Hinweise über eventuelle ungewöhnliche Verschiebungen im Influenza-Tropismus und Pathogenität kann ausschlaggebend für die Einschätzung epidemiologischer Gefahren für Mensch und Tier werden. Wenn dies möglich werde unmittelbar beim ersten Patientenkontakt, z. B. mit Hilfe eines Schnelltests derartige Daten abzugreifen, brächte dies einen Vorsprung für Quarantänemaßnahmen und frühestmögliche Behandlung mit antiviralen Therapeutika.

Literatur

ANONYM (UN) (2006): UN System Influenza Coordinator: Responses to avian and human influenza threats, July-December 2006. Part I. Progress, analysis and recomendations.
http://www.undg.org/archive_docs/9045part_1_progress_analysis_and_recommendations .pdf P. 267
AETAL, R.L. (2012). Linking influenza virus tissue tropism to population-level reproductive fitness. PLoS One. 7: e43115.
BELSER, J.A . (2012). Effect of D222G mutation in the hemagglutinin protein on receptor binding, pathogenesis and transmissibility of the 2009 pandemic H1N1 influenza virus. PLoS One. 6: e25091
BOSCH, F.X. (1981). Proteolytic cleavage of influenza virus HA determines pathogenicity of Avian influenza viruses. Virology.113: 725-35.
BOVIN, N.V., LYUBAVINA, I., LEISER, R.-M., (2007) Detection method for Influenza viruses". PCT/EP2007/054835
DONALD, H. B., ISAACS, A. (1954). Counts of influenza virus particles. J. Gen. Microbiol. 10 (3): 457–64.
GAMBARYAN, A., TUZIKOV, A., PAZYNINA, G., BOVIN, N., BALISH, A., KLIMOV, A. (2006). Evolution of the receptor binding phenotype of influenza A (H5) viruses. Virology. 344
HANDSON, J. E., SAUTER, N.K., SKEHEL, J. J. AND WILEY, D. C.,(1992). Proton Nuclear Magnetic Resonance Studies of the Binding of Sialosides to Intact Influenza Virus, Virology, 189, 525-533

HASELHORST, T., GARCIA, J-M., ISLAM, T., LAI, J. C.C., ROSE, J., NICHOLLS, J.M., PERIS, J.S.M., VON ITZTEIN, M., (2008). Avian influenza H5-containing virus-like particles (VLPs): Host cell receptor specificity by STD NMR spectroscopy. Angew. Chem. Int. Ed., 47, 1910-1912.

IMAI, M., KAWAOKE, Y. (2012). The role of receptor binding specificity in interspecies transmission of influenza viruses. Curr Opin Virol.; 2: 160-7

ITO, T., SUZUKI, J., TAKADA, A., KAWAMOTO, A., OTSUKI, K., MASUDA, H., YAMADA, M., SUZUKI, T., KIDA, H. AND KAWAOKA, Y. (1997). Differences in Sialic Acid-Galactose Linkages in the Chicken Egg Amnion and Allantois Influence Human Influenza Virus Receptor Specificity and Variant Selection, Journal of Virology, 3357–3362

KUIKEN, T., RITEAU, B., FOUCHIER, R.A., RIMMELZWAAN, G.F. (2012). Pathogenesis of influenza virus infections: the good, the bad and the ugly. Curr Opin Virol. 276-86.

LEISER, R.-M., KLÜHR, M., LUGMAYR, V., HEIDER, A., KORCHAGINA, E., BOVIN, N., SCHWEIGER, B., BREM, G. (2012). Method for detection and distinction of different influenza virus variants. EP 12 180 070.0, 2012.

LU, C.-P., REN, C.-T., LAI, Y.-N., WU, S.-H., WANG, W.-M., CHEN, J.-Y. AND LO, L.-C. (2005). Design of a Mechanism Based Probe for Neuraminidase To Capture Influenza Viruses, Angew. Chem., 117, 7048 –7052

LU, P.S. (2006). Early Diagnosis of Avian Influenza, Science 21, 337

LVOV, D. K., SHCHELKOV, M YU., BOVIN, N. V., MALYSHEV, N. A., CHUCHALIN, A. G., KOLOBUKHINA, L. V, PRILIPOV, A. G., BOGDANOVA, V S., ALKHOVSKY, S. V., SAMOKHVALOV, E. I., FEDYAKINA, I. T., BURTSEVA, E. I., DERYABIN, P. G., ZHURAVLEVA, M. M., SHEVCHENKO, E. S., LAVRISHCHEVA, V. V., LVOV, D. N., PROSHINA, E. S., STARIKOV, N. S., MOROZOVA, T. N., BAZAROVA, M. V., GRIGORYEVA, T. A., KIRILLOV, I. M., SHIDLOVSKAYA, E. V., KELLI, E. I., MALIKOV, V. E., YASHKULOV, K. B., ANANYEV, V., YU., BARANOV, N. I., GORELIKOV, YU. N., TSOL, O. V., GARBUZ, YU. A., REZNIK, V. YA, IVANOV, L. I., FEDELESH, I. YU, PONOMARENKO, R. A., SAKHAROVA, E. A, LEVEDEV, B. B., MASLOV, A. I. (2012). Correlation between the receptor specificity of pandemic influenza A (H1N1)pdm09 virus strains isolated in 2009-2011 and the structure of the receptor-binding site and the probability of fatal primery viral pneumonia. Voprosy Virusologii / Problems of Virology Moscow, RU, 57, 14 – 20

MATROSOVICH, M.N., et al (1997). Avian influenza A viruses differ from human viruses by recognition of sialyloligosaccharides and gangliosides and by a higher conservation of the HA receptor-binding site. Virology, 233(1):224-234.

MCKIMM-BRESCHKIN, J. L., COLMAN, P. M., JIN, B., KRIPPNER, G. Y., MCDONALD, M., REECE, P. A., TUCKER, S. P., WADDINGTON, L., WATSON, K. G., AND WU, W.-Y., (2003). Tethered Neuraminidase Inhibitors That Bind an Influenza Virus: A First Step Towards a Diagnostic Method for Influenza, Angew. Chem., 42, 3117

REECE, P. A., WATSON, K. G., WU, W.-Y., JIN B., AND KRIPPNER, G. Y.. (1998). Preparation of poly(neuraminic acids) as influenza virus neuraminidase inhibitors. PCT patent application no. WO 98/21243. Chem. Abstr. 129:28172.

ROGERS, G.N., PAULSON, J.C. (1983). Receptor determinants of human and animal influenza virus isolates: differences in receptor specificity of the H3 hemagglutinin based on species of origin. Virology, 127, 361-373,

SCHWEIGER, B, (2006). Influenza rapid tests – advantages and limitations. J Lab Med 2006; 30: 219–25

TUZIKOV, A. B., GAMBARYAN, A. S., JUNEJA, L. R. AND BOVIN, N. V., (2000). Conversion of complex sialooligosaccharides into polymeric conjugates and their anti-Influenza virus inhibitory potency, J. Carbohydr. Chem., 19, 1191-1200

VON ITZSTEIN, L.M., WU, W.-Y., PHAN, T.V., DANILEC, B., JIN, B., COLMAN, P.M., VARGHESE, J.N. (1991). Derivatives and analogues of 2-deoxy-2,3-didehydro-N-acetyl neuraminic acid and their use as antiviral agents. PCT/AU91/00161; WO91/16320

1 Das Vorhaben wurde durch das Bundesministerium für Bildung und Forchung der BRD im Rahmen des Innovationswettbewerbs Medizintechnik unter 13EZ0916 gefördert.

Dr. Robert-Matthias Leiser, (1); Dr. Marco Klühr, (1); Veronika Lugmaier, (1); Alla Heider, (2); Dr. Brunhilde Schweiger, (2); Nicolai Bovin, (3), Elena Kortshagina, (3); Prof. Dr. Gottfried Brem, (4)
1 - Agrobiogen GmbH Hilgertshausen,
  Larezhausen 2
  86567 Hilgertshausen-Tandern
  matthias.leiser@agrobiogen.de
2 – Robert-Koch-Institut Berlin,
3 – Institut für Bioorganische Chemie Moskau,
4 – Veterinärmedizinische Universität Wien,

Resistenzen bei Influenzaviren

Susanne C. DUWE und Brunhilde SCHWEIGER (Berlin)

Mit 4 Abbildungen

Zusammenfassung

Zur Behandlung und Prophylaxe der Influenzainfektion stehen in Europa derzeit Wirkstoffe aus zwei Substanzklassen zur Verfügung: Amantadin und Rimantadin aus der Gruppe der Adamantane und die Neuraminidasehemmer Zanamivir und Oseltamivir. Resistenzen gegen diese Wirkstoffe entstehen durch subtyp- und inhibitorspezifische Punktmutationen in den therapeutischen Zielproteinen M2-Ionenkanal und Neuraminidase.

Umfangreiche Analysen zeigen, dass seit der Saison 2004/2005 verstärkt Adamantan-resistente Viren vom Subtyp A(H3N2) zirkulieren und sich die Prävalenz dieser Viren in der darauf folgenden Saison 2005/2006 sogar in Ländern, in denen Adamantane kaum zum therapeutischen Einsatz kommen (z.B. Deutschland), verstärkte. Auch die seit April 2009 zirkulierenden A(H1N1)pdm09 und die in der aktuellen Saison 2011/2012 dominierenden A(H3N2)-Viren zeigen sich gegenüber Adamantanen unempfindlich.

Im Winter 2007/2008 wurde eine verstärkte Prävalenz Oseltamivir-resistenter A(H1N1)-Viren beobachtet. Diese resistenten Viren verbreiteten sich rasch, so dass in der Saison 2008/2009 fast alle A(H1N1)-Viren eine verminderte Empfindlichkeit gegenüber Oseltamivir aufwiesen. Die seit April 2009 zirkulierenden pandemischen A(H1N1)pdm09-Viren tragen eine Neuraminidase aviär-porcinen Ursprungs, die sich durch Empfindlichkeit gegen Neuraminidasehemmer auszeichnet. Auch die in der Saison 2011/2012 zirkulierenden Influenzaviren A(H3N2) und Influenza B-Viren zeigen sich empfindlich gegenüber Neuraminidasehemmern.

Das Auftreten und die schnelle Verbreitung resistenter Influenzaviren unterstreicht die dringende Notwendigkeit, neue Wirkstoffe zu entwickeln. Solche Medikamente könnten eine Mono- oder Kombinationstherapie von Influenzainfektionen durch Inhibition viraler oder auch wirtsspezifischer Targetproteine ermöglichen.

Abstract

The adamantane derivates rimantadine and amantadine and the neuraminidase inhibitors zanamivir and oseltamivir are the only compounds currently approved in Europe for therapy and prophylaxis of influenza infections. Resistance to these drugs occurs due to mutations within the therapeutic target proteins M2 ion channel protein and viral neuraminidase, respectively. Comprehensive analyses of circulating viruses showed a high prevalence of A(H3N2) influenza viruses since 2004/2005 that are resistant to adamantane derivates and a progressive trend in following seasons. The A(H1N1)pdm09 viruses circulating since April 2009 and the A(H3N2) viruses dominating the current season 2011/2012 are resistant to adamantane derivates also.

An unexpected occurrence of oseltamivir resistant A(H1N1) viruses was detected in winter 2007/2008. The prevalence of these viruses increased rapidly and nearby all viruses circulating during the following seasons were resistant to oseltamivir. Fortunately, resistance to neuraminidase inhibitors was detected in A(H1N1)pdm09, A(H3N2) and influenza B viruses sporadically and was treatment related mostly.

The occurrence and spread of antiviral resistant influenza viruses highlights the importance for developing new compounds. Such antivirals could enable inhibition of viral or host target proteins either as mono or combination therapy.

Einleitung

Zur Therapie und Prophylaxe von Influenzainfektionen stehen derzeit nur Medikamente aus zwei Wirkstoffklassen zur Verfügung. Die M2-Ionenkanalinhibitoren Amantadin und Rimantadin gehören zur Gruppe der Adamantane und blockieren die Freisetzung viraler RNA in das Cytoplasma der Wirtszelle. Dieser Effekt wird bei therapeutischer Dosierung des Wirkstoffes nur bei Influenza A- jedoch nicht bei Influenza B-Viren erzielt. Die Neuraminidaseinhibitoren hemmen selektiv die Neuraminidase von Influenza A- und B-Viren, wodurch die Freisetzung neuer Viren aus infizierten Zellen verhindert wird. Die Wirkstoffe Oseltamivir und Zanamivir wurden 2002 von der Europäischen Arzneimittelagentur EMA zur Behandlung von Influenzainfektionen zugelassen. Die seit 2010 in Japan zugelassenen Medikamente Peramivir und Laninamivir befinden sich derzeit in den USA in der klinischen Studienphase 3.

Methoden zur Resistenzbestimmung

Resistenzen gegen antivirale Wirkstoffe entstehen durch subtyp- und inhibitorspezifische Punktmutationen in den Genen der therapeutischen Zielproteine Neuraminidase und M2-Ionenkanal. Diese Mutationen können durch sequenzbasierte Techniken (klassische Sequenzierung Abb. 1, Pyrosequenzierung Abb. 2) oder aber durch den Einsatz von z.B Schmelzpunktanalysen von spezifischen PCR-Amplifikaten nachgewiesen werden (DUWE&SCHWEIGER (2008), DUWE et al. (2011), REDLBERGER-FRITZ et al. (2011)).

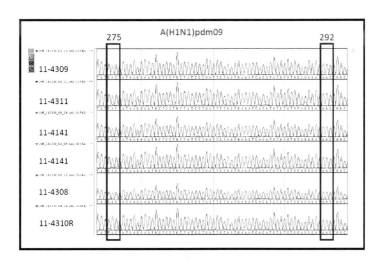

Abb. 1: Genotypische Resistenzanalyse mit Hilfe der klassischen Sequenzierung am Beispiel von ausgewählten A(H1N1)pdm09-Isolaten. Hervorgehoben sind die mit Resistenz assoziierten Aminosäureposition 275 und 292 der A(H1N1)pdm09-Neuraminidase. Isolat 11-4310 zeigt die durch Oseltamivir-Resistenz gekennzeichnete Substitution H275Y (Austausch des Histidins an Position 275 durch Tyrosin, Nukleotidsequenz: CAC-TAC).

Die in vitro Empfindlichkeit der Viren gegenüber antiviralen Medikamenten (phänotypische Resistenzbestimmung) kann durch luminometrische oder fluorometrische Neuraminidase-Inhibitions-Assays oder Plaque-Reduktions-Tests ermittelt werden. Diese Methoden ermöglichen die Ermittlung der 50% inhibitorischen Konzentration, das heißt diejenige Wirkstoffkonzentration, bei der 50% der Neuraminidaseaktivität der Influenzaviren gehemmt ist. Eine einzige Mutation (z.B H275Y) kann zu einem mehr als 800fachen Anstieg der IC_{50} führen.

Ergebnisse

Die Untersuchung einer repräsentativen Anzahl der zwischen Oktober 1998 und März 2012 in Deutschland zirkulierenden Influenzaviren A- und B-Viren, ergab eine mit anderen Ländern vergleichbare Resistenzsituation. Die vom Nationalen Referenzzentrum für Influenza (Robert Koch-Institut) erhobenen Daten werden dem European Centre for Disease Prevention and Control (ECDC) und der World Health Organization (WHO) berichtet und fließen in die internationale Überwachung der Resistenzsituation bei Influenzaviren ein.

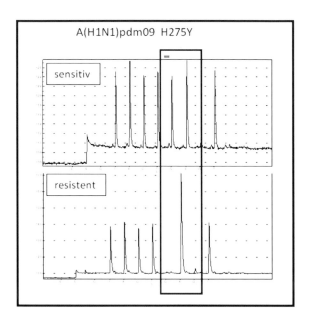

Abb. 2: Genotypische Resistenzanalyse mit Hilfe der Pyrosequenzierungstechnik am Beispiel eines sensitiven und eines gegenüber Oseltamivir resistenten A(H1N1)pdm09 Virusisolates. Hervorgehoben ist der Austausch H275Y der Neuraminidase, der zu einer starken Resistenz gegenüber Oseltamivir führt.

Resistenzen gegen Adamantane

In der Influenzasaison 2004/2005 zeigte sich in Asien, Europa, Australien und den USA eine starke Verbreitung von Influenzaviren des Subtyps A(H3N2), die gegen Adamantane resistent waren. In der nachfolgenden Saison 2005/2006 stieg die Prävalenz dieser Viren auf nahezu 100% an (HAYDEN (2009). Aufgrund der starken Verbreitung resistenter A(H3N2)-Viren und ersten Berichten über den Nachweis resistenter saisonaler A(H1N1)-Viren empfahlen im Jahr 2006 die Centers for Disease Control and Prevention (CDC) Adamantane nicht mehr zur Prophylaxe und Therapie von Influenzainfektionen einzusetzen.

Obwohl Influenzainfektionen in Deutschland nicht oder nur kaum mit Adamantanen behandelt werden, zeigte sich auch hier in umfangreichen Studien ein erstes Auftreten Adamantan-resistenter A(H3N2)-Viren in der Saison 2004/2005 sowie eine starke Verbreitung dieser Viren in den nachfolgenden Saisons (Abb. 3). Die Resistenz war auf eine einzige Substitution an Position 31 des M2-Ionenkanals (S31N) zurückzuführen.

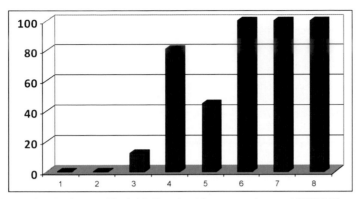

Abb.3: Prävalenz der in Deutschland zirkulierenden Adamantan-resistenten A(H3N2)-Viren.

Die seit April 2009 zirkulierenden pandemischen A(H1N1)pdm09-Viren tragen aufgrund von Reassortmentereignissen das M2-Ionenkanalprotein aus der Europäischen A(H1N1)-Schweineinfluenzalinie. Viren, die dieser Linie zugehörig sind, tragen eine Resistenz gegen Adamantane (SCHMIDTKE et al. (2006)).

Resistenzen gegen Neuraminidaseinhibitoren

Resistenzen gegen die Neuraminidasehemmer Oseltamivir und Zanamivir traten seit deren Zulassung nur sporadisch und überwiegend in klinischen Studien bei immunsupprimierten Patienten auf. Besonders häufig wurde eine verminderte Empfindlichkeit gegen Oseltamivir beobachtet, die durch den Austausch von Histidin gegen Tyrosin an Position 275 (H275Y) der Neuraminidase von A(H1N1)-Viren verursacht wird. Bis November 2007 lag die Prävalenz von resistenten A(H1N1)-Viren in unbehandelten Erwachsenen bei <1%. Unter dem Selektionsdruck der Therapie wurden bei Erwachsenen in 0.4% und bei Kindern in bis zu 18% der Fälle Viren detektiert, die unempfindlich gegenüber Oseltamivir waren. Im Vergleich zu sensitiven Viren wiesen diese resistenten Viren jedoch eine reduzierte virale Fitness, gekennzeichnet durch schlechtere Replikationsraten und geringere Übertragbarkeit auf.
Unerwartet war daher die im Winter 2007/2008 beobachtete verstärkte Zirkulation Oseltamivir-resistenter A(H1N1)-Viren in therapie-naiven Patienten auf der Nordhalbkugel. Die Prävalenz dieser Viren stieg im Verlauf der Saison stark an, so dass im Durchschnitt jedes vierte während der Saison 2007/2008 in Europa zirkulierende A(H1N1)-Virus eine Resistenz gegen Oseltamivir aufwies (Österreich 7,3%, Deutschland 13,1% (Abb. 4)). Die Resistenz gegenüber Oseltamivir war durch die Substitution H275Y der viralen Neuraminidase bedingt. Die Selektion dieser Resistenzen war nicht mit einer Oseltamivir-Therapie assoziiert und konnte auch nicht durch Reassortmentereignisse erklärt

werden. Die Patienten waren untereinander epidemiologisch nicht verlinkt und auch die Symptomatik war der einer Infektion mit sensitiven A(H1N1)-Influenzaviren vergleichbar (CIANCO et al. (2009), BUCHHOLZ et al. (2010)). Es wurde gezeigt, dass Oseltamivir-resistente A(H1N1)-Viren während einer Infektion bis zu 8 Tage ausgeschieden werden, durch Haushaltskontakte übertragen werden können und sich das Resistenzprofil im Infektionsverlauf nicht verändert (DUWE et al. (2009)). Im darauffolgenden Sommer 2008 stieg die Prävalenz resistenter A(H1N1)-Viren auf der Südhalbkugel bis auf 80% und in der nachfolgenden Saison 2008/2009 zeigte nahezu jedes zirkulierende Virus vom Subtyp A(H1N1) die mit starker Oseltamivir-Resistenz assoziierte Mutation H275Y.

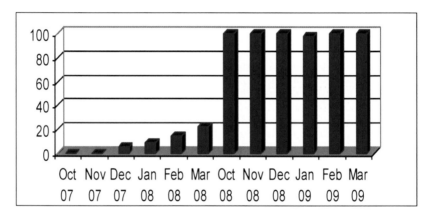

Abb. 4: Prävalenz Oseltamivir resistenter A(H1N1)-Viren in Deutschland

Die seit April 2009 zirkulierenden pandemischen A(H1N1)pdm09-Viren tragen aufgrund von Reassortment-Ereignissen eine Neuraminidase aviär-porcinen Ursprungs, die sich durch Empfindlichkeit gegen Neuraminidasehemmer auszeichnet. Die Analyse von 1570 A(H1N1)pdm09-Proben, die zwischen April 2009 und April 2010 in Deutschland gewonnen wurden, zeigte in acht Fällen Viren, die gegen Oseltamivir resistent waren. Diese resistenten Viren trugen die Substitution H275Y in der Neuraminidase und zeigten in phänotypischen Assays eine bis zu 1.000-fache Erhöhung des IC_{50} für Oseltamivir. Resistenzen gegen Zanamivir wurden nicht beobachtet. Sechs der acht resistenten A(H1N1)pdm09-Viren stammten von Patienten, die über einen längeren Zeitraum mit Oseltamivir behandelt wurden und zusätzlich zur Influenzainfektion immunsupprimiert waren oder an einer anderen Grunderkrankung litten (DUWE et al. 2011). Die Entstehung der

Resistenzvarianten während der Influenzaerkrankung durch Oseltamivir-Therapie bedingten Selektionsdruck konnte in zwei dieser Fälle nachgewiesen und dokumentiert werden (SHAGEYI et al. 2011).

Zusammenfassung und Ausblick

Im Nationalen Referenzzentrum für Influenza (Robert Koch-Institut, Berlin) wurde eine repräsentative Anzahl der in Deutschland zwischen Anfang Oktober 1998 und Mitte März 2012 zirkulierenden Influenzaviren hinsichtlich ihrer Resistenzeigenschaften untersucht. Die seit 2006 im Rahmen der nationalen Influenzasurveillance erhobenen Daten werden dem European Centre for Disease Prevention and Control (ECDC) und der World Health Organization (WHO) berichtet und fließen in die internationale Überwachung der Resistenzsituation bei Influenzaviren ein. Die Resistenzsituation in Deutschland ist vergleichbar mit der in vielen anderen Ländern. Gegen die in der aktuellen Saison 2011/2012 zirkulierenden Viren (A(H1N1)pdm09, A(H3N2), Influenza B) sind nur Medikamente aus der Wirkstoffklasse der Neuraminidaseinhibitoren wirksam. Das Auftreten und die schnelle Verbreitung resistenter Influenzaviren unabhängig von einem therapeutischen Selektionsdruck unterstreicht die dringende Notwendigkeit, neue Wirkstoffe zu entwickeln, die auch die Replikation Adamantan- oder Oseltamivir-resistenter Viren hemmen. Solche Medikamente könnten eine Mono- oder Kombinationstherapie von Influenzainfektionen durch Inhibition viraler oder auch wirtsspezifischer Targetproteine ermöglichen.

Literatur

BUCHHOLZ, U., BROCKMANN, S., DUWE, S., SCHWEIGER, B., AN DER HEIDEN, M., REINHARDT, B., BUDA, S. (2010). Household transmissibility and other characteristics of seasonal oseltamivir-resistant influenza A(H1N1) viruses, Germany, 2007-8. Euro Surveill.;15(6). pii: 19483

CIANCIO, B.C., MEERHOFF, T.J., KRAMARZ, P., BONMARIN, I., BORGEN, K., BOUCHER, C.A., BUCHHOLZ, U., BUDA, S., DIJKSTRA, F., DUDMAN, S., DUWE, S., HAUGE, S.H., HUNGNES, O., MEIJER, A., MOSSONG, J., PAGET, W.J., PHIN, N., VAN DER SANDE, M., SCHWEIGER, B., NICOLL, A. (2009). Oseltamivir-resistant influenza A(H1N1) viruses detected in Europe during season 2007-8 had epidemiologic and clinical characteristics similar to co-circulating susceptible A(H1N1) viruses. Euro Surveill.;14(46). pii: 19412.

DUWE, S., HEIDER, A., BRAUN, C., SCHWEIGER, B., BUCHHOLZ, U. (2009). Person-to-person transmission of oseltamivir-resistant influenza A/H1N1 viruses in two households; Germany 2007/08. J Clin Virol.;46(3):295-297.

DUWE, S., SCHWEIGER, B.. (2008). A new and rapid genotypic assay for the detection of neuraminidase inhibitor resistant influenza A viruses of subtype H1N1, H3N2, and H5N1. J Virol Methods.;153(2):134-141.

DUWE, S.C., WEDDE, M., BIRKNER, P., SCHWEIGER, B. (2011). Genotypic and phenotypic resistance of pandemic A/H1N1 influenza viruses circulating in Germany. Antiviral Res.;89(1):115-118

HAYDEN, F. (2009). Developing new antiviral agents for influenza treatment: what does the future hold? Clin Infect Dis. Jan 1;48 Suppl 1:S3-13. Review.

REDLBERGER-FRITZ, M., ABERLE, S.W., STRASSL, R., POPOW-KRAUPP, T. (2011). Rapid identification of neuraminidase inhibitor resistance mutations in seasonal influenza virus A(H1N1), A(H1N1)2009, and A(H3N2) subtypes by melting point analysis. Eur J Clin Microbiol Infect Dis. Nov 17. [Epub ahead of print] PubMed PMID: 22089329.

SCHMIDTKE, M., ZELL, R., BAUER, K., KRUMBHOLZ, A., SCHRADER, C., SUESS, J., WUTZLER, P. (2006). Amantadine resistance among porcine H1N1, H1N2, and H3N2 influenza A viruses isolated in Germany between 1981 and 2001. Intervirology.;49(5):286-93.

SHAYEGI, N., SCHWEIGER, B., DUWE, S., PÖHLMANN, C., BORNHÄUSER, M., EHNINGER, G., SCHETELIG, J. (2011). Antiviral treatment of influenza A (H1N1-09) guided by molecular resistance testing in aplasia after allo-SCT. Bone Marrow Transplant.;46(11):1492-1494

Dr. Susanne Duwe
Robert Koch-Institut
FG 17, NRZ Influenza
Seestraße 10
13353 Berlin
Tel.: +49 (0) 30187542283
E-Mail: DuweS@rki.de
Internet: www.rki.de

III. Influenzaviren als Zoonoseerreger

Influenzaviren bei Pferd, Hund und Katze – Epidemiologie einmal anders

Klaus OSTERRIEDER (Berlin)

Mit 1 Abbildung

Zusammenfassung

Influenzavirus-Infektionen des Pferdes sind (retrospektiv) seit Anfang des 20. Jahrhunderts bekannt und wurden zunächst als respiratorische Erkrankungen mit dem Ort des Auftretens bezeichnet („Brüsseler Lungenseuche", „Hoppegartener Husten"). Die Erkrankungen wurden zunächst bei Militär- später bei Rennpferden, also größeren Ansammlungen von Einhufern auf engem Raum, beobachtet. Der formelle Nachweis eines Influenzavirus im respiratorischen Krankheitsgeschehen gelang mit der Identifizierung des A/equi 1/Prag/1956, einem H7N7-Virus Mitte des vorigen Jahrhunderts und kurze Zeit später mit der Isolierung des A/equi2/Miami/1963, eines H3N8-Virus. Während der Eintrag des H7N7-Virus in die Pferdepopulation wohl durch infiziertes (Wasser)Geflügel verursacht wurde, ist der Eintrag des H3N8-Virus nach wie vor unklar. Während H7N7-Viren seit mehr als 30 Jahren nicht mehr in Pferden oder anderen Equiden nachgewiesen werden, ist ein deutlicher Antigendrift bei den H3N8-Viren zu beobachten, der in den letzten zwei Jahrzehnten zu zwei unabhängigen Linien geführt hat, die als Florida-clade 1 und -clade 2 bezeichnet werden. Einträge von Influenzaviren in die Equidenpopulation ausgehend von anderen Säugern oder Vögeln ist offensichtlich ein extrem seltenes Ereignis, was eine hohe Speziesbarriere vermuten lässt. Allerdings kam es Anfang des letzten Jahrzehnts offenbar zu einem Eintrag von A/equi 2 zunächst in Populationen von Rennhunden in den Vereinigten Staaten und in der Folge zu teils schweren und tödlichen Verläufen der Infektion in Greyhounds. In den USA und dort in einem eigenartigen epidemiologischen Muster war und ist ein eng umgrenztes, endemisches Geschehen zu beobachten. Eigenartig, weil die Infektion einerseits in befallenen z.B. Tierheimen praktisch unkontrollierbar ist, andererseits aber nicht auf die allgemeine Hundepopulation sich ausweitet. Hunde und Katzen, die lange als praktisch refraktär gegenüber Influenzavirusinfektionen galten, sind seit dem Eintrag von H3N8 im Falle der Hunde und seit der Übertragung von aviärer Influenza auf Katzen in Folge des H5N1-Geschehens in Europa im Jahre 2006 auch aus zoonotischen Überlegungen in den Fokus des Interesses gerückt. So konnten beim Hund Infektionen mit H3N2-, H1N1- und H1N2-Viren sowohl virologisch als auch serologisch vornehmlich in Asien (Korea, China, Japan) aber auch in Europa und den USA nachgewiesen werden. Serologische Untersuchungen von Katzen zeigen zumindest die Empfänglichkeit mit H1N1. Die Funde von H1N1(pdm09) bei Hund und Katze in der Folge der humanen Pandemie haben die Frage einer möglichen Virusübertragung der beiden am engsten mit dem Menschen in

Gemeinschaft lebenden Tiere erneut aufgeworfen. Aus der Empfänglichkeit von Hund und Katze für auch beim Menschen vorkommende Influenzaviren ist zu folgern, dass besonderes Augenmerk auf diese beiden Tierarten im Pandemiegeschehen gelegt werden sollte.

Abstract

Respiratory infections of horses caused by influenza virus were first documented in the early 20th century and named after the locale of the respective disease outbreak ("Brussels Cough", "Hoppegarten Cough"). The disease was first observed in military and race horses, i.e. when large numbers of equids were assembled in confined. The formal isolation of a virus was with A/equi 1/Prag/1956, an H7N7 virus in the middle of the last century. Shortly thereafter, A/equi2/Miami/1963 (H3N8) was diagnosed in an outbreak of equine respiratory disease. While introduction of the H7N7 virus presumably was directly from infected waterfowl, that of H3N8 is still enigmatic. H7N7 viruses have not been detected in more than 30 years in horses or other equids. H3N8 viruses, however, are circulating and evolving constantly, which has resulted in the establishment of two genetic and antigenic lineages referred to as Florida clade 1 and clade 2. Based on these observations it is reasonable to assume that introductions of influenza viruses into equids is a rare event, which may indicate a relatively high resistance or species barrier. Of note, A/equi 2 equine influenza viruses jumped into dogs, first racing greyhounds in Florida, which resulted in severe disease associated with relatively high mortality. Upon introduction, the H3N8 equine viruses were able to manifest themselves in only a small proportion of the canine population, mostly in animal shelters in New York and some western states of the United States. In shelters, H3N8 canine influenza has proven extremely resistant to control but does not spread into the general dog population. Infection of dogs and cats, long considered largely refractory to influenza virus infection, has been documented not only in the United States but also in the wake of the H5N1 avian influenza pandemic in Europe, which has raised awareness with respect to their zoonotic potential because of the usually very close pet-owner relationship. In dogs, infections H3N2, H1N1, and H1N2 viruses was detected both serologically and virologically first in Asia, but later also in Europe and the US. Serological surveys in cats demonstrated the susceptibility of felids to H1N1, as evidenced by the presence of H1N1(pdm09) following the human pandemic starting in the spring of 2009. Given the detection of influenza viruses of human origin in pets, future surveillance of pandemics should also focus on these species to ensure a complete epidemiological picture and preparedness especially with respect to infections of human.

1 Influenzaviren – Allgemeines

Während beim Menschen Typ A, Typ B und Typ C Influenzaviren beschrieben sind und zumindest Influenza A- und B-Viren auch zu klinischen Erkrankungen führen und deswegen durch saisonale Impfungen eingedämmt werden, sind nur

Influenza A-Virusinfektionen bei domestizierten Tieren von Bedeutung. Alle Influenza-Viren gehören der Familie der *Orthomyxoviridae* an, die Influenza A-Viren bilden ein eigenständiges Genus (http://ictvonline.org, 2011), wie auch die anderen Influenzaviren, Influenza B- und Influenza C-Viren. Influenza A-Viren sind behüllte Viren, deren Genom segmentiert und negativsträngig ist. Insgesamt kodieren sie mit ihren 8 RNA-Segmenten für 10-12 Proteine (TAUBENBERGER & KASH, 2010). Die klassische Einteilung der Influenza A-Viren erfolgt bekanntermaßen nach serologischen Kriterien und basiert auf den Glykoproteinen Hämagglutinin (H) und Neuraminidase (N), die beide in der Hülle infektionstüchtiger Virionen zu finden sind und auch neutralisierende wie hämagglutinierende (nur H) Antikörper induzieren. Als Virusreservoir sind wildlebendes Wassergeflügel, insbesondere unterschiedliche Vertreter der *Anseriformes* (Enten, Schwäne etc.) bekannt, in denen alle bislang entdeckten 16 H- und 9 N-Typen zu finden sind. Auf der Basis neuerer Untersuchungen werden auch verschiedenste Fledermausspezies als Träger z.T. auch unterschiedlicher Influenzaviren (H17) diskutiert.

Im Wassergeflügel sind nach der gängigen Vorstellung alle Permutationen von Influenza A-Viren (HxNx) denkbar, insbesondere weil Virus nicht nur vom Respirationstrakt sondern auch mit dem Kot ausgeschieden wird und so eine andauernde und von hohen Viruslasten gekennzeichnete Kontamination des Wassers stattfindet. Die Kontamination des Habitats wiederum stellt eine stete Infektionsquelle für andere Wasservögel dar. Dadurch werden simultane Infektionen der Tiere mit verschiedenen Virus-Typen ermöglicht, was die Grundlage für den Austausch von einzelnen oder mehreren Genomsegmenten zwischen den Viren, das sogenannte Reassortment, bildet (FOUCHIER *et al.*, 2005; MUNSTER *et al.*, 2007a und 2007b). Da viele Wasservogelarten, vornehmlich Enten, keine klinisch apparenten Erkrankungen nach Infektion mit den meisten Influenzaviren zeigen, werden tierärztliche bzw. hygienische Kontrollen des Infektionsgeschehens deutlich erschwert wenn nicht unmöglich. Weiterhin ist gezeigt worden, dass Influenzaviren durch das Vehikel Zugvogel über weite Strecken und Kontinente hinweg auf dem Planeten verteilt werden können, und dass Zugvögel somit eine ständige Gefahr für Wild- und Nutzgeflügel auf dem gesamten Globus darstellen. In der Tat sind insbesondere die Ausbrüche bei Nutzgeflügel in Europa und Afrika immer wieder auf den steten Eintrag von H5N1-Viren durch Wildvogelarten zurückzuführen (FOUCHIER & MUNSTER, 2009; MUNSTER et al., 2007a).

2 Influenzaviren beim Pferd

Die Influenzavirusinfektion des Pferdes (Equine Influenza, EI) ist für Pferde eine nach wie vor bedeutsame Infektionskrankheit, die sich aber offenbar von Influenzavirusinfektionen anderer Tiere vornehmlich in ihrer Epidemiologie deutlich unterscheidet. Zunächst wurden aus EI-Fällen nur Erreger vom Typ

H7N7 (Influenza/A/equi-1) isoliert. Heute werden aber ausschließlich Viren vom Typ H3N8 (Influenza/A/equi-2) nachgewiesen und der H7N7-Typ ist seit ca. drei Jahrzehnten weltweit nicht mehr aufgetaucht. Wir gehen also davon aus, dass es in der beobachtbaren Geschichte von Influenzavirusinfektionen des Pferdes bislang nur zwei distinkte Einträge gab, die offenbar etwa ein halbes Jahrhundert auseinander lagen. Die H3N8-Viren verändern ihre genetische und antigenetische Struktur durch den sogenannten „Antigenic Drift", also langsame Veränderungen im Virusgenom, um sich dem Wirt besser anzupassen und sich der Kontrolle durch das Immunsystem zu entziehen. Ursprünglich in H3N8 vom europäischen und amerikanischen Typ eingeteilt, hat sich letzterer in den gegenwärtig zirkulierenden Stämmen durchgesetzt. Allerdings sind auch die Stämme vom amerikanischen Typ nicht einheitlich und es werden nunmehr zwei unterschiedliche sogenannte Kladen (Gruppen) angesprochen, die als Florida-clade 1 und −clade 2 firmieren.

Die Equine Influenza ist weltweit endemisch, obwohl Island, Australien und Neuseeland als frei gelten. In Südafrika kommt es in unregelmäßigen Abständen immer wieder zum Viruseintrag, ein endemisches Geschehen hat sich jedoch nicht etablieren können. In Australien, wo bis 2007 nie ein EIV-Nachweis gelang, kam es, in Folge einer Viruseinschleppung in die bis dahin naive Pferdepopulation des Kontinents, innerhalb weniger Monate zu Erkrankungsfällen bei ca. 50,000 Pferden. Durch die schnelle Einführung von Ring- und Notimpfungen mit einem Vektorimpfstoff konnte die Infektion innerhalb eines Jahres eingedämmt werden, sodass Australien nunmehr wieder als EIV-frei gilt.

Das EIV wird über Sekrete des Respirationstraktes ausgeschieden. Die Übertragung durch direkten Kontakt spielt die Hauptrolle, von Bedeutung ist aber auch die aerogene Ansteckung durch beim Husten ausgeschleuderte Tröpfchen. Wie bei den meisten anderen Tierarten auch wird eine systemische Infektion nicht beobachtet. Insbesondere Ansammlungen von Pferden auf Rennbahnen („Brüsseler Lungenseuche", „Hoppegartener Husten") und bei anderen Sportveranstaltungen bieten dem Virus offenbar immer wieder die benötigten Tierdichten, um sich in der Population zu halten.

Nach Übertragung repliziert EIV in den Schleimhäuten der oberen Luftwege, nur in seltenen Fällen werden die tieferen Bronchien, Bronchiolen oder Alveolen befallen. Die Virusvermehrung und die Schädigung der Epithelien sind ca. 4 bis 6 Tage nach Virusaufnahme am größten. Die Infektion ist in der Regel selbst limitierend, allerdings sind in Folge von fehlenden Ruhezeiten (Training, Rennen, Transport etc.) weitere Schädigungen durch andere Virusinfektionen, vor allem aber bakterielle Sekundärinfektionen (*Streptococcus equi* subsp. *equi* und *Streptococcus equi* subsp. *zooepidemicus*) nicht selten.

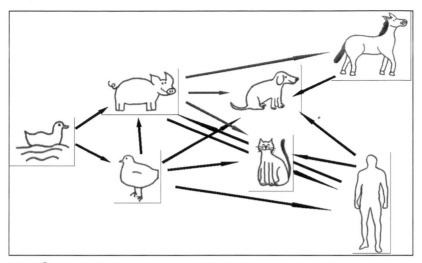

Abb. 1: Übertragungswege von Influenzaviren zwischen relevanten Tierarten. Als Virusreservoir dient vor allem Wassergeflügel, in denen Influenzaviren in der Regel keine klinischen Erkrankungen hervorrufen und Reassortment von Influenzaviren nach Ko-Infektion stattfindet. Vom Wassergeflügel werden domestizierte Tiere, besonders empfänglich sind Schweine und Geflügel (Hühner, Puten), infiziert. Übertragungen von Viren vom Schwein auf den Menschen und umgekehrt sind gezeigt worden, ebenso wie Übertragung von Influenzaviren vom Schwein bzw. Mensch auf Hund und Katze. Wie und wo der Eintrag von Influenzaviren des Pferdes erfolgte ist unklar, ebenso ob ein Virusreservoir außerhalb von Equiden besteht. Im Jahre 2006 wurde die Übertragung eines H3N8-Influenzavirus vom Pferd auf den Hund mit Todesfolge dokumentiert. In Hunden und auch Katzen können sich unter bestimmten Umweltbedingungen endemische Geschehen etablieren. Schwarze Pfeile: bewiesene Übertragung, graue Pfeile: wahrscheinliche Übertragung.

3 Influenzavirusinfektionen bei Hund und Katze

Obgleich Infektionen von Hunden mit Influenza A-Viren bereits in den 1970´er Jahren dokumentiert waren, korrigierten erst die in Folge der aviären Influenza (H5N1) bei Hunden diagnostizierten Fälle in Thailand in den Jahren 2002-2004, insbesondere aber die H3N8-Infektion bei mit ursprünglich aus Pferden stammenden H3N8-Viren das gängige Lehrbuchwissen einer gewissermaßen „natürlichen Resistenz" von Hunden gegenüber Influenza. Diese, wie wir nun wissen, unrichtige Annahme beruht aber auch darauf, dass ein eigenständiges Influenzageschehen im Hund, das heißt die Etablierung eines von Hund zu Hund übertragbaren Virus bis zum Eintrag von H3N8 in die Hundepopulation nicht dokumentiert werden konnte. Nach wie vor hat es den Anschein, dass außerhalb der USA nur sporadische Fälle von H3N8- und anderen Influenzavirusinfektionen bei Hunden vonstatten gehen. Dies mag darauf hindeuten, dass die Etablierung eines eigenständigen Infektionsgeschehens in Hunden nicht alltäglich ist. Darüber hinaus scheinen große Virusmengen für den Spezieswechsel nötig zu sein, was durch den plötzlichen Eintrag des Virus in eine naive Pferdepopulation und dann in die Hundepopulation beobachtet wurde (KIRKLAND et al., 2010). Der Spezieswechsel scheint durch wenige Mutationen im H3N8-Genom begünstigt zu werden, die in infizierten Hunden schnell entstehen und sich dann durchsetzen (HOELZER et al., 2010) Nur in den Vereinigten Staaten hat sich das H3N8-Virus in einigen wenigen Bundesstaaten und dort in wenigen, meist von hohem Bestand und Durchsatz geprägten Populationen, endemisch etabliert. In anderen Ländern, z.B. Australien, Japan oder auch im Land der Erstbeschreibung, dem Vereinigten Königreich ist kein eigener Infektionszyklus in der Hundepopulation nachzuweisen (DALY et al., 2008).

Das klinische Bild der durch Influenzaviren verursachten Erkrankungen in Hunden ist variabel und in Grenzen determiniert vom infizierenden Virustyp. Erkrankungen scheinen abhängig von Rasse, Alter und Immunstatus der Tiere, können aber zu schwersten v.a. respiratorischen Symptomen führen (CRAWFORD et al., 2005). Andere Influenzatypen (H3N2 und H1N1), wie auch experimentelle Infektionen verursachen nach heutigem Wissen eher milde bis subklinische Verläufe, wie erst kürzlich für das wohl vom Menschen (und/oder Schwein?) auf Hunde übertragene H1N1(pdm09) dokumentiert wurde (DESHPANDE et al., 2009a; DAMIANI et al., 2012).

Infektionen von sowohl Hund als auch Katze sind in Asien vorwiegend mit dem H3N2-Subtyp, aber auch mit aviären H5N1-Viren beschrieben worden. Die Übertragung auf Hund und Katze erfolgt in diesen Fällen, wie auch mit humanpathogenen oder porzinen Viren, durch direkte Übertragung von Vogel, Mensch oder Schwein. Im Falle der H3N2-Infektion wurden in Hunden einige wenige schwere Verläufe dokumentiert (GIESE et al., 2008; JUNG et al., 2010; SONG et al., 2008; SONG et al., 2009). Im Falle der Katze waren, ähnlich wie für die H3N8-Infektion des Hundes, die in Folge der aviären Influenza bei Wandervögeln beobachteten zum Teil tödlichen Verläufe nach Exposition gegenüber dem H5N1-Virus ernüchternd. Zunächst in Südostasien bei Großkatzen identifiziert, wurden auch hierzulande im Zuge des aviären Influenzavirusgeschehens im Jahre 2006 immer wieder Infektionen von Hauskatzen berichtet. Auch sind, in Folge des H1N1(pdm09)-Geschehens der letzten Jahre, Infektionen von Hauskatzen mit dem neuen pandemischen Virus, vornehmlich durch serologische Verfahren a posteriori, zweifelsfrei gezeigt worden. Wie im Falle des Hundes jedoch, ist keiner der bislang in anderen Säugern vornehmlich zirkulierenden Erreger, H1N1, H1N1(pdm09), H1N2, H2N2, H3N2 oder H3N8, in der Lage, eine sich selbst in der Katzenpopulation manifestierende und klinisch ausgeprägte Influenzavirusinfektion zu etablieren. Allerdings ist durchaus zu vermuten, dass, wenn auch selten und epidemiologisch bislang nicht relevant, Influenza A-Viren zwischen Katzen zirkulieren können, wie vermehrte serologische Nachweise von Influenzageschehen in dichten Katzenpopulationen, wie z.B. in Tierheimen nahelegen (DAMIANI et al., 2012).

4 Abschließende Bemerkungen

Die Influenzavirus-Infektion des Pferdes folgt offenbar eigenen Gesetzmäßigkeiten, was sich vor allem darin äußert, dass gegenwärtig nur ein Serotyp, nämlich H3N8, aus Equiden isolieren lässt. Dieses Virus ist allerdings einem doch gewaltigen antigenen Drift unterworfen. Die Infektion bzw. die Schwere derselben lässt sich aber gut durch entsprechende Vakzinen kontrollieren, die in einem hohen Prozentsatz der Tiere weltweit auch regelmäßig und daher erfolgreich eingesetzt werden.

Entgegen der bis Anfang des neuen Jahrhunderts existierenden Lehrmeinung, sind sowohl Hund als auch Katze prinzipiell empfänglich für Infektionen mit Influenza A-Viren. Bei beiden Spezies können eine Reihe von Influenza-Subtypen Infektionen mit z.T. schweren und tödlichen Verläufen (H3N8 beim Hund, H5N1 bei Hund und Katze) hervorrufen. Dabei kommt der direkten Übertragung der Viren von anderen Spezies, inklusive des Menschen, eine herausragende Bedeutung zu. Übertragungen von Hund zu Hund bzw. Katze zu Katze scheinen selten, desgleichen sind bislang keine Übertragungen der Viren von Hund oder Katze auf andere Haus- oder Wildtiere bekannt. Die neueren Erkenntnisse sollten differentialdiagnostisch bei respiratorischen aber auch enteralen Erkrankungen von Hund und Katze ausgeschlossen werden. Unklar ist weiterhin, ob potenziell humanpathogene Influenzaviren von Hund und Katze auf den Menschen übertragen werden können. Bislang sind solche Übertragungen nicht nachgewiesen worden. Allerdings sollten Hund und Katze im Zuge von epidemiologischen Untersuchungen auf dem Radarschirm sein und ein zumindest stichprobenartiges Monitoring initiiert werden.

Literatur

CRAWFORD, P. C., DUBOVI, E. J., CASTLEMAN, W. L., STEPHENSON, I., GIBBS, E. P., CHEN, L., SMITH, C., HILL, R. C., FERRO, P., POMPEY, J., BRIGHT, R. A., MEDINA, M. J., JOHNSON, C. M., OLSEN, C. W., COX, N. J., KLIMOV, A. I., KATZ, J. M. AND DONIS, R. O. (2005). Transmission of equine influenza virus to dogs. *Science* 310, 482-485.

DALY, J. M., BLUNDEN, A. S., MACRAE, S., MILLER, J., BOWMAN, S. J., KOLODZIEJEK, J., NOWOTNY, N. & SMITH, K. C. (2008). Transmission of equine influenza virus to English foxhounds. *Emerging infectious diseases* 14, 461-464.

DESHPANDE, M., ABDELMAGID, O., TUBBS, A., JAYAPPA, H. & WASMOEN, T. (2009a). Experimental reproduction of canine influenza virus H3N8 infection in young puppies. *Vet Ther* 10, 29-39.

DESHPANDE, M. S., JIRJIS, F. F., TUBBS, A. L., JAYAPPA, H., SWEENEY, D., SPENCER, S. J., LAKSHMANAN, N. & WASMOEN, T. L. (2009b). Evaluation of the efficacy of a canine influenza virus (H3N8) vaccine in dogs following experimental challenge. *Vet Ther* 10, 103-112.

FOUCHIER, R. A., MUNSTER, V., WALLENSTEN, A., BESTEBROER, T. M., HERFST, S., SMITH, D., RIMMELZWAAN, G. F., OLSEN, B. & OSTERHAUS, A. D. (2005). Characterization of a novel influenza A virus hemagglutinin subtype (H16) obtained from black-headed gulls. *J Virol* 79, 2814-2822.

FOUCHIER, R. A. & MUNSTER, V. J. (2009). Epidemiology of low pathogenic avian influenza viruses in wild birds. *Rev Sci Tech* 28, 49-58.

GIESE, M., HARDER, T. C., TEIFKE, J. P., KLOPFLEISCH, R., BREITHAUPT, A., METTENLEITER, T. C. & VAHLENKAMP, T. W. (2008). Experimental infection and natural contact exposure of dogs with avian influenza virus (H5N1). *Emerging infectious diseases* 14, 308-310.

HOELZER, K., MURCIA, P. R., BAILLIE, G. J., WOOD, J. L., METZGER, S. M., OSTERRIEDER, N., DUBOVI, E. J., HOLMES, E. C. & PARRISH, C. R.(2010). Intrahost evolutionary dynamics of canine influenza virus in naive and partially immune dogs. *J Virol* 84, 5329-5335.

http://ictvonline.org/virusTaxonomy.asp?version=2009&bhcp=1 (2011). ICTV.

JUNG, K., LEE, C. S., KANG, B. K., PARK, B. K., OH, J. S. & SONG, D. S. (2010). Pathology in dogs with experimental canine H3N2 influenza virus infection. *Res Vet Sci* 88, 523-527.

KIRKLAND, P. D., FINLAISON, D. S., CRISPE, E. & HURT, A. C. (2010). Influenza virus transmission from horses to dogs, Australia. *Emerg Infect Dis* 16, 699-702.

MUNSTER, V. J., BAAS, C., LEXMOND, P., WALDENSTROM, J., WALLENSTEN, A., FRANSSON, T., RIMMELZWAAN, G. F., BEYER, W. E., SCHUTTEN, M., OLSEN, B., OSTERHAUS, A. D. & FOUCHIER, R. A. (2007a). Spatial, temporal, and species variation in prevalence of influenza A viruses in wild migratory birds. *PLoS pathogens* 3, e61.

MUNSTER, V. J., DE WIT, E., VAN RIEL, D., BEYER, W. E., RIMMELZWAAN, G. F., OSTERHAUS, A. D., KUIKEN, T. & FOUCHIER, R. A. (2007b). The molecular basis of the pathogenicity of the Dutch highly pathogenic human influenza A H7N7 viruses. *J Infect Dis* 196, 258-265.

SONG, D., KANG, B., LEE, C., JUNG, K., HA, G., KANG, D., PARK, S., PARK, B. & OH, J. (2008). Transmission of avian influenza virus (H3N2) to dogs. *Emerging infectious diseases* 14, 741-746.

SONG, D., LEE, C., KANG, B., JUNG, K., OH, T., KIM, H., PARK, B. & OH, J. (2009). Experimental infection of dogs with avian-origin canine influenza A virus (H3N2). *Emerging infectious diseases* 15, 56-58.

TAUBENBERGER, J. K. & KASH, J. C.(2010). Influenza virus evolution, host adaptation, and pandemic formation. *Cell Host Microbe* 7, 440-451.

Prof. Dr. Klaus Osterrieder
Institut für Virologie
Freie Universität Berlin, Philippstr. 13
10115 Berlin
Telefon: +49-30-2093-6564
FAX: +49-30-2093-6540
email: no.34@fu-berlin.de

Infektion differenzierter Epithelzellen der porzinen Atemwege durch Influenzaviren

Darsaniya PUNYADARSANIYA, Christine WINTER, Henning PETERSEN, Silke RAUTENSCHLEIN, Isabel HENNIG-PAUKA, Christel SCHWEGMANN-WESSELS und Georg HERRLER (Hannover)

Mit 4 Abbildungen

Zusammenfassung

Schweine sind wichtige Wirte für Influenza-A-Viren. Sie spielen eine entscheidende Rolle bei der Epidemiologie und Interspezies-Übertragung dieser Viren. Respiratorische Epithelzellen sind die primären Zielzellen für Influenzaviren. Um die Infektion porziner Atemwegsepithelzellen durch Influenzaviren zu untersuchen, haben wir Präzisionsschnitte der Schweinelunge als Kultursystem für differenzierte respiratorische Epithelzellen etabliert. Sowohl zilientragende als auch mukus-produzierende Zellen erwiesen sich als empfänglich für eine Infektion durch ein porzines Influenzavirus des Subtyps H3N2. Eine Lektinfärbung zeigte, dass die Atemwegsepithelzellen auf ihrer Oberfläche sowohl α-2,3- als auch α-2,6-gebundene Sialinsäuren enthielten, die als Rezeptordeterminante für Influenzaviren dienen können.

Abstract

Pigs are important hosts for influenza viruses. They play a crucial role in the epidemiology and interspecies transmission of these viruses. Respiratory epithelial cells are the primary target cells for influenza viruses. To investigate the infection of porcine airway epithelial cells by influenza viruses, we have established precision-cut lung slices from the swine lung as a culture system for differentiated respiratory epithelial cells. Both ciliated and mucus-producing cells were found to be susceptible to infection by a porcine influenza virus of the subtype H3N2. Lectin staining revealed that both alpha-2,3- and alpha-2,6-linked sialic acid are present on the surface of airway epithelial cells; these sugars serve as receptor determinants for influenza viruses.

Einleitung

Schweine sind wichtige Wirte für Influenza-A-Viren. Die in den Schweine-populationen weltweit verbreiteten Influenza-A-Viren werden, entsprechend ihrer

Oberflächen-Antigene Hämagglutinin (H) und Neuraminidase (N), drei Subtypen zugeordnet: H1N1, H3N2, oder H1N2 (GUAN et al., KARASIN et al., PEIRIS et al.). Natürliche Infektionen von Schweinen sind auch möglich durch Influenzaviren von anderen Wirten, z.B. durch aviäre Virusstämme. Infektionen durch heterologe Viren sind in der Regel weniger effizient und werden nicht auf andere Schweine übertragen (DE VLEESCHAUWER et al.). Auch wenn aviäre Influenzaviren selten eine stabile Linie in Schweinen etablieren, können sie über genetische Neusortierung bei Doppelinfektionen neue Gensegemente in die Population der Schweineinfluenzaviren einführen. Diese Viren können ihrerseits - nach Interspezies-Übertragung – zu neuen Viruslinien in anderen Wirten, wie etwa den Menschen, führen. Deshalb bezeichnet man Schweine auch als „Mischgefäß" für die Kombination von Gensegmenten von Influenzaviren verschiedener Wirte (SCHOLTISSEK et al.).

Die primären Zielzellen für Influenzaviren sind die Epithelzellen des Respirationstrakts. Das respiratorische Epithel ist charakterisiert durch differenzierte Zellen mit Spezialeigenschaften, wie man sie bei immortalisierten Zelllinien nicht findet. Diese Spezialzellen können in vitro nur durch primäre Zellen analysiert werden. Dafür kommen sogenannte "Air-liquid-interface"- oder Explant-Kulturen in Frage. Erstere sind bei Schweinezellen schwieriger zu etablieren als bei humanen (LAM et al.) und letztere sind mühsam, wenn es um die Präparation größerer Probenzahlen geht. Wir stellen hier ein anderes Kultursystem für porzine differenzierte respiratorische Epithelzellen vor: Präzisionslungenschnitte. Dieses Kultursystem wurde in verschiedenen anderen Wissenschaftsfeldern verwendet, aber selten für Infektionsstudien. (GORIS et al., ABD EL RAHMAN et al.). Interessante Merkmale von Präzisionslungenschnitten sind: (i) sie sind in großer Zahl erhältlich, (ii) die differenzierten Epithelzellen bleiben in ihrem natürlichen Verband, (iii) sie erhalten ihre Lebensfähigkeit in Kultur für mehr als eine Woche.

Ergebnisse

Präzisionslungenschnitte, ein Modellsystem für differenzierte respiratorische Epithelzellen

Um die Infektion differenzierter respiratorischer Epithelzellen vom Schwein zu untersuchen, wurden Präzisionsschnitte von der Lunge drei Monate alter Schweine erzeugt. Zuvor sind nur Schnitte von der Rinder-, Mäuse- oder Hühnerlunge für Infektionsversuche verwendet worden. Die Schweinelunge wurde erstmals von der eigenen Arbeitsgruppe für Influenzavirusinfektionen herangezogen (PUNYADARSANIYA et al.). Um festzustellen, ob sich die Schweinelunge für Infektionsexperimente eignet, wurde die Vitalität der Epithelzellen überprüft. Charakteristisch für das Bronchialepithel ist das Vorhandensein zahlreicher zilientragender Zellen. Bei Präzisionsschnitten, die im

Zentrum einen Bronchus oder Bronchiolus enthielten, konnte der Zilienschlag im Lichtmikroskop beobachtet werden. Die tägliche mikroskopische Analyse ergab, dass bei einem zentral gelegenen Atemweg das Flimmerepithel die Zilienaktivität neun Tage lang aufrechterhielt, vorausgesetzt, dass das Medium jeden Tag gewechselt wurde (nicht gezeigt).

Die Lebensfähigkeit der Zellen wurde auch durch eine Färbung überprüft. Ein grüner Farbstoff, der von intakten Zellen intrazellulär zurückgehalten wird, weist auf lebende Zellen hin. Tote Zellen werden durch einen roten Farbstoff sichtbar gemacht, der an DNA bindet. Abb. 1 zeigt das Epithel an der Grenzfläche des Bronchus, das 1 (Abb. 1a), 3 (1b) bzw. 7 (1c) Tage nach der Präparation gefärbt wurde. In allen Fällen sind hauptsächlich grüne, also lebende Zellen zu sehen. Die Verteilung des roten Farbstoffs zeigt, dass nur wenige Zellen des Flimmerepithels tot waren. Um das Färbeverhalten der Zellen mit der Zilienaktivität zu assoziieren, sind noch zwei Schnitte mit 100% (Abb. 1d) bzw. 0% (Abb. 1e) Zilienaktivität gezeigt. In letzterem Fall sind die Zellen vorwiegend rot, also tot.

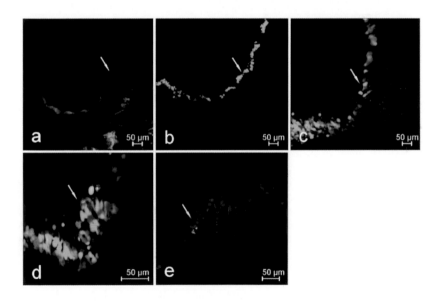

Abb. 1: Vitalität der Präzisionslungenschnitte bestimmt durch eine Lebend (grün) / tot (rot)- Färbung.
Die Schnitte wurden 1, 3 bzw 7 Tage nach der Präparation mit einem kommerziellen Test gefärbt (a-c). Zum Vergleich sind unten die Färbungen zweier Schnitte gezeigt, bei den Zilienaktivität vollständig erhalten ist (100%) (d) oder ganz verloren gegangen ist (0%) (e).

Als weiteres Kriterium für den Zustand der Zellen in den Präzisionsschnitten kann man die Befähigung zur Bronchokonstriktion heranziehen. Die Zugabe von Metacholin (10-4 M) führte innerhalb weniger Minuten zum vollständigen Schließen des Bronchus (vgl. Abb. 2 a und b). Wurde die Substanz entfernt, öffnete sich der Bronchus wieder (Abb. 2c). Bronchokonstriktion wurde bei Präzisionslungenschnitten 1, 3 oder 7 Tage nach der Präparation beobachtet (nicht gezeigt).

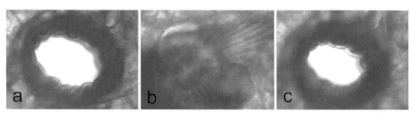

Abb. 2: Bronchokonstriktion der Präzisionslungenschnitte.

Um Bronchokonstriktion zu induzieren wurde ein unbehandelter (a) Schnitt mit 10-4 M Metacholine inkubiert (b). Die Entfernung der Substanz führte zur Umkehrung des Effekts (c).

Expression von Sialinsäure.

Da Sialinsäure eine entscheidende Rezeptordeterminante ist beim Eintrittsprozess von Influenzaviren, haben wir die Epithelzellen in den Präzisionslungenschnitten auf Sialinsäure untersucht. Von den Lungenschnitten wurden Kryoschnitte angefertigt und einer Färbemethode unterzogen, die auf sialinsäure-spezifischen Lektinen, nämlich dem Sambucus nigra-Agglutinin (SNA) und dem Maackia amurensis-Agglutinin (MAA), Typ II, beruht. Ersteres erkennt $\alpha2,6$-gebundene Sialinsäure, letzteres $\alpha2,3$-gebundene Sialinsäure. Um die verschiedenen Zelltypen zu unterscheiden, wurden in den Schnitten das β-Tubulin gefärbt (rot), um zilientragende Zellen nachzuweisen und mit einer Muzin-Färbung (grün) wurden mukus-produzierende Zellen sichtbar gemacht. Ihre Verteilung ist in Abb. 3Ba gezeigt. Die Rotfärbung der Zilien ist über die ganze Oberfläche des Flimmerepithels verteilt. Der Muc5ac-Antikörper färbt Mukus-Tröpfchen und Zellen, die Mukus enthalten. Die Lektinfärbung ist in Abb. 3Bb gezeigt. Die Intensität der SNA-Färbung (grün) deutet darauf hin, dass α-2,6-gebundene Sialinsäure auf dem Bronchialepithel in größerer Menge vorhanden ist als α-2,3-gebundene Sialinsäure; aber die MAA-Färbung ist (rot) auch deutlich nachweisbar. Das Färbemuster der beiden Lektine war verschieden. Während MAA-Bindung hauptsächlich auf der luminalen Oberfläche festgestellt wurde, war SNA-Färbung auch auf lateralen Seiten der Zellen zu finden. Wurden die Kryoschnitte einer Doppelfärbung unterzogen, so zeigte sich, dass die SNA-

Färbung sowohl Parallelen zur Tubulin-Färbung (Abb. 3Aa) als auch zur Mukus-Färbung (Abb. 3Ab) aufwies; dies spricht dafür, α-2,6-gebundene Sialinsäure sowohl auf zilientragenden als auch auf schleimproduzierenden Zellen vorkommt. Im Gegensatz dazu ähnelt die MAA-Färbung nur der Zilienfärbung (Abb. 3Ac, rot für Tubulin, grün für MAA), aber nicht der Mukus-Färbung (Abb. 3Ad, rot für MAA, grün für Mukus), was darauf hindeutet, dass α-2,3-gebundene Sialinsäuren hauptsächlich auf zilientragenden Zellen vorkommt.

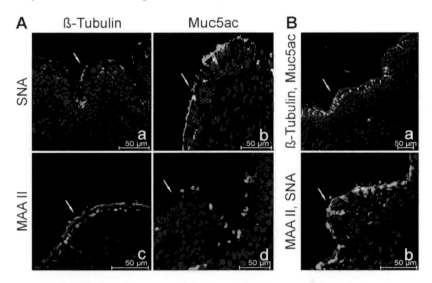

Abb. 3: Expression von Sialinsäuren in porzinen Präzisionslungenschnitten.
Sialinsäuren wurden durch Lektinfärbung nachgewiesen: MAA (Maackia amurensis agglutinin) für α2,3-gebundene Sialinsäuren and SNA (Sambucus nigra agglutinin) für α2,6-gebundene Sialinsäuren. Zilientragende Zellen wurden mit einem Anti-β-Tubulin-Antikörper und mukusproduzierende Zellen durch einen anti muc5ac-Antikörper gefärbt. In A wird die Lektinfärbung verglichen mit der Färbung zilientragender (rot) oder mukusproduzierender Zellen (rod in Ab, grün in Ad); SNA-Färbung ist in grün gezeigt (Aa and Ab), MAA-Färbung in grün (Ac) oder rot (Ad). In B ist oben die Co-Färbung zilientragender (rot) und mukusproduzierender Zellen (grün) gezeigt; das untere Bild von 3B zeigt die Co-Färbung mit MAA (rot) und SNA (grün).

Immunofärbung der virus-infizierten Präzisionslungenschnitte

Um die mit Influenzavirus infizierten Zellen nachzuweisen, wurden Kryoschnitte der porzinen Präzisionslungenschnitte einer Färbung unterzogen, die virales Antigen sichtbar macht. Hierfür wurden Antikörper gegen das virale Nukleoprotein verwendet. Parallel zur Sichtbarmachung des Virusantigens (Abb. 4, grün) wurden in den Kryoschnitten auch die zilientragenden und die mukusproduzierenden Zellen gefärbt (Abb. 4, rot). Eine Infektion mit porzinen Influenzaviren führte zu mehr infizierten Zellen (linker Bildabschnitt) als bei einer Infektion mit den zwei aviären Viren der Subtypen H7N7 (mittlerer Bildabschnitt) und H9N2 (rechter Bildabschnitt) beobachtet wurden. Infektion durch das porzine Influenzavirus und das H9N2-Virus waren auf das Flimmerepithel beschränkt, das den Bronchus auskleidet; mit H7N7 infizierte Zellen wurden auch in submukosalen Zellschichten gefunden. Eine Parallelfärbung von Tubulin zeigte, dass alle drei Viren in der Lage sind, zilientragende Zellen zu infizieren (Abb. 4, oberer Bildabschnitt). Eine Parallelfärbung von Mukus zeigte deutlich, dass mukus-produzierende Zellen vom porzinen Influenzavirus und vom aviären H7N7-Virus infiziert waren (Abb. 4, unterer Bildabschnitt, die beiden linken Bilder); dagegen wurden nur gelegentlich mukus-produzierende Zellen gefunden, die vom H9N2-Virus infiziert waren (unterer Bildabschnitt, rechtes Bild).

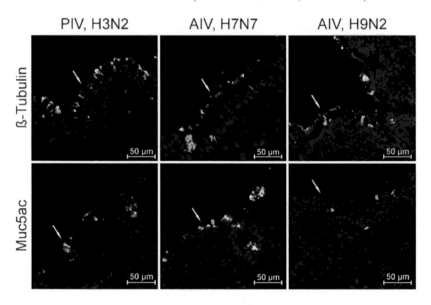

Abb. 4: Immunfärbung von Präzisionslungenschnitten nach Infektion durch porzine und aviäre Influenzaviren.
Präzisionslungenschnitte wurden infiziert mit prozinem H3N2-, aviärem H9N2- oder aviärem H7N7-Virus. Kryoschnitte wurden 24 Std.p.i. hergestellt und zum Nachweis infizierter Zellen, zilientragender Zellen und mukusproduzierender Zellen verwendet. Infizierte Zellen wurden mit einem gegen das Nukleoprotein gerichteten Antikörper gefärbt (grün); zilientragende Zellen wurden gefärbt mit einem Antikörper gegen β-Tubulin (rot) und mukusproduzierende Zellen wurden mit einem Antikörper gegen Muc5Ac gefärbt (rot).

Diskussion

Präzisionslungenschnitte werden schon seit mehr als zehn Jahren für pharmakologische, toxikologische und physiologische Fragestellungen verwendet (MARTIN et al., HENJAKOVIC et al.). Über Infektionsstudien mit Präzisionslungenschnitten gibt es nur wenig Berichte, die sich auf die Lunge von Maus, Rind und Huhn beschränken (GORIS et al.,ABD EL RAHMAN et al., EBSEN et al., BLAZEJEWSKA et al.). Wir haben gezeigt, dass Präzisionsschnitte von der Schweinelunge ein wertvolles Kultursystem für differenzierte respiratorische Epithelzellen darstellen (PUNYADARSANIYA et al.). Die verwendeten Vitalitätsmarker zeigen, dass das Flimmerepithel in der Kultur mehr als eine Woche intakt und funktionsfähig bleibt, wenn man das Medium täglich wechselt. Von konventionellen Explantkulturen der Atemwege wurde berichtet, dass sie vier Tage lebensfähig bleiben (VAN POUCKE et al.). Weitere Vorteile der Präzisionslungenschnitte sind, dass der Zilienschlag und die Bronchokonstriktion als Indikator für die Intaktheit des Epithels genutzt werden können.

Die fluoreszenzmikroskopische Analyse zeigte, dass alle drei verwendeten Influenzaviren in der Lage waren, zilientragende Epithelzellen zu infizieren. Das porzine Virus infizierte auch mukus-produzierende Zellen. Dieser Tropismus des porzinen H3N2-Virus sowohl für zilientragende als auch für nicht-zilientragende Zellen scheint verschieden zu sein vom Tropismus entsprechender humaner Viren, von denen berichtet wurde, dass sie nicht-zilientragende Zellen der menschlichen Atemwege bevorzugt infizieren (MATROSOVICH et al.). Andere Autoren haben aber berichtet, dass humane Infuenzaviren beide Zelltypen infizieren können (THOMPSON et al.). Interessanterweise unterschieden sich die beiden aviären Viren im Spektrum der infizierten Zellen. Während das H9N2-Virus hauptsächlich zilientragende Zellen infizierte, waren beim H7N7-Virus auch mukus-produzierende Zellen und Zellen der Submukosa von der Infektion betroffen. Das Spektrum der empfänglichen Zellen sagt aber nichts über die Effizienz der Virusvermehrung aus. Eine Infektion mit H9N2-Virus führt zu mehr Virus im Überstand als seine Infektion mir H7N7-Virus (PUNYADARSANIYA et al.). Der unterschiedliche Tropismus der beiden aviären Influenzaviren ist nicht leicht zu erklären. Sialinsäuren auf der Zelloberfläche sind entscheidend für das Eindringen der Influenzaviren in die Zielzellen. Da aber nur zwei Pflanzenlektine verfügbar sind, um zwischen der Vielzahl verschiedener Sialoglykokonjugate zu differenzieren, ist es derzeit nicht möglich, aus Lektinstudien Schlüsse zu ziehen, ob geeignete Rezeptoren für Influenzaviren vorhanden sind.

Material und Methoden

Präzisionslungenschnitte

Präsizisionslungenschnitte wurden erzeugt aus Lungen drei Monate alter Schweine (Klinik für kleine Klauentiere, Stiftung Tierärztliche Hochschule Hannover). Die

Schweine zeigten keine Zeichen einer respiratorischen oder systemischen Krankheit. Sofort nach der Euthanasie mit Pentobarbital wurden die Lungen sorgfältig entfernt. Der kraniale, der mittlere und der intermediäre Lobus wurden mit 37° warmer niedrig-schmelzender Agarose gefüllt (Agarose LM GQT; GERBU, Gaiberg, Deutschland) und zur Verfestigung auf Eis gestellt. Zylindrische Gewebsportionen wurden ausgestanzt und verwendet, um mit dem Krumdieck-Gewebeschneider (TSE systems, model MD4000-01) Schnitte mit einer Dicke von etwa 250 µm herzustellen, bei einer Geschwindigkeit 60 Schnitten/min. Die Präzisionslungenschnitte wurden in 1 ml RPMI 1640-Medium i(Invitrogen/Gibco, Deutschland) inkubiert und Antibiotika und Antimykotika zugegeben (Amphtericin B, Clotrimazole, Enrofloxacin, Kanamycin, Penicillin/Streptormycin). Die Inkubation erfolgte in einer 24-Napf-Platte bei 37°C und 5% CO2. Das Medium wurde während der ersten vier Stunden stündlich und danach alle 24 Stunden gewechselt, bis die Schnitte für eine Infektion verwendet wurden.

Die Lebensfähigkeit der Zellen in den Lungenschnitten wurde überprüft durch die Beobachtung des Zilienschlags unter dem Lichtmikroskop (Zeiss Axiovert 35), das mit einer ORCA C4742-80 Digitalkamera (Hamamatsu) und SIMPLE-PCI Analyse-Software (Compix Imaging Systems) ausgestattet war. Ausgewählte Proben wurden nach der Zugabe 10-4 M Metacholin (Acetyl-ß-methylcholinchlorid, Sigma Aldrich) auf Bronchokonstriktion untersucht. Die Intaktheit der Zellen wurde durch eine Lebend-tot-Färbung (Fluo Probes, FP-BE4710) überprüft. Zu diesem Zweck wurden die Zellen mit PBS gewaschen und mit Caldein AM (1 µM) und Ethidiumbromid (EthD-1; 2 µM) 30 Minuten inkubiert. Anschließend wurden die Schnitte mit PBS gewaschen, in Mowiol eingebettet und mit einem Leica TCS SP5 AOBS konfokalen Laser-Scanning-Mikroskop analysiert.

Viren

Porzines Influenzavirus des H3N2-Subtyps (A/sw/Bissendorf/IDT1864/2003) wurde von Ralf Dürrwald, IDT Biologika GmbH, Dessau-Rosslau, Deutschland, zur Verfügung gestellt. Die Vermehrung des Virus erfolgte in MDCK-Zellen mit Infektionsmedium (Eagle's minimal essential medium (EMEM)), das acetyliertes Trypsin (Sigma-Aldrich, München, 1 µg /ml) enthielt. Die Überstände wurden durch niedertourige Zentrifugation (200xg, 10 min) von partikulärem Material befreit und bei -80°C gelagert.

Zwei aviäre Influenzaviren wurden verwendet: A/chicken/Saudi Arabia/CP7/98 (LPAI, Subtyp H9N2) wurde von Hans-Christian Philipp (Lohmann Tierzucht, Cuxhaven, Deutschland) zur Verfügung gestellt; Stamm A/duck/Potsdam/15/80 (LPAI, Subtyp H7N7) wurde vom Friedrich-Loeffler-Institut (Insel Riems, Deutschland) bereitgestellt. Die Vermehrung erfolgte in 10-Tage alten SPF-Bruteiern (VALO Biomedia, Cuxhaven, Germany). Zur Inokulation wurden 100 µl der Virussuspension (Stammvirus 1:100 in PBS verdünnt) in den allantoischen

Raum des Bruteis gegeben. Die Eier wurden bei 37°C bis zu drei Tage in einem Ei-Inkubator gehalten. Die chorioallantoische Flüssigkeit wurde gesammelt niedertourig zentrifugiert (450xg, 15 min), um Zellreste zu entfernen. Das Virus wurde bei -80°C gelagert.

Virusinfektion

Die Präzisionslungenschnitte wurden zweimal mit PBS gewaschen und mit 500μl einer Virusverdünnung in RPMI-Medium infiziert (106 pfu/ml). Das Inokulum wurde 2 h.p.i. entfernt und die Schnitte dreimal mit PBS gewaschen, bevor als Endvolumen 1ml of RPMI-Medium zugegeben wurde. Die Schnitte wurden bis zu 7 Tage in 5% CO2 bei 37°C inkubiert.

Kryoschnitte

Die Präzisionslungenschnitte wurden auf kleinem Filterpapier mit Gefriermedium (Jung, Heidelberg, Germany) platziert, in flüssigem Stickstoff eingefroren und bis zum Schneiden bei -80°C aufbewahrt. Mit einem Kryostat (Reichert-Jung, Nußloch, Deutschland) wurden Schnitte mit einer Dicke von 10 μm erzeugt. Die Schnitte wurden über Nacht bei Raumtemperatur getrocknet und bis zum Färben bei -20°C aufbewahrt.

Immunfluoreszenz-Analyse der Kryoschnitte

Die Schnitte wurden mit 3% Paraformaldehyd 20 min fixiert und mit 0.2% Triton X-100 5 min lang permeabilisiert. Danach folgten 3 Waschschritte mit PBS. Alle Antiköper wurden in 1% bovinem Serumalbumin verdünnt und 1 h bei Raumtemperatur mit den Schnitten in einer feuchten Kammer inkubiert. Nach dem letzten Inkubationsschritt wurden die Schnitte dreimal mit PBS und einmal mit destilliertem Wasser gewaschen. Die Schnitte wurden in Mowiol eingebettet und bei 4°C gelagert, bis zur Untersuchung mit der konfokalen Mikroskopie.
Zum Nachweis infizierter Zellen wurde ein monoklonaler Antiörper gegen das Nukleoprotein (NP) von Influenza-A-Virus verwendet (AbDSeroTec, Düsseldorf) bei einer Verdünnung von 1:750, und ein Anti-Maus IgG (Sigma-Aldrich) als sekundärer Antikörper.
Der Nachweis von α2,6-gebundener Sialinsäure erfolgte mit FITC-markiertem Sambucus nigra-Agglutinin (SNA) (Vector Laboratories, Burlungame, USA) und biotinyliertes Maackia amurensis-Lektin II (MAAII) wurde verwendet, um α2,3-gebundene Sialinsäuren nachzuweisen. In allen Fällen wurden unspezifische Bindungsstellen mit dem Avidin/Biotin Blocking-Kit (Vector Laboratories, USA) abgesättigt. Gebundene biotinylierte antibodies wurden sichtbar gemacht, indem die Proben mit Streptavidin-Cy3 oder Streptavidin-FITC (Sigma-Aldrich) inkubiert wurden.
Zur Sichtbarmachung von Zilien wurden die Zellen mit einem Cy3-markierten monoklonalen Antikörper inkubiert, der β-tubulin erkennt (Sigma-Aldrich). Mukus-produzierende Zellen wurde indirekt gefärbt durch die Verwendung des

mucin-5AC Antikörpers (Santa Cruz Biotechnology), gefolgt von einem gegen Anti-Kaninchen IgG gerichteten sekundären Antikörper (Sigma-Aldrich). Die Färbung der Kerne erfolgte durch Inkubation mit DAPI (4', 6'-diamidino-2-phenylindole),15 min, 37°C.

Dank

Diese Arbeit war Teil der These, die Frau Darsaniya Punyadarsaniya bei der Stiftung Tierärztliche Hochschule Hannover zur Erlongung des Titels Dr. med. vet. eingereicht hat. Darsaniya Punyadarsaniya wurde unterstützt durch ein Stipendium der Mahanakorn University of Technology Bangkok, Thailand. Wir danken Herrn Dr. Ralf Dürrwald für die Bereitstellung des porzinen Influenzavirus. Die Arbeit von Christel Schwegmann-Wessels, Georg Herrler und Silke Rautenschlein wurde gefördert durch Mittel des deutschen FluResearchNet, einem vom Bundesministerium für Bildung und Forschung eingerichteten Konsortium zur Untersuchung der zoonotischen Influenza.

Literatur

ABD EL RAHMAN, S., WINTER, C., EL-KENAWY, A., NEUMANN, U., HERRLER, G. (2010). Differential sensitivity of well-differentiated avian respiratory epithelial cells to infection by different strains of infectious bronchitis virus. J Virol 84:8949–8952.

BLAZEJEWSKA, P., KOSCINSKI, L., VIEGAS, N., ANHLAN, D., LUDWIG, S., SCHUGHART, K. (2011). Pathogenicity of different PR8 influenza A virus variants in mice is determined by both viral and host factors. Virology 412: 36-45

DE VLEESCHAUWER, A., ATANASOVA, K., VAN BORM, S., VAN DEN BERG, T., RASMUSSEN, T.B., UTTENTHAL, A., VAN REETH, K. (2009): Comparative pathogenesis of an avian H5N2 and a swine H1N1 influenza virus in pigs. PLoS One 4: e6662.

EBSEN, M., MOGILEVSKI, G., ANHENN, O., MAIWORM, V., THEEGARTEN, D., SCHWARZE, J., MORGENROTH, K. (2002). Infection of murine precision cut lung slices (PCLS) with respiratory syncytial virus (RSV) and chlamydophila pneumoniae using the Krumdieck technique. Pathol Res Pract 198: 747-753.

GORIS, K., UHLENBRUCK, S., SCHWEGMANN-WESSELS, C., KÖHL, W., NIEDORF, F., STERN, M., HEWICKER-TRAUTWEIN, M., BALS, R., TAYLOR, G., BRAUN, A., BICKER, G., KIETZMANN, M., HERRLER, G. (2009). Differential Sensitivity of Differentiated Epithelial Cells to Respiratory Viruses Reveals Different Viral Strategies of Host Infection. J Virol 83:1962–1968.

GUAN Y, SHORTRIDGE KF, KRAUSS S, LI PH, KAWAOKA Y, WEB. (1996). Emergence of avian H1N1 influenza viruses in pigs in China. J Virol 70: 8041-8046.

HENJAKOVIC, M., MARTIN, C., HOYMANN, H.G., SEWALD, K., RESSMEYER, A.R., DASSOW, C., POHLMANN, G., KRUG, N., UHLIG, S., BRAUN, A. (2008). Ex vivo lung function measurements in precision-cut lung slices (PCLS) from chemical allergen-sensitized mice represent a suitable alternative to in vivo studies. Toxicol Sci 106: 444-453.

KARASIN, A.I., BROWN, I.H., CARMAN, S., OLSEN, C.W. (2000). Isolation and characterization of H4N6 avian influenza viruses from pigs with pneumonia in Canada. J Virol 74: 9322-9327.

LAM, E., RAMKE, M., GROOS, S., WARNECKE. G., HEIM, A. (2011). A differentiated porcine bronchial epithelial cell culture model for studying human adenovirus tropism and virulence. J Virol Methods 178: 117-123.

MARTIN, C., UHLIG, S., ULLRICH, V. (2001). Cytokine-induced bronchoconstriction in precision-cut lung slices is dependent upon cyclooxygenase-2 and thromboxane receptor activation. Am J Respir Cell Mol Biol 24: 139-145.

MATROSOVICH, M.N., MATROSOVICH, T.Y., GRAY, T., ROBERTS, N.A., KLENK, H.D. (2004). Human and avian influenza viruses target different cell types in cultures of human airway epithelium. Proc Natl Acad Sci U S A 101: 4620-4624.

PEIRIS, J,S., GUAN, Y., MARKWELL, D., GHOSE, P., WEBSTER, R.G., SHORTRIDGE, K.F. (2001). Cocirculation of avian H9N2 and contemporary "human" H3N2 influenza A viruses in pigs in southeastern China: potential for genetic reassortment? J Virol 75: 9679-9686.

PUNYADARSANIYA, D., LIANG, C.H.,WINTER, C., PETERSEN, H., RAUTENSCHLEIN, S., HENNIG-PAUKA, I., SCHWEGMANN-WESSELS, C., WU, C.Y., WONG, C.H., HERRLER, G. (2011). Infection of differentiated porcine airway epithelial cells by influenza virus: Differential susceptibility to infection by porcine and avian viruses. PLoS One 6:e28429.

SCHOLTISSEK, C., BÜRGER, H., KISTNER, O., SHORTRIDGE, K.F. (1985). The nucleoprotein as a possible major factor in determining host specificity of influenza H3N2 viruses. Virology 147: 287-294.

THOMPSON, C.I., BARCLAY, W.S., ZAMBON, M.C., PICKLES, R.J. (2006). Infection of human airway epithelium by human and avian strains of influenza a virus. J Virol 80: 8060-8068.

VAN POUCKE, S.G., NICHOLLS, J.M., NAUWYNCK, H.J., VAN REETH, K. (2010). Replication of avian, human and swine influenza viruses in porcine respiratory explants and association with sialic acid distribution. Virol J 7.

Darsaniya Punyadarsaniya(1), Christine Winter(1,2), Dr. Henning Petersen(2), Prof. Dr. Silke Rautenschlein(2), Dr. Isabel Hennig-Pauka(3), Christel Schwegmann-Wessels(1), Prof. Dr. Georg Herrler(1)*

1 Institut für Virologie,
2 Klinik für Geflügel,
3 Klinik für kleine Klauentiere,
Stiftung Tierärztliche Hochschule Hannover,
Bünteweg 17
30559Hannover,

*korrespondierender Autor:

Prof. Dr. Georg Herrler
Institut für Virologie
Stiftung Tierärztliche Hochschule Hannover
Bünteweg 17
30559 Hannover,
Email: Georg.Herrler@tiho-hannover.de

Schweine - Drehscheibe der Influenza A-Viren?

Timm HARDER und Elke STARICK (Greifswald)

Mit 2 Abbildungen und 1 Tabelle

Zusammenfassung

Seit dem Ausbruch der pandemischen Influenza A (H1N1) 2009, der sogenannten „Schweinegrippe", haben Influenzavirusinfektionen des Schweines (Schweine-influenzavirus, SIV) größere Beachtung erlangt. SIV-Infektionen sind weltweit verbreitet in Schweinehaltungen; allerdings liegen aus Mittel- und Südamerika sowie aus Afrika kaum Daten vor. Wirtschaftlich bedeutsame Schäden durch SIV-Infektionen treten infolge von akut verlaufenden respiratorischen Infekten insbesondere in Mastschweinbeständen auf. Darüber hinaus spielen Influenzavirusinfektionen indirekt eine Rolle im Rahmen von Fruchtbarkeitsstörungen in Sauenbeständen, da es aufgrund der zum Teil hochfieberhaft verlaufenden Infektion bei tragenden Tieren zum Abort kommen kann. Die Mehrzahl dieser Infektionen wird durch regional verschiedene, an Schweine adaptierte Influenzaviruslinien verursacht, die in der Regel endemisch verbreitet sind. Zusätzlich sind Schweine auch empfänglich für humane und aviäre Influenzaviren. Aus Doppelinfektionen von Schweinen mit porcinen und anderen Influenzaviruslinien können aufgrund der segmentierten Genomstruktur der Influenzaviren Reassortanten mit neuen phänotypischen Eigenschaften entstehen. Der Status von Schweinen in der Epidemiologie der Influenza ist Gegenstand der vorliegenden Übersicht und wird mit Fallbeispielen u.a. aus Deutschland illustriert.

Abstract

With the emergence of pandemic human influenza A (H1N1) 2009, the so-called „swine flu", porcine influenza virus infection have moved into a wider scientific focus. Swine influenza virus (SIV) infections occur worldwide although data from Central and South America and Africa are scarce. Economically relevant damage occurs through respiratory disease caused by SIV especially in fattening pigs. In addition, infertility disorders in sows are relevant as febrile, SIV infected sows frequently abort. The majority of these infections is caused by swine-adapted, porcine SIV subtypes which have established endemic status in many regions. However, pigs are also susceptible to influenza viruses from man and birds. Pigs which are doubly infected by SIVs and an influenza virus from another host species may generate reassorted viruses with potentially new phenotypic properties. Reassortments are possible due to the segmented genome structure of influenza A viruses. The status of pigs in the epidemiology is discussed and illustrated by field cases, inter alia, from Germany.

Einleitung

Influenza A-Viren gehören der Familie der Orthomyxoviridae an. Es handelt sich um behüllte Viren, die ein achtfach segmentiertes, einzelsträngiges RNA Genom negativer Polarität besitzen. Die Viren verursachen akute, lytische Infektionen der Epithelien des Respirationstraktes (Säugetiere, Vögel) und/oder des Gastrointestinaltraktes (Vögel). Latente oder chronische Infektionen sind nicht bekannt. Aufgrund der fehleranfälligen viralen Replikationsmaschinerie sowie des segmentierten Genomes weisen Influenza A-Viren eine hohe genetische Flexibilität auf, die sich u.a. in graduellen ("antigenic drift") oder abrupten ("antigenic shift") Änderungen des antigenetischen "make-up" bemerkbar machen kann. Dies kann sich in einer pathogenetisch und epidemiologisch wirksamen "Resistenz" gegenüber angeborenen und erworbenen immunologischen Abwehrmechanismen der Wirte äußern (WEBSTER et al., 1992).

Influenzavirusinfektionen des Schweines verursachen wirtschaftlich bedeutsame Erkrankungen (OLSEN et al., 2006). Infektionen in Ferkeln und Mastschweinen führen zu respiratorischen Erkrankungen, die sich langfristig negativ auf die Gewichtszunahme der Tiere auswirken. Influenzainfektionen tragender Sauen verlaufen häufig hochfebril, was zu Prostaglandin-vermittelten Aborten und ggf. weiteren Fruchtbarkeitsstörungen führen kann. Im Gegensatz zur streng saisonal auftretenden Influenza des Menschen sind Influenzainfektionen bei Schweinen ganzjährig anzutreffen. Dies trifft zunehmend vor allem auf Großbestände zu. Eine Kontrolle der Influenza in Schweinebeständen ist schwierig und zwingend auf den strategischen Einsatz wirksamer Impfstoffe angewiesen (TORREMORELL et al., 2012).

Influenza A Virusinfektionen in Schweinen

Historisch war die Entwicklung der Influenzaviren von Mensch und Schwein über viele Jahrzehnte eng miteinander verknüpft. Allerdings war nahezu ausschließlich der Mensch Ausgangspunkt neuer Influenzavirus-Epizootien der Schweine, während die Rolle von Schweinen in der Entstehung pandemischer Viren des Menschen weiterhin umstritten bleibt (IRVIN & BROWN, 2011). Einerseits gelten Schweine als Drehscheibe von Influenza-A-Viren verschiedener Spezies, wobei es infolge von Doppelinfektionen von Schweinen mit verschiedenen porcinen Viruslinien, humanen oder aviären Influenzaviren auch zu Reassortatierung der Viren kommen kann. Dabei führt die Kombination von Genomsegmenten aus zwei verschiedenen Viren in den Tochtervirionen zur Entstehung neuer Influenzavirusgenotypen (Reassortanten). Hierdurch, so die Hypothese des Schweines als „mixing vessel" der Influenzaviren, würden Schweine zum Motor der Evolution von Influenza A-Viren und zu einem erheblichen Teil am Entstehungsprozess neuer pandemischer Influenzaviren beteiligt sein (SCHOLTISSEK, 1990). Andererseits können Schweine auch als Auffanggefäß und

Zeitspeicher humaner Influenzaviren betrachtet werden („preserving vessel") (MA et al., 2009).

Generell sind Schweine für dieselben Influenza A-Virus-Subtypen empfänglich wie Menschen (H1N1, H1N2, H3N2). Pandemische Influenzaviren des Menschen konnten jeweils bereits im Zuge der humanen Pandemien auch in Schweinepopulationen angetroffen werden. Lediglich das Virus der Asiatischen Grippe, H2N2, fand offenbar zu keiner Zeit Eingang in Schweinepopulationen. Nach dem Übergang humaner Viren in die Schweinepopulationen adaptierten diese sich rasch und bildeten phylo- und antigenetisch differenzierbare Linien aus, die sich von denen im Menschen zirkulierenden unterschieden. Die porcinen Linien zirkulierten dann unabhängig weiter, auch wenn die Ursprungslinien in der menschlichen Population bereits erloschen waren beziehungsweise durch Antigendrift stark veränderte antigenetische Merkmale aufwiesen (Übersicht z.B. BROWN, 2012). In der Schweinepopulation scheinen Influenzaviren einer geringeren antigenetischen Drift zu unterliegen, so dass es dort bislang zu einem „Einfrieren" antigenetischer Konfigurationen kommt.

Daneben können Schweine aber auch Infektionen mit aviären Influenzaviren erfahren. So wurde erstmals 1979 ein porcines H1N1 Virus detektiert, das vollständig aus einem aviären Vorläufer hervor gegangen war. Diese sogenannte „avian-like" (av) H1N1 Linie bestimmt bis heute das endemische Influenzageschehen bei Schweinen in Europa (BROWN, 2012). Unabhängig hiervon gab es weitere sporadische Nachweise von Influenzavirus-Subtypen aviärer Herkunft in Schweinen (CHOI et al., 2012). Ausnahmen bilden hier Infektionen mit dem aviären Subtyp H9N2, der mehrfach in China von Geflügel auf Schweine übertragen wurde und in einigen Provinzen kontinuierlich, allerdings in geringer Prävalenz, zirkulierte (YU et al., 2011). In Korea wurden aviäre H5N2 Viren über einen längeren Zeitraum in Schweinen nachgewiesen (LEE et al., 2009).

Die Reassortierung von zwei Influenzaviren in einem Wirt setzt Permissivität der Wirtszelle für Influenzaviren unterschiedlicher Spezies voraus. Auch wenn Influenzaviren ein sehr breites Wirtsspektrum aufweisen, sind sie doch vergleichsweise wirtsspezifisch, und Übertragungen zwischen Individuen verschiedener Arten scheinen eher selten zu sein. Die Barrieren hierfür sind auf allen Ebenen des viralen Replikationszyklus zu suchen (REPERANT et al., 2012). Entscheidend ist bereits die „attachment" Phase des Replikationsgeschehens, in der das Virus mittels seiner Hämagglutininproteine an sialinsäurehaltige Glykane in der Membran der Wirtszelle bindet (IMAI & KAWAOKA, 2012). Viren aviärer Herkunft bevorzugen hierbei Glykane, deren Sialinsäurerest über eine alpha 2-3 glykosidische Bindung mit dem distal gelegenen Galaktosemolekül verbunden sind. Viren, die an Schweine und Menschen adaptiert sind, binden dagegen bevorzugt alpha 2-6 verknüpfte Sialinsäuren. Es hängt also von der Rezeptorenspezifität und -dichte sowie der Wahrscheinlichkeit des Kontaktes zwischen Virus und entsprechend ausgestatteten Wirtszellen ab, ob diese infiziert werden. Im Respirationstrakt des Schweines werden vor allem in den Epithelien der proximalen Abschnitte alpha 2-6 Rezeptoren angetroffen, während in den Bronchiolen und Alveolen auch Zellen mit alpha 2-3 Rezeptorspezifitäten nachweisbar sind (TREBBIEN et al., 2011). Hieraus resultiert die prinzipielle Empfänglichkeit von Schweinen für aviäre und für säugerspezifische Influenzaviren. Allerdings wurden ähnliche Rezeptorenverteilungen auch bei Menschen nachgewiesen; weiterhin kommen säugerspezifische Rezeptortypen auch in Geweben von beispielsweise Puten und Wachteln vor (IMAI & KAWAOKA, 2012; REPERANT et al., 2012). Insofern steht also zumindest theoretisch eine weitaus vielfältigere Palette von Wirtsspezies für die Generierung neuer Reassortanten zwischen aviären und säugertypischen Influenzaviren zur Verfügung als das in der Vergangenheit im Zentrum dieser Überlegungen stehende Schwein. Unstrittig bleibt allerdings, dass Schweinepopulationen ein Reservoir für Influenzaviren mit einem zoonotischen Potential darstellen, die respiratorische Erkrankungen beim Menschen verursachen und letztlich auch Beiträge zur Entstehung pandemischer Influenzaviren leisten können (MYERS et al., 2007; THACKER & JANKE, 2008). Gleichfalls können porcine Influenzaviren auf Geflügel, insbesondere Puten übertragen werden (STARICK et al., 2011a).

Influenza A-Viren wurden erstmals 1930 aus Schweinen isoliert; hierbei handelte es sich um eine Variante des humanen H1N1-Influenzavirus, das 1918 die „Spanische Grippe" ausgelöst hatte. Vertreter dieser Viruslinie zirkulieren bis heute in den Schweinepopulationen der U.S.A. und Kanadas („klassisches H1N1"). Andere ursprünglich aus dem Menschen stammende Influenzalinien und Subtypen haben seitdem ebenfalls ihren Weg in das Schwein gefunden. So wurde das H3N2-Virus der 1968 als HongKong-Grippe bezeichneten Pandemie auch in Schweinepopulationen getragen und hat sich dort festgesetzt. Einen zusammenfassenden Überblick der in Europa prävalenten Subtypen gibt Abb. 1A (Übersicht u.a. bei BROWN, 2012). Weitere Reassortierungsvorgänge dieser Linien untereinander, mit saisonalen Influenzaviren des Menschen oder mit anderen aviären Influenza-Subtypen haben seitdem das Bild der aktuell in Schweinen zirkulierenden Sub- und Genotypen stark diversifiziert (Abb. 1B). Auch existieren zwischen dem amerikanischen Kontinent, Europa und Asien zum Teil gravierende Unterschiede der prävalenten Linien.

In den meisten schweineproduzierenden Ländern Westeuropas sind seit den 1980er Jahren H1N1- und H3N2-Schweineinfluenzaviren endemisch verbreitet. Während das H1N1-Virus vollständig aviären Ursprungs ist, stammen die Hämagglutinin- und Neuraminidasesegmente des H3N2-Virus aus dem saisonalen menschlichen H3N2-Virus, das Anfang der 1980er Jahre mit einem avH1N1 Virus reassortierte und dessen sechs „innere" Genomsegmente übernahm. H1N2-Viren haben erst in den letzten zwanzig Jahren Verbreitung in europäischen Schweinen gefunden. Hierbei handelt es sich um eine Reassortante aus dem porcinen H3N2-Virus mit einem humanen saisonalen Grippevirus des Subtyps H1N1.

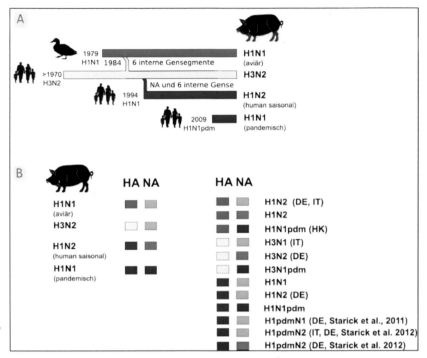

Abb. 1: A. Subtypen porziner Influenzaviren in Europa. In der Übersicht wird der Ursprung der verschiedenen porzinen Influenzaviruslinien sowie der Austausch genetischer Informationen zwischen Linien porziner, aviärer und humaner Herkunft dargestellt. In Europa herrschen drei porzine Influenzalinien vor. Das H1N1 Virus ist rein aviären Ursprungs und trat erstmals 1979 auf. Bereits seit 1969 hatte das humane H3N2 Virus der Hong Kong-Grippe Eingang in die Schweinepopulation gefunden. Seit 1984 wurde dieses Virus von einer Reassortante mit dem avH1N1 verdrängt; diese Reassortante besitzt noch das H3 und N2 des ursprünglich humanen Virus, während die übrigen sechs Genomsegmente auf das avH1N1 Virus zurückgehen. Eine weitere Reassortierung des reassortierten H3N2 Virus mit humanen saisonalen H1N1 Viren brachte Anfang der 1990er Jahre das H1N2 Virus hervor. Seit 2009 fand das neuen pandemische H1N1 Virus Eingang in die europäische Schweinepopulation. B. "Klassische" porcine Influenzaviruslinien in Europa und deren mögliche HA/NA Reassortanten. Länderkürzel in Klammern bezeichnen bereits im Felde nachgewiesene Isolate dieser Reassortanten. Eine detaillierte Übersicht zu Reassortanten bis 2009 geben Kuntz-Simon & Madec (2009).

Serologische Untersuchungen in verschiedenen europäischen Ländern zeigten, dass in den dortigen Schweinebeständen alle drei Subtypen zeitgleich -allerdings in sehr unterschiedlichen und von Land zu Land wechselnden Prävalenzen- kozirkulierten (VAN REETH et al., 2008). Darüber hinaus sind in den letzten Jahren in Europa eine Reihe neuer, durch Reassortierung entstandene Influenzaviren von

Schweinen beschrieben worden, die sich jedoch bislang offenbar nicht weiter verbreitet haben (Übersicht s. KUNTZ-SIMON & MADEC, 2009). Einen Eindruck der komplexen und diversifizierten phylogenetischen Verwandtschaftsverhältnisse aviärer, humaner und porciner Viren des Subtyps H1 vermittelt Abb. 2.

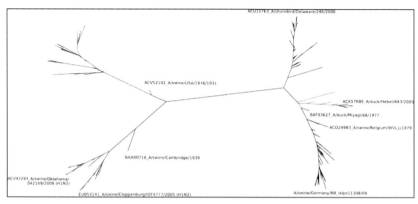

Abb. 2: Phylogenetische Analyse ausgewählter Sequenzen des für das Hämagglutinin (HA) kodierenden Gens (HA1 Bereich) von Influenza A Viren des Subtyps H1. Das Phylogramm wurde in einem Maximum-Likelihood-Verfahren erstellt. Schwarz – europäische porcine H1 Viren aviärer Abkunft sowie Vorläuferviren aus Wildvögeln, blau – amerikanische aviäre H1 Viren, violett - europäische und amerikanische porcine H1N2 Viren, die ein H1 HA aus saisonalen humanen H1N1 Viren tragen, rot - amerikanische porcine Viren, die das H1 HA humaner Abkunft („klassische" 1918er H1 Linie) besitzen, grün – pandemische H1N1 Viren 2009 (H1N1pdm).

Pandemisches H1N1/2009 Virus (H1N1pdm) in Schweinen

Seit April 2009 zirkuliert bei Menschen ein seiner Herkunft nach neues H1N1-Virus, das sich im Verlaufe des Jahres 2009 von Mittelamerika und den südlichen U.S.A. ausgehend pandemisch verbreitet hat. Dieses als humanes pandemisches Virus A (H1N1) 2009 (abgekürzt: H1N1pdm) bezeichnete Agenz ist eine Reassortante, deren Genomsegmente direkte und mittelbare Vorläufer aus aviären (PB2, PA), porcinen (M, N1 aus avH1N1; NS aus klassischem H1N1) und humanen (H3, N2, PB1) Influenzavirus-Linien besitzen (SMITH et al., 2009). H1N1pdm hat mittlerweile das seit 1977 zirkulierende saisonale humane H1N1-Virus verdrängt. Bereits 2009 wurde deutlich, dass auch Schweine hochempfänglich für H1N1pdm sind und sich stabile Infektketten in Schweinepopulationen etablieren können (LANGE et al., 2009; BROOKES et al., 2010; WELSH et al., 2010). Aus verschiedenen Ländern wurden Fälle von H1N1pdm Infektionen bei Schweinen gemeldet, die auf Übertragungen von infizierten Menschen zurückgeführt werden konnten. Mittlerweile dürfte auch H1N1pdm, wie zuvor die pandemischen Viren der Spanischen Grippe und der

HongKong-Grippe, einen vom Infektionsgeschehen in der menschlichen Population unabhängigen endemischen Status in den Schweinepopulation verschiedener Länder weltweit erreicht haben. Auch in Deutschland konnten bereits 2009 Fälle klinisch apparenter H1N1pdm-Infektionen in Schweinebeständen nachgewiesen werden (STARICK et al., 2011b). Bis heute sind H1N1pdm-Infektionen in Schweinen immer wieder sporadisch im Lande detektiert worden. Da Schweinebestände in Deutschland bisher nicht systematisch beprobt werden, kann über das tatsächliche Vorkommen von H1N1pdm durch Übertragung vom Menschen auf das Schwein und eventuelle Reassortierungen mit verschiedenen SIV nur spekuliert werden. Um einen besseren Einblick in diese Fragestellung zu erhalten, wurden seitens des Friedrich-Loeffler-Instituts verschiedene Projekte zum stichprobenartigen Monitoring initiiert.

H1N1pdm, ein neuer Reassortierungspartner für porcine Influenzaviren

Das Auftauchen von H1N1pdm-Infektionen in der Schweinepopulation verursachte unmittelbar Bedenken hinsichtlich der möglichen Generierung von Reassortanten zwischen H1N1pdm und aktuell zirkulierenden endemischen porcinen Influenzaviren (BROOKWELL-STATS et al., 2009). Solche Reassortanten könnten neue phänotypische Eigenschaften aufweisen und ein zusätzliches Risiko für die öffentliche Gesundheit darstellen. Tatsächlich wurden seit 2009 eine erhebliche Anzahl verschiedenster Reassortanten zwischen SIV unterschiedlicher Linien und H1N1pdm beschrieben: ein erster Bericht stammt aus Hong Kong, wo eine H1N1 Reassortante aus Schweinen isoliert wurde, die die triple-reassortante (TRIG) Kassette nordamerikanischer porciner H3N2 Viren trug, das Hämagglutinin (HA) des europäischen porcinen avH1N1 und die Neuraminidase (NA) des H1N1pdm-Virus (VIJAYKRISHNA et al., 2010). Weitere Reassortanten sind in einer Übersicht in Tab. 1 zusammengefasst. In den U.S.A. kam es seit Mitte 2011 zu einigen Fällen menschlicher Infektionen, vor allem bei Kindern, mit einem aus Schweinen stammenden reassortierten H3N2-Virus. Diese Isolate trugen das Matrix-Segment des H1N1pdm im genetischen Hintergrund porciner nordamerikanischer H3N2-Viren (WHO 2011). Ob auch weitere Reassortanten Potential für eine Transspeziesübertragung besitzen, bleibt zu klären.
In Deutschland wurde H1N1pdm in einer Schweinehaltung im Dezember 2009 nachgewiesen. Im Mai 2010 konnte ein reassortiertes H1N1pdm-Virus in Norddeutschland detektiert werden, das sieben Segmente des H1N1pdm und die Neuraminidase des porcinen avH1N1 trug (STARICK et al., 2011b). Weitere Surveillance-Untersuchungen im nordwestdeutschen Raum bis Ende 2011 umfassten etwa 2100 Nasentupferproben aus 290 Haltungen. Etwa 24% der Proben und 40% der Haltungen wurden positiv für Influenza A-Virus RNA mittels real-time RT PCR getestet (STARICK et al., 2012). Sieben Haltungen und 41 Proben waren positiv für das HA des H1N1pdm-Virus. Eine eingehendere molekulare Untersuchung von 14 dieser Viren zeigte, dass in 2 der 7 Haltungen

Infektionen mit originärem H1N1pdm vorherrschten. In den verbleibenden 5 Haltungen dagegen wurden reassortierte Viren detektiert, in denen die Neuraminidase des H1N1pdm gegen porcines NA des Subtyps N2 ausgetauscht war. Das HA dieser H1pdmN2 Reassortanten wies charakteristische kodierende Mutationen auf, die diese Viren als separate phylogenetische Cluster innerhalb der H1N1pdm Viren kennzeichneten (STARICK et al., 2012).

Schlussfolgerungen

Die Bedeutung von Schweinen als „mixing vessel" der Influenzaviren von Menschen und Vögeln bleibt unscharf. Die weltweit stabil in Schweinen zirkulierenden Influenzaviren gehen mit einer Ausnahme sämtlich auf zuvor in der menschlichen Population anzutreffende Linien zurück; diese Linien sind im Vergleich zur menschlichen Population einer erheblichen geringeren Antigendrift unterworfen. Dadurch bilden Schweinepopulationen für diese Viren eine Art Zeitspeicher, in dem für die menschliche Population „historische" Antigenkonfigurationen und Genkonstellationen eingefroren sind. Die Ausnahme bildet ein in Europa zirkulierender Subtyp H1N1, dessen Vorläufer komplett von einem aviären H1N1-Virus abstammte. Eine Analyse der Datenlage in öffentlichen Genbanken zeigt, dass für Europa aus den letzten 20 Jahren lediglich Sequenzen (zumindest HA und NA komplett) von etwa 135 SIV vorliegen und nur von 60 Viren das gesamte Genom sequenziert wurde. Auch die geografische Herkunft der Daten ist stark begrenzt: 43% der Sequenzen stammen aus Deutschland und knapp 30% aus Italien. Dadurch bedingte Lücken bei vergleichenden und phylogenetischen Untersuchungen erschweren sowohl die Interpretation der Virusentwicklung als auch epidemiologische Aussagen sowie solche zu Virusübertragungen zwischen verschiedenen Spezies.
Zukünftig erscheint daher eine weitere Intensivierung der Untersuchung porciner Influenzavirusinfektionen geboten. Die Umstrukturierungen in der landwirtschaftlichen Haltung von Schweinen in Richtung einer hocheffizienten industriellen Produktion könnten Influenzaviren neue Möglichkeiten der Verbreitung und Persistenz in den Beständen bieten. Insgesamt könnte so eine weitere Diversifizierung porciner Influenzaviren forciert und der Genaustausch zwischen aviären, humanen und porcinen Influenzaviruslinien weiter gefördert werden. Nur durch ein intensives Monitoring kann diese Problematik angemessen untersucht und Erkenntnisse hinsichtlich des Entstehens neuer Reassortanten mit erhöhtem zoonotischen Potential gewonnen werden.

Tab. 1: Reassortanten zwischen H1N1pdm und porcinen Influenzaviren.

Virus	HA Linie	NA Linie	Weitere Segmente	Referenz
A/swine/HongKong/201/2010	H1-SIV	N1 (pdm)	SIV	Vijaykrishna et al., 2010
A/swine/Italy/116114/2010	H1 (pdm)	N2-SIV	H1N1 pdm	Moreno et al., 2011
A/swine/Germany/R708/2010	H1 (pdm)	N1-SIV	H1N1 pdm	Starick et al., 2011b
A/swine/England/1382/2010	H1-SIV	N2-SIV	H1N1 pdm	Howard et al., 2011
A/swine/Korea/4941/2010	H1 (pdm)	N2-SIV	PB1, PB2, NS, M: pdm; PA, NP: SIV	Han et al., 2012
A/swine/Guangdong/1361/2010	H1-SIV	N1-SIV	H1N1 pdm	Zhu et al., 2011
A/swine/Argentina/CIP051-BsAs76/2009	H1-SIV	N1-SIV	H1N1 pdm	Pereda et al., 2011
A/swine/Argentina/CIP051-StaFeN2/2009	H1-SIV	N2-SIV	H1N1 pdm	Pereda et al., 2011
A/swine/Thailand/CU-SA43/2010	H1 (pdm)	N1-SIV	H1N1 pdm	Kitikoon et al., 2011
A/swine/Minnesota/239105/2009	H3-SIV	N2-SIV	PA, NP, M: pdm; PB1, PB2, NS: SIV	Ducatez et al., 2011; Liu et al., 2012
A/sw/NorthCarolina/239108/2009	H1-SIV	N2-SIV	PB1, PA, M: pdm; PB2, NP, NS: SIV	Ducatez et al., 2011
A/swine/Quebec/12655553/2010	H3-SIV	N2-SIV	H1N1 pdm	Tremblay et al., 2011
A/swine/Guangxi/NS2783/2010	H3-SIV	N2-SIV	H1N1 pdm	Fan et al., 2012
A/swine/Ohio/FAH10/10	H1-SIV	N2-SIV	PB2, PB1, PA, NS: SIV NP, M: pdm	Ali et al., 2012
A/swine/Kansas/10-91088/2010	H3-SIV	N2-SIV	NP, M, NS: pdm	Liu et al., 2012

Danksagung

Der Erstautor dankt Herrn Prof. Dr. Brem für die Einladung zum Symposium im März 2012 nach Wien. Die Autoren danken den vielen Kollegen des FLI und anderer Institute für die gemeinsamen Arbeiten und Diskussionen zum Thema Schweineinfluenza.

Literatur

BROOKES, S.M., NÚÑEZ, A., CHOUDHURY, B., MATROSOVICH, M., ESSEN, S.C., CLIFFORD, D., SLOMKA, M.J., KUNTZ-SIMON, G., GARCON, F. & OTHER AUTHORS (2010). Replication, pathogenesis and transmission of pandemic (H1N1) 2009 virus in non-immune pigs. *PLoS One,* 5, e9068.

BROOKWELL-STATS, C., WEBSTER, R.G., WEBBY, R.J. (2009). Diversity of influenza viruses in swine and the emergence of a novel human pandemic influenza A (H1N1). Influenza Resp Vir. 3, 207-213.

BROWN, I.H. (2012). History and Epidemiology of Swine Influenza in Europe. Curr Top Microbiol Immunol. [Epub ahead of print] PubMed PMID: 22234411.

CHOI, Y.K., PASCUA, P.N.Q., SONG, M.S. (2012). Swine influenza viruses: An Asian perspective. Curr Top Microbiol Immunol. [Epub ahead of print] PubMed PMID: 22234411.

DUCATEZ, M., HAUSE, B., STIGGER-ROSSER, E., DARNELL, D., CORZO, C., JULEEN, K., SIMONSON, R., BROCKWELL-STAATS, N., RUBRUM, A. & OTHER AUTHORS (2011). Multiple reassortment between pandemic (H1N1) 2009 and endemic influenza viruses in pigs, United States. *Emerg Infect Dis,* 17, 1624-1628.

FAN, X., ZHUH H., ZHOU, B., SMITH, D.K., CHEN, X., LAM, T.T.Y., POON, L.L.M., PEIRIS, M. & GUAN, Y. (2012). Emergence and dissemination of a swine H3N2 reassortant influenza virus with pandemic H1N1 genes in pigs in China. *J Virol,* 86, 2375-2378.

HAN, J.Y., PARK, S.J., KIM, H.K., RHO, S., NGUYEN, G.V., SONG, D., KANG, B.K., MOON, H.J., YEOM, M.J. & other authors (2012). Identification of reassortant pandemic H1N1 influenza virus in Korean pigs. *J Microbiol Biotechnol* , 22, 699-707.

HOWARD, W.A., ESSEN, S.C., STRUGNELL, B.W., RUSSELL, C., BARRAS, L., REID, S.M. & BROWN, I.H. (2011). Reassortant pandemic (H1N1) 2009 virus in pigs, United Kingdom. *Emerg Infect Dis* 17, 1049-1052.

IMAI, M., KAWAOKA, Y. (2012). The role of receptor binding specificity in interspecies transmission of influenza viruses. Curr Opin Virol. 2, 160-167.

IRVIN, R. & BROWN, I. (2011). Novel H1N1 influenza in people: global spread from an animal source? *Vet Rec* , 164, 577-578.

KITIKOON, P., NA AYUDHYA, S.N., WONGPHATCHARACHAI, M., PRAKAIRUNGNAMTHIP, D., BUNGAPONG, N., SURADHAT, S., THANAWONGNUWECH, R. & AMONSIN, A. (2011). Brief report: Molecular characterization of a novel reassorted pandemic H1N1 2009 in Thai pigs. *Virus Genes,* 43, 1-5.

KUNTZ-SIMON, G., MADEC, F. (2009). Genetic and antigenic evolution of swine influenza viruses in Europe and evaluation of their zoonotic potential. Zoonoses Public Health. 56, 310-325.

LANGE, E., KALTHOFF, D., BLOHM, U., TEIFKE, J.P., BREITHAUPT, A., MARESCH, C., STARICK, E., FEREIDOUNI, S., HOFFMANN, B. & other authors (2009). Pathogenesis and transmission of the novel swine-origin influenza virus A/H1N1 after experimental infection of pigs. *J Gen Virol,* 90, 2119-2123.

LEE, J,H,, PASCUA, P.N., SONG, M.S., BAEK, Y.H., KIM, C.J., CHOI, H.W., SUNG, M.H., WEBBY, R.J., WEBSTER, R.G., POO, H., CHOI, Y.K. (2009). Isolation and genetic characterization of H5N2 influenza viruses from pigs in Korea. J Virol., 83, 4205-15.

LIU, Q., MA, J., LIU, H., QI, W., ANDERSON, J., HENTY, A.C., HESSE, R.A., RICHT, J.A. & MA, W. (2012). Emergence of novel reassortant H3N2 swine influenza viruses with the 2009 pandemic H1N1 genes in the United States. *Arch Virol,* 157, 555-562

MA W, LAGER KM, VINCENT AL, JANKE BH, GRAMER MR, RICHT JA (2009). The role of swine in the generation of novel influenza viruses. Zoonoses Public Health. 56, 326-37

MORENO, A., DI TRANI, L., FACCINI, S., VACCARI, G., NIGRELLI, D., BONIOTTI, M.B., FALCONE, E., BONI, A., CHIAPPONI, C., SOZZI, E. & CORDIOLI, P. (2011a). Novel H1N2 swine influenza reassortant strain in pigs derived from the pandemic H1N1/2009 virus. *Vet. Microbiol.,* 149,472-477.

MYERS, K.P., OLSEN, C.W. & GRAY, G.C. (2007). Cases of swine influenza in humans: a review of the literature. *Clin Infect Dis,* 44, 1084-1088.

OLSEN, C.W., BROWN, I.H., EASTERDAY, B.C., VAN REETH, K. (2006). Swine influenza. In: Diseases of swine. Straw BE, Zimmerman JJ, D'Allaire S, Taylor DJ, Oxford: Blackwell Publishing, 9, 469-482.

PEREDA, A., RIMONDI, A., CAPPUCCIO, J., SANGUINETTI, R., ANGEL, M., YE, J., SUTTON, T., DIBÁRBORA, M., OLIVERA, V., CRAIG, M.I., QUIROGA, M., MACHUCA, M., FERRERO, A., PERFUMO, C. & PEREZ, D.R. (2011). Evidence of reassortment of pandemic H1N1 influenza virus in swine in Argentina: are we facing the expansion of potential epicenters of influenza emergence? *Influenza Other Respi Viruses,* 5, 409-412.

REPERANT, L.A., KUIKEN, T., OSTERHAUS, A.D. (2012). Adaptive pathways of zoonotic influenza viruses: From exposure to establishment in humans. Vaccine, [Epub ahead of print] PubMed PMID: 22537992.

SCHOLTISSEK, C. (1990). Pigs as the "mixing vessel" for the creation of pandemic infleunza A viruses. Med Principles Pract 2, 65-71.

SMITH, G.J.D., VIJAYKRISHNA, D., BAHL, J., LYCETT, S.J., WOROBEY, M., PYBUS, O.G., MA, S.K., CHEUNG, C.L., RAGHWANI, J., BHATT, S., PEIRIS, J.S.M., GUAN, Y., RAMBAUT, A. (2009). Origins and evolutionary genomics of the 2009 swine-origin H1N1 influenza A epidemic. Nature, 459, 1122-1125.

STARICK, E., FEREIDOUNI, S., LANGE, E., GRUND, C., VAHLENKAMP, T., BEER, M. & HARDER, T.C. (2011a). Analysis of influenza A viruses of subtype H1 from wild birds, turkeys and pigs in Germany reveals interspecies transmission events. *Influenza Other Respi Viruses,* 5, 276-284.

STARICK, E., LANGE, E., FEREIDOUNI, S., BUNZENTHAL, C., HÖVELER, C., KUCZKA, A., GROSSE BEILAGE, E., HAMANN, H.-P. & other authors (2011b). Re-assorted pandemic (H1N1) 2009 influenza A virus discovered from pigs in Germany. *J Gen Virol* , 92, 1184-1188.

STARICK, E., LANGE, E., GRUND, C., GROSSE BEILAGE, E., DÖHRING, S., MAAS, A., NOE, TH., BEER, M., HARDER, T.C. (2012). Reassortants of pandemic influenza A virus H1N1/2009 and endemic porcine HxN2 viruses emerge in swine populations in Germany. J Gen Virol., accepted for publication.

THACKER, E., JANKE, B. (2008). Swine influenza virus: zoonotic potential and vaccination strategies for the control of avian and swine influenzas. J Infect Dis., 197 Suppl 1, S19-24.

TORREMORELL, M., ALLERSON, M., CORZO, C., DIAZ, A., GRAMER, M. (2012). Transmission of Influenza A Virus in Pigs. Transbound Emerg Dis. 59, 1-17.

TREBBIEN, R., LARSEN, L.E., VIUFF, B.M. (2011). Distribution of sialic acid receptors and influenza A virus of avian and swine origin in experimentally infected pigs. Virol J. 8, 434.

TREMBLAY, D., ALLARD, V., DOYON, J.F., BELLEHUMEUR, C., SPEARMAN, J.G., HAREL, J. & GAGNON, C.A. (2011). Emergence of a new swine H3N2 and pandemic (H1N1) 2009 influenza A virus reassortant in two Canadian animal populations, mink and swine. *J Clin Microbiol,* 49, 4386-4390.

VAN REETH, K., BROWN, I.H., DÜRRWALD, R., FONI, E., LABARQUE, G., LENIHAN. P., MALDONADO, J., MARKOWSKA-DANIEL, I., PENSAERT, M., POSPISIL, Z., KOCH, G. (2008). Seroprevalence of H1N1, H3N2 and H1N2 influenza viruses in pigs in seven European countries in 2002–2003. Influenza and Other Respiratory Viruses 2: 99–105.

VIJAYKRISHNA, D., POON, L.L.M., ZHU, H.C., MA, S.K., LI, O.T.W., CHEUNG, C.L., SMITH, G.J.D., PEIRIS, J.S.M. & GUAN, Y. (2010). Reassortment of pandemic H1N1/2009 influenza A virus in swine. *Science,* 328, 1529.

WEBSTER, R.G., BEAN, W.J., GORMAN, O.T., CHAMBERS, T.M., KAWAOKA, Y. (1992). Evolution and ecology of influenza A viruses. Microbiol Rev. 56, 152-179.

WELSH, M.D., BAIRD, P.M., GUELBENZU-GONZALO, M.P., HANNA, A., REID, S.M., ESSEN, S., RUSSELL, C., THOMAS, S., BARRASS, L., MCNEILLY, F., MCKILLEN, J., TODD, D., HARKIN, V., MCDOWELL, S., CHOUDHURY, B., IRVINE, R.M., BOROBIA, J., GRANT, J., BROWN, I.H. (2010). Initial incursion of pandemic (H1N1) 2009 influenza A virus into European pigs. Vet Rec. , 166, 642-645.

WHO (2011).
http://www.who.int/influenza/gisrs_laboratory/updates/summaryreport/en/index.html

YU, H., ZHOU, Y.J., LI, G.X., MA, J.H., YAN, L.P., WANG, B., YANG, F.R., HUANG, M., TONG, G.Z. (2011). Genetic diversity of H9N2 influenza viruses from pigs in China: a potential threat to human health? Vet Microbiol., 149, 254-61.

ZHU, H., ZHOU, B., FAN, X., LAM, T.T.Y., WANG, J., CHEN, A., CHEN, X., CHEN, H., WEBSTER, R.G., & other authors (2011). Novel reassortment of Eurasien avian-like and pandemic/2009 influenza viruses in swine: infectious potential for humans. *J Virol,* 85, 10432-10439.

Prof. Dr. Timm Harder, PhD
O.I.E.
FAO und Nationales Referenzlabor für Aviäre Influenza
Institut für Virusdiagnostik
Friedrich-Loeffler-Institut
Südufer 10
D-17493 Greifswald-Insel Riems
Fax +49 38351 71 152
e-mail: timm.harder@fli.bund.de

Bedeutung der Influenza beim Schwein aus klinischer Sicht

Mathias Ritzmann (Wien)

Mit 3 Tabellen

Zusammenfassung

Die relevantesten Subtypen beim Schwein sind H1N1, H1N2 sowie H3N2. Alle drei Subtypen konnten dabei in verschiedenen Ländern in den letzten Jahren mit steigender Häufigkeit nachgewiesen werden. Seit dem Jahr 2009 ist auch bei der Tierart Schwein das humane pandemische H1N1 Virus (H1N1pdm) nachweisbar. Es wird inzwischen in etlichen Ländern nachgewiesen und verursacht beim Schwein respiratorische Symptomatik. Influenzaviren verursachen beim Schwein neben Erkrankungen des Respirationstraktes zunehmend Reproduktionsstörungen. Außerdem können Influenzaviren bei verschiedenen Komplexerkrankungen wie dem porcine respiratory disease complex (PRDC), dem postweaning multisystemic wasting syndrome (PMWS) oder der proliferativen nekrotisierenden Pneumonie (PNP) beteiligt sein.
Zur Bekämpfung haben sich beim Schwein seit Jahren prophylaktische Maßnahmen in Form von Vakzinationen bewährt. Derzeit am häufigsten wird ein handelsfertiger trivalenter, die Subtypen H1N1, H1N2 und H3N2 enthaltender Impfstoff eingesetzt. Die Vakzination erfolgt dabei meist bei den Muttertieren als terminorientierte oder produktionsorientierte Impfung. In einigen Regionen werden derzeit zunehmend, zusätzlich zu den Sauen, auch Ferkel vakziniert.

Abstract

The most important subtypes of swine influenza subtypes are currently H1N1, H1N2 and H3N2. All these subtypes could be detected with increasing numbers in the last few years in different countries. Since 2009 infection with pandemic H1N1 (H1N1pdm) in pigs is documented in different countries. H1N1pdm can cause respiratory diseases in pigs.
Subsequent to an influenza outbreak reproductive failure can occur in sows. Additionally swine influenza virus can be involved in multifactorial diseases such as porcine respiratory disease complex (PRDC), postweaning multisystemic wasting syndrome (PMWS) or proliferative necrotizing pneumonia (PNP).
In order to control of swine influenza vaccines have proved to be of value. Currently a swine influenza vaccine containing the subtypes H1N1, H1N2 and H3N2 is mainly used. Vaccination is carried out in sows either as mass vaccination of the whole herd or as vaccination of the sows before farrowing or during the lactation period. Apart from the sows, in some regions an increasing number of piglets is vaccinated.

1 Einleitung

Influenza A Viren zählen zu den relevantesten Erregern von akuten Atemwegserkrankungen beim Schwein, wobei der Verlauf der Erkrankung auch häufig subklinisch sein kann (LOEFFEN et al., 1999; BROWN, 2000; KOTHALAWALA et al., 2006; VAN REETH et al., 2012). Eine weitere Bedeutung haben Influenzaviren als Kofaktor bei verschiedenen Komplexerkrankungen wie dem porcine respiratory disease complex (PRDC), dem postweaning multisystemic wasting syndrome (PMWS) oder der proliferativen nekrotisierenden Pneumonie (PNP) (GRAU-ROMA und SEGALÉS, 2007; GRAU-ROMA et al., 2012; VAN REETH et al., 2012). Zusätzlich können Influenzaviren direkten oder indirekten Einfluss auf die Reproduktionsleistung von Sauen in Form von Aborten, totgeborenen oder lebensschwach geborenen Ferkeln haben (WESLEY, 2004; VAN REETH et al., 2012).

2 Verbreitung der Influenza beim Schwein

Bis in die 90er Jahre waren aus klinischer Sicht lediglich die Subtypen H1N1 und H3N2 von Bedeutung. Seit Mitte der 90er Jahre konnte in verschiedenen Ländern zusätzlich H1N2 bei Schweinen aus Organen oder Antikörper gegen H1N2 nachgewiesen werden. Die Influenza-Seroprävalenzen bezogen auf die Einzeltierebene verschiedener Studien ohne Berücksichtigung der Altersklassen sind in Tab. 1 dargestellt. Für H1N2 lässt sich dabei eine Zunahme der Nachweisrate insbesondere in den letzten Jahren feststellen.

Allerdings ist zu berücksichtigen, dass mit den gebräuchlichen Testmethoden eine Unterscheidung zwischen Antikörpern nach Vakzination und Antikörpern nach natürlicher Infektion nicht möglich ist. So ist nicht auszuschließen, dass einzelne Nachweise von Antikörpern auf Vakzinationen zurückzuführen sind.

In eigenen Studien (LANG et al., 2010) wurde der Verlauf von maternalen Antikörpern in verschiedenen Ferkelaufzuchtbetrieben untersucht. Bis zur zwölften Lebenswoche sanken die Antikörpertiter gegen Influenza kontinuierlich ab und sind bei den meisten der untersuchten Proben als negativ einzustufen (LANG et al., 2010). LOEFFEN et al. (2003) beobachteten ebenso ein kontinuierliches Absinken der Antikörpertiter gegen Influenzaviren bei Ferkeln bis zur zehnten Lebenswoche. Allerdings konnten bei zehn Wochen alten Ferkeln bei 42% der untersuchten Proben Antikörper gegen Influenza nachgewiesen werden. In verschiedenen Studien nahm mit zunehmendem Alter der Tiere der Anteil seropositiver Proben zu. So konnten JEONG et al. (2004) und YOON et al. (2006) bei Mastschweinen und Sauen höhere Seroprävalenzen als bei jüngeren Tieren feststellen. MARKOWSKA-DANIEL et al. (2004) stellten dagegen die höchsten Seroprävalenzen bei Absetzferkeln und Mastschweinen fest. Die Seroprävalenzen bei verschiedenen Altersklassen sind in Tab. 2 dargestellt.

Tab. 1: Influenza-Seroprävalenzen auf Einzeltierebene

H1N1	H3N2	H1N2	Land	
57,1%	54,4%	20,6%	Spanien	SIMON-GRIFÉ et al. (2012)
31,5%	4%	22%	Belgien (2008-2009)	KYRIAKIS et al. (2012)
20,6%	36,3%	13,3%	Italien (2008-2009)	KYRIAKIS et al. (2012)
24,5%	0,9%	48,9%	Frankreich (2008-2009)	KYRIAKIS et al. (2012)
39,4%	23,6%	31,7%	Spanien (2008-2009)	KYRIAKIS et al. (2012)
53%	52%	28%	Deutschland	DÜRRWALD et al. (2010)
71,3%	50,5%	12,0%	Deutschland	DUERWALD et al. (2006)
2,7%		34,1%	Korea	CHOI et al. (2006)
36%	44%		Kanada	FRIENDSHIP et al. (2006)
6,8%	10,0%	18,2%	Spanien	MALDONADO et al. (2006)
33,5%	14,5%	12,8%	Österreich	LANG et al. (2004)
66,7%	23,2%		Belgien	LABARQUE et al. (2004)
5%	2,3%	3,2%	Polen	MARKOWSKA-DANIEL (2004)
7,9%	8,2%		Venezuela	BOULANGER et al. (2004)
39,1%			Korea	JEONG et al. (2004)
57,1%	71,4%	14,3%	Italien	CANDOTTI et al. (2003)
17,7%	3,9%	6,5%	Polen	MARKOWSKA-DANIEL (2003)
19,5%	13,7%	6,0%	Italien	FERRARI et al. (2002)
		68,8%	Belgien	VAN REETH et al. (2000)

Bezogen auf die Betriebsebene sind zwischen den verschiedenen Ländern insbesondere bei den Subtypen H3N2 und H1N2 deutlich unterschiedliche Seroprävalenzen vorhanden (Tab. 3). Zusätzlich konnten in Regionen mit intensiver Schweineproduktion höhere Seroprävalenzen als in Regionen mit geringer Schweineproduktion festgestellt werden (DUERRWALD et al., 2006). Außerdem können die Seroprävalenzen abhängig vom jahreszeitlichen Verlauf von 0 bis über 50% für H1N1 sowie von 0 bis 15% für H3N2 variieren (TSAI et al., 2002). Nach neueren Untersuchungen von KYRIAKIS et al. (2012) sind jedoch kaum Unterschiede beim Nachweis von Influenza zu unterschiedlichen Jahreszeiten vorhanden.

Seit 2009 ist der pandemische Stamm des Subtyps H1N1 bei Schweinen, auch in Zusammenhang mit klinischen Symptomen nachweisbar und seit kurzer Zeit auch pandemische H1N2 Viren (LANGE et al., 2009; STARICK et al., 2011; STARICK et al., 2012). DÜRRWALD et al. (2010) konnten bereits im Jahr 2009 bei 52% der untersuchten Tiere sowie bei 46% der beprobten Betriebe Antikörper gegen den pandemischen Stamm des Subtyps H1N1 nachweisen.

Tab. 2: Influenza-Seroprävalenzen bei verschiedenen Altersklassen

Alter	H1N1	H3N2	H1N2	
Sauen	73,7%	67,1%	27,0	SIMON-GRIFÉ et al. (2012)
Mastschweine	31,8%	34,9%	10,8%	
Sauen	89,3%	65,3%	52,7%	LABARQUE et al. (2004)
Mastschweine	64,9%	51,2%	59,5%	
3 Wochen	36,0%	47,8%	20,8%	CANDOTTI et al. (2003)
15 Wochen	3,9%	8,3%	6,4%	
Mastschweine	58%	50%	15%	ENNEKING et al. (2003)

Tab. 3: Influenza-Seroprävalenzen auf Betriebsebene

H1N1	H3N2	H1N2	Land	
92,9%	92,9%	64,3%	Spanien	SIMON-GRIFÉ et al. (2012)
70,0%	40,0%	5,0%	Belgien (2008-2009)	KYRIAKIS et al. (2012)
46,7%	46,7%	19,7%	Italien (2008-2009)	KYRIAKIS et al. (2012)
31,6%	0%	77,0%	Frankreich (2008-2009)	KYRIAKIS et al. (2012)
53,0%	53,0%	32,0%	Spanien (2008-2009)	KYRIAKIS et al. (2012)
46%	45%	24%	Deutschland	DÜRRWALD et al. (2010)
93,1%	73,5%	16,9%	Deutschland	DUERRWALD et al. (2006)
97,0%	88,0%	82,0%	Belgien	LABARQUE et al. (2004)
93%	79%	31%	Deutschland	ENNEKING et al. (2003)
		85%	Belgien	VAN REETH et al. (2000)

3 Klinische Symptomatik

3.1 Respirationstrakt

Die dominierende klinische Symptomatik nach Infektionen mit Influenzaviren betrifft vorwiegend den Respirationstrakt. Prinzipiell können alle Altersklassen betroffen sein. Eine Häufung der klinischen Symptome sieht man jedoch bei Mastschweinen. Allerdings treten seit kurzer Zeit auch vermehrt klinische Symptome sowohl bei jüngeren Tieren, wie Aufzuchtferkeln, als auch bei Jung- und Altsauen auf. Typische klinische Anzeichen einer Influenzainfektion beim Schwein sind hohes Fieber, mit Körpertemperaturen von über 40°C, Tachypnoe, Anorexie und Apathie. Dazu sind häufig hundesitzige Haltungen und Bewegungsunlust zu beobachten. Der Husten tritt meist kurze Zeit bis einige Tage später auf. Dazu kommen dann Dyspnoe und verstärkte abdominale Atmung (LOEFFEN et al., 1999; VAN REETH et al., 2012). Die Inkubationszeit ist mit ein bis drei Tagen relativ kurz. Die Morbidität ist hoch und kann bis zu 100% sein, die

Letalität dagegen ist mit etwa 1% als sehr gering einzuschätzen. Die klinische Symptomatik dauert wenige Tage bis eine Woche.
Nach Infektion mit H1N1 wird oftmals ein subklinischer Verlauf beobachtet (BROWN, 2003) und die klinische Symptomatik nach experimenteller H1N2-Infektion verläuft milder als nach H1N1-Infektion (VINCENT et al., 2006).

3.2 Reproduktionstrakt

Über die Bedeutung von Infektionen mit Influenzaviren beim Schwein für Reproduktionsstörungen liegen deutlich weniger Erfahrungen und Studien vor, als zum Einfluss auf den Atmungstrakt. Dennoch wird ein Zusammenhang zwischen Influenzainfektionen und Fruchtbarkeitsstörungen von verschiedenen Autoren beschrieben (WESLEY, 2004; VAN REETH et al., 2012).
Einerseits können beim Schwein so genannte Fieberaborte auftreten. Hierbei abortieren Sauen in verschiedenen Graviditätsstadien kurz nach Infektionen mit Influenzaviren. Die Körpertemperaturen der Sauen betragen in diesem Zusammenhang über 40 oder 41°C. Andererseits werden auch Fruchtbarkeits-störungen nach Influenzainfektionen ohne ausgeprägte klinische Symptomatik der Sauen wie Fieber, Tachypnoe oder Husten beschrieben. Dabei treten ebenfalls Aborte oder vermehrt totgeborene oder lebensschwache Ferkel sowie kleine Würfe auf (VAN REETH et al., 2012). So konnte WESLEY (2004) nach experimenteller Infektion von Jungsauen am 80. respektive 82. Trächtigkeitsstag mit dem Subtyp H3N2 signifikant mehr totgeborene Ferkel beobachten als bei nichtinfizierten Kontrolltieren. Eine klinische Symptomatik trat bei den Sauen nicht auf (WESLEY, 2004).

3.3 Koinfektionen

In vielen Betrieben ist aus klinischer Sicht die Relevanz von Komplexerkrankungen höher einzuschätzen als Monoinfektionen. Obwohl Influenzaviren beim Schwein als primär pathogene Erreger einzustufen sind, kommt ihnen auch im Zusammenhang mit anderen Erregern große klinische Bedeutung zu. Beispiele hierfür sind der porcine respiratory disease complex (PRDC), das postweaning multisystemic wasting syndrome (PMWS) und die proliferative nekrotisierende Pneumonie (PNP) (GRAU-ROMA und SEGALÉS, 2007; GRAU-ROMA et al., 2012; VAN REETH et al., 2012). So konnte in eigenen Studien eine signifikante Assoziation zwischen Nachweis von Influenzaviren und Haemophilus parasuis bei Schweinen mit respiratorischen Symptomen dargestellt werden (PALZER et al., 2008).

4 Vakzination gegen Influenza beim Schwein

Ziel von Vakzinationsmaßnahmen bei der Tierart Schwein ist neben einem Individualschutz des einzelnen Tieres meistens ein Populationsschutz, bei dem einzelne Altersklassen bis hin zu allen Tieren eines Betriebes oder gar einer ganzen Region geschützt werden sollen. So können konsequent umgesetzte Vakzinationsprogramme zu einer Reduktion der Erregerausscheidung, zu einer Minimierung des Infektionsdruckes und zu einer Unterbrechung der Infektkette führen.

Vakzinationen gegen Influenza haben beim Schwein große Bedeutung. Ziel ist einerseits Schutz der Muttertiere und andererseits Schutz der Ferkel durch Aufnahme maternaler Antikörper (ALLERSON et al., 2013). In den USA werden derzeit etwa 70% aller Sauen gegen Influenza vakziniert. Die Impfung kann bei den Sauen entweder als produktionsorientierte oder als terminorientierte Impfung erfolgen (ALLERSON und ODLAND, 2012; VAN REETH et al., 2012). In einzelnen Betrieben in den USA werden Eliminationsprogramme umgesetzt (TORREMORELL et al., 2009), die nach eigener Einschätzung jedoch für die europäischen Produktionsbedingungen aufgrund der unterschiedlichen Betriebsstrukturen nur bedingt verwendbar sind.

Seit kürzerer Zeit steht ein trivalenter, die Subtypen H1N1, H1N2 und H3N2 enthaltender Impfstoff zur Verfügung. Die Applikation dieses Impfstoffes kann bei Schweinen ab einem Alter von 56 Tagen erfolgen. Die Vakzination von Sauen hat in der letzten Zeit zunehmend an Bedeutung gewonnen. Diese erfolgt nach durchgeführter Grundimmunisierung (ab 56. Lebenstag sowie 3 Wochen nach erster Impfung) im Abstand von vier bis sechs Monaten. Der Impfstoff kann dabei während der Trächtigkeit (meist 14 Tage vor der Geburt) oder während der Laktation appliziert werden. Inzwischen wird beim Schwein zusätzlich der pandemische Stamm des Subtyps H1N1 (H1N1pdm), auch in Verbindung mit einer klinischen Symptomatik, vermehrt nachgewiesen. Impfstoffe gegen H1N1pdm befinden sich derzeit in der Zulassung.

Aktuelle Fragestellungen hinsichtlich des Einsatzes von Influenza-Impfstoffen beim Schwein beschäftigen sich insbesondere mit einer möglichen Interferenz mit maternalen Antikörpern sowie mit einer Verbesserung der Kreuzprotektivität zwischen den einzelnen Subtypen (CHEN et al., 2012).

Literatur

ALLERSON, M., DEEN, J., DETMER, S.E., GRAMER, M.R., JOO, H.S. (2013). The impact of maternally derived immunity on influenza A virus transmission in neonatal pig populations. Vaccine 31, 500-505.

ALLERSON, M., ODLAND, C. (2012). Pigs and flu: What to do? Proc. Am. Assoc. Swine Vet., Phoenix, 467-468.

BOULANGER, A., RAMIREZ, O.J., MOSCARDI, A. (2004). Serological evidence of swine influenza virus infection on Venezuelan pig farms. Proc. 18th Int. Pig Vet. Soc. Congress, Hamburg, Vol. 1, 67.

BROWN, I.H. (2000). The epidemiology and evolution of influenza in pigs. Vet. Microbiol. 74, 29-46.

BROWN, I.H. (2003). The molecular epidemiology and evolution of influenza viruses in pigs. Proc. 4th Int. Symp. on Emerging and Re-emerging Pig Diseases, Rome, 245-249.

CANDOTTI, P., FONI, E., LEOTTI, G., JOISEL, F., LONGO, S., ROTA NODARI, S. (2003). Serological prevalence for swine influenza virus in pigs between 3 and 15 weeks of age in Italian farms: evaluation of a maternal antibody decay curve. Proc. 4th Int. Symp. on Emerging and Re-emerging Pig Diseases, Rome, 272-273.

CHEN, Q., MADSON, D., MILLER, C.L., HARRIS, D.L.H. (2012). Vaccine development for protecting swine against influenza virus. Anim. Health Res. Rev. 13, 181-195.

CHOI, E.J., SONG, J.Y., LIM, S.I., KIM, B.H., KIM, J.J., TARK, D.S., ROH, I.S., KWON, J.H., KIM, J.H., SONG, H.J. (2006): Prevalence of swine influenza virus H1N2 in Korea. Proc. 19th Int. Pig Vet. Soc. Congress, Copenhagen, Vol. 2, 127.

DUERRWALD, R., HERWIG, V., SCHLEGEL, M., SPRINGER, S., SELBITZ, H.J. (2006): Current situation of swine influenza in Germany. Proc. 19th Int. Pig Vet. Soc. Congress, Copenhagen, Vol. 2, 124.

DÜRRWALD, R., KRUMBHOLZ, A., BAUMGARTE, S., SCHLEGEL, M., VAHLENKAMP, T.W., SELBITZ, H.-J., WUTZLER, P., ZELL, R. (2010). Swine Influenza A vaccines, pandemic (H1N1) 2009 virus, and cross.reactivity. Emerg. Inf. Dis. 16, 1029-1030.

ENNEKING, H., BRUNS, G., DÜRRWALD, R. (2003): Untersuchungen zur Prävalenz der Schweineinfluenza im Südkreis Vechta. Prakt. Tierarzt 84, 772-778.

FERRARI, M., CORRADI, A., SCALVINI, A., MARRUCHELLLA, G., DI LECCE, R., GOZIO, S. (2002): Pathology, virulence ad epidemiology of a novel H1N2 influenza virus. Proc. 17th Int. Pig Vet. Soc. Congress, Ames, Vol. 1, 178.

FRIENDSHIP, R.M., DEWEY, C.E., CARMAN, S., POLJAK, Z. (2006): Increased prevalence of swine influenza H3N2 in Canada. Proc. 19th Int. Pig Vet. Soc. Congress, Copenhagen, Vol. 2, 130.

GRAU-ROMA, L., STOCKMARR, A., KRISTENSEN, C.S., ENØE, C., LÓPEZ-SORIA, S., NOFRARÍAS, M., BILLE-HANSEN, V., HJULSAGER, C.K., SIBILA, M., JORSAL, S.E., FRAILE, L., BAEKBO, P., VIGRE, H. SEGALÉS, J., LARSEN, L.E. (2012). Infectious risk factors for individual postweaning multisystemic wasting syndrome (PMWS) development in pigs from affected farms in Spain and Denmark. Res. Vet. Sci. 93, 1231-1240.

GRAU-ROMA, L., SEGALÉS, J. (2007). Detection of porcine reproductive and respiratory syndrome virus, porcine circovirus type 2, swine influenza virus and Aujeszky's diseasevirus in cases of porcine proliferative and necrotizing pneumonia (PNP) in Spain. Vet. Microbiol. 119, 144-151.

JEONG, K., PARK, Y.-I., JIN, W., HAN, J.-H., JEONG, H.-K., KIM, H.-J., RHA, J. (2004): Sero-prevalence of swine influenza virus in Korea. Proc. 18th Int. Pig Vet. Soc. Congress, Hamburg, Vol. 1, 123.

KOTHALAWALA, H., TOUSSAINT, M.J.M., GRUYS, E. (2006). An overview of swine influenza. Vet. Quart. 28, 45-53.

KYRIAKIS, C.S., ROSE, N., FONI, E., MALDONADO, J., LOEFFEN, W.L.A., MADEC, F., SIMON, G., VAN REETH, K. (2012). Influenza A virus infection dynamics in swine farms in Belgium, France, Italy and Spain. Vet. Microbiol. in press (http://dx.doi.org/10.1016/j.vetmic.2012.11.014).

LABARQUE, G., VYT, P., VAN REETH, K., PENSAERT, M. (2004). Seroprevalence of different swine influenza virus subtypes in swine in Belgium in 2001-2003. Proc. 18th Int. Pig Vet. Soc. Congress, Hamburg, Vol. 1, 84.

LANG, C., PALZER, A., DÜRRWALD, R., SELBITZ, H.-J., Ritzmann, M. (2010). Analyse der Situation der Schweineinfluenza in den Bezirken Oberbayern, Schwaben, Freiburg, und Tübingen anhand von Antikörperprofilen bayerischer Ferkelaufzuchtbetriebe. Berl. Münch. Tierärztl. Wochenschr. 123, 385-391.

LANG, C., SIPOS, W., DÜRRWALD, R., HERWIG, V., SOMMERFELD-STUR, I., SCHUH, M., SCHMOLL, F. (2004). Abklärung des Vorkommens des Schweineinfluenzavirus A-Subtyps H1N2 in österreichischen Betrieben. Wien. Tierärztl. Mschr. 91, 297-308.

LANGE, E., KALTHOFF, D., BLOHM, U., TEIFKE, J.P., BREITHAUPT, A., MARESCH, C., STARICK, E., FEREIDOUNI, S., HOFFMANN, B., METTENLEITER, T.C., BEER, M., VAHLENKAMP, T.W. (2009). Pathogenesis and transmission of the novel swine-origin influenza virus A/H1N1 after experimental infection of pigs. J. Gen. Virol. 90, 2119-2123.

LOEFFEN, W.L., KAMP, E.M., STOCKHOFE-ZURWIEDEN, N., VAN NIEUWSTADT, A.P., BONGERS, J.H., HUNNEMAN, W.A., ELBERS, A.R., BAARS, J., NELL, T., VAN ZIJDERVELD, F.G. (1999). Survey of infectious agents involved in acute respiratory disease in finishing pigs. Vet. Rec. 145, 123-129.

LOEFFEN, W.L.A., NODELIJK, G., HEINEN, P.P., VAN LEENGOED, L.A.M.G., HUNNEMAN, W.A., VERHEIJDEN, J.H.M. (2003). Estimating the incidence of influenza-virus infections in Dutch weaned piglets using blood samples from a cross-sectional study. Vet. Microbiol. 91, 295-308.

MALDONADO, J., VAN REETH, K., RIERA, P., SITJA, M., SAUBI, N., ESPUN, E., ARTIGAS, A. (2006). Evidence of the concurrent circulation of H1N2, H1N1 and H3N2 influenza A viruses in densely populated pig areas in Spain. Vet. J. 172, 377-381.

MARKOWSKA-DANIEL, I. (2003): Monitoring of swine influenza in Poland in the season 2001/2002. Proc. 4th Int. Symp. on Emerging and Re-emerging Pig Diseases, Rome, 277-278.

MARKOWSKA-DANIEL, I. (2004). Current epidemiological situation concerning swine influenza in Poland. Proc. 18th Int. Pig Vet. Soc. Congress, Hamburg, Vol. 1, 42.

PALZER, A., RITZMANN, M., WOLF, G., HEINRITZI, K. (2008). Associations between pathogens in healthy pigs and pigs with pneumonia. Vet. Rec. 162, 267-271.

SIMON-GRIFÉ, M., MARTÍN-VALLS, G.E., VILAR, M.J., GARCÍA-BOCANEGRA, I., MORA, M., MARTÍN, M., MATEU, E., CASAL, J. (2011). Seroprevalence and risk factors of swine influenza in Spain. Vet. Microbiol. 149, 56-63.

STARICK, E., LANGE, E., FEREIDOUNI, S., BUNZENTHAL, C., HÖVELER, R., KUCZKA, A., GROSSE BEILAGE, E., HAMANN, H.-P., KLINGELHÖFER, I., STEINHAUER, D., VAHLENKAMP, T., BEER, M., HARDER, T. (2011). Reassorted pandemic (H1N1) 2009 influenza A virus discovered from pigs in Germany. J. Gen. Virol. 92, 1184-1188.

STARICK, E., LANGE, E., GRUND, C., GROSSE BEILAGE, E., DÖHRING, S., MAAS, A., NOÉ, T., BEER, M., HARDER, T.C. (2012). Reassortants of pandemic influenza A virus H1N1/2009 and endemic porcine HxN2 viruses emerge in swine populations in Germany. J. Gen. Virol. 93, 1658-1663.

TORREMORELL, M., JUAREZ, A., CHAVEZ, E., YESCAS, J., DOPORTO, Y.J., GRAMER, M. (2009). Procedures to eliminate H3N2 swine influenza virus from a pig herd. Vet. Rec. 165, 74-77.

TSAI, C.P., CHENG, M.-C., PAN, M.-J. (2002). Serosurveillance of swine influenza in Taiwan July 2000-December 2001. Proc. 17th Int. Pig Vet. Soc. Congress, Ames, Vol. 2, 224.

VAN REETH, K., BROWN, I., OLSEN, C.W. (2012). Influenza Virus. In: Diseases of Swine. Editor: ZIMMERMAN J.J., KARRIKER L.A., RAMIREZ A., SCHWARTZ K.J., STEVENSON G.W. 10th Edition. Wiley-Blackwell Publishing, Ames, Iowa, USA, 557-571.

VAN REETH, K., BROWN, I.H., PENSAERT, M. (2000). Isolation of H1N2 influenza A virus from pigs in Belgium. Vet. Rec. 146, 588-589.

WESLEY, R.D. (2004). Exposure of sero-positive gilts to swine influenza virus may cause a few stillbirths per litter. Can. J. Vet. Res. 68, 215-217.

VINCENT, A.L., MA, W., LEKCHAROENSUK, P., GRAMER, M., RICHT, J., LAGER, K. (2006). Evaluation of North American hemagglutinin subtype 1 swine influenza isolates. Proc. 37th Annual Meeting Am. Ass. Swine Vet., 467-470.

YOON J.S., HAN J.H., JEONG H.K., KIM H.J. (2006). Sero-prevalence of swine influenza virus (H3N2) in Korea according to age of pigs and season. Proc. 19th Int. Pig Vet. Soc. Congress, Copenhagen, Vol. 2, 133.

Prof. Dr. Mathias Ritzmann
Klinik für Schweine
Department für Nutztiere und öffentliches Gesundheitswesen in der Veterinärmedizin
Veterinärmedizinische Universität Wien
Veterinärplatz 1
A-1210 Wien
und
Klinik für Schweine
Zentrum für Klinische Tiermedizin
Ludwig-Maximilians-Universität München
Sonnenstrasse 16
D-85764 Oberschleißheim

IV. Prophylaxe, Schutzimpfungen und therapeutische Konzepte

Influenza Virus aktivierte intrazelluläre Signalkaskaden – Neue Angriffspunkte für die antivirale Therapie?

Stephan LUDWIG (Münster)

Mit 1 Abbildung

Zusammenfassung

Infektionen mit Influenza A Viren stellen nach wie vor eine große Bedrohung für die Menschheit dar. Der jüngste pandemische Ausbruch im Jahre 2009 hat deutlich gezeigt, dass Impfstoffe für die Frühphase einer Pandemie keine Option darstellen. Auch die derzeit zugelassenen antiviralen Medikamente sind kritisch zu sehen, da eine ständige Zunahme von resistenten Influenza Virus Varianten zu beobachten ist. Dies zeigt, dass wir dringend neue antivirale Agenzien gegen die Influenza benötigen. Es gibt zunehmend innovative Ansätze, die nicht mehr auf das Virus selbst sondern auf Faktoren der Wirtszelle abzielen, die der Erreger als zellobligater Parasit für seine Vermehrung benötigt. Vorteil dieses Ansatzes ist, dass das Virus die beeinträchtigten zellulären Funktionen nicht ersetzen kann und somit die Bildung von resistenten Varianten weitestgehend unterdrückt ist. Influenza Virus Infektionen führen zur Aktivierung einer Vielzahl intrazellulärer Signalwege, die zum Teil durch das Virus für die eigene Vermehrung missbraucht werden. Unsere Arbeiten der letzten Jahre haben gezeigt, dass sich insbesondere solche Signalwege als antivirale Angriffspunkte anbieten, die dem Virus erlauben, zelluläre Barrieren, wie die Plasmamembran oder die Kernmembran, zu überwinden.

Summary

Infections with Influenza A viruses are still a serious burden for mankind. Although the recent influenza pandemic in 2009 took a rather mild course, the relatively long time period since a vaccine was available highlighted the fact, that vaccination is not an option for the early phase of a pandemic outbreak. In addition, the increasing incidence of resistance to the currently licenced influenza drugs indicates the urgent need for novel antiviral agents against the flu. In recent years there is a significant increase in novel antiviral approaches that target cellular factors that are essential for virus replication rather than the virus itself. The advantage of such a strategy is, that the virus cannot replace the missing cellular function which makes the emergence of resistant variants highly unlikely. Influenza virus infections result in the activation of a variety of intracellular signalling cascades, which at least in part are misused by the virus to support its replication. Our work of the last couple of years has shown that those signalling events that help the virus to overcome cellular barriers, such as the plasma membrane or the nuclear envelope are most promising targets.

Einleitung

Die Virusgrippe - Eine der letzten großen Seuchen unserer Zeit

Influenza A Virus Infektionen von Mensch und Tier stellen nach wie vor ein großes medizinisches Problem dar. Neben den jährlich auftretenden epidemischen Ausbrüchen beim Menschen, die in jeder Saison alleine in Deutschland zu mehreren Tausend Todesfällen und großen ökonomischen Verlusten führen, haben diese Viren auch ein pandemisches Potential (WRIGHT et al, 2007). Grippepandemien haben im vergangenen Jahrhundert Millionen von Todesfällen verursacht und auch wenn die erste Grippepandemie des 21. Jahrhunderts im Jahre 2009 relativ mild verlaufen ist, sollte dies nicht über die ständige Gefahr des Auftretens neuer und aggressiver Grippeerreger hinwegtäuschen. Auch die sporadischen, aber seit 2003 nach wie vor regelmäßig auftretenden Infektionen von Menschen durch hochpathogenen H5N1 Vogelgrippeviren mit extrem hoher Mortalität sollten als Warnzeichen verstanden werden. Die WHO ist davon überzeugt, dass wieder eine weltweite Pandemie ausbrechen wird. Die Frage ist also nicht ob, sondern wann dieses Ereignis eintreten wird. Dieser Zeitpunkt ist heute jedoch nicht vorhersagbar.

Prophylaxe und Therapie gegen Grippeviren – die aktuelle Situation

Die hohe Wandlungsfähigkeit von Grippeviren macht es nötig, jährlich neue Impfstoffe gegen die epidemisch zirkulierenden Influenza Viren zu produzieren, die aufgrund der Vorhersagen mehr oder auch weniger effektiv sein können. Beim Auftauchen völlig neuartiger Grippeviren ist die Situation noch komplizierter. Beispielsweise ist es nicht sinnvoll derzeit gegen H5N1 Vogelgrippeviren Impfstoffe zu produzieren, da man noch nicht weiß, ob und welche Virusvariante das Potential haben wird, sich in der menschlichen Population frei auszubreiten. Noch deutlicher wird das Problem bei der weltweiten Ausbreitung eines pandemischen Virus wie im Jahre 2009. Hier benötigt man immer noch mindestens vier bis sechs Monate bis genügende Mengen eines Impfstoffs zur Verfügung stehen. Daher hat uns die Pandemie von 2009 sehr deutlich gezeigt, dass Impfungen keine Option für die Frühphase eines pandemischen Ausbruchs sind.

Ähnlich problematisch sieht die Situation bei antiviralen Medikamenten aus. Zugelassen für die breite Nutzung sind derzeit nur die Neuraminidase-Hemmer Oseltamivir (Tamiflu) und Zanamivir (Relenza). Gegen das darüber hinaus zugelassene Amantadin haben Influenza Viren bereits in breiter Weise Resistenzen entwickelt, sodass beispielsweise die amerikanischen Gesundheits-behörden von der Verwendung dieses Medikaments abraten (BRIGHT et al, 2006). Resistenzen werden jedoch zunehmend auch für das weit verbreitete Oseltamivir ein Problem. Schon vor einigen Jahren wurde in einer Studie bei Kindern gezeigt, dass die Resistenzraten die Angaben des Herstellers aus eigenen Studien um ein vielfaches überstiegen (KISO et al, 2004). Auch sind bereits vermehrt resistente H5N1 Varianten aufgetreten, die beim Menschen schon zu Todesfällen geführt haben. Überdeutlich wird die Resistenzproblematik seit 2007, als in hohem Ausmaß resistente saisonale humanpathogene H1N1 Viren aufgetaucht sind, die in den Folgejahren zu einer flächendeckenden Resistenz dieses Virussubtyps in der gesamten nördlichen Hemisphäre geführt haben (LACKENBY et al, 2008). Daher kann man durchaus davon ausgehen, dass ein in Zukunft neu auftretendes Grippevirus bereits resistent gegen Tamiflu oder Relenza sein könnte. Dass zudem seit einiger Zeit Präparate wie Tamiflu wegen angeblich großer Nebenwirkungen und Zweifel an der Wirksamkeit aufgrund neuer Auswertungen veröffentlichter Studien bei Fachleuten stark in der Kritik stehen, sei hier nur am Rande erwähnt.

Fachleute sind sich daher einig: es besteht der dringende Bedarf an neuen und sicheren Grippemitteln, die schnell zur Verfügung stehen und die keine Tendenz zur Ausbildung von viralen Resistenzen aufweisen.

Neue Wege in der Influenza Therapie

Der evidente Bedarf für neue Influenza Medikamente hat in den letzten Jahren zu einer Vielzahl von neuen Strategien zur Therapie dieser Viruserkrankungen geführt. Diese Ansätze befinden sich teilweise schon in der klinischen Entwicklung. Im Bereich der viralen Angriffspunkte werden dabei neben der Neuraminidase und dem M2 Ionenkanal auch weitere virale Proteine in den Blick genommen. Dies sind insbesondere die Polymerasen, das virale Nichtstrukturprotein 1 und das Nukleoprotein. Die am weitesten fortgeschrittene Entwicklung ist hier der Polymeraseinhibitor T-705, ein Nucleosid Analog, welches sich in den USA in Phase II und in Japan in klinischen Studien der Phase III befindet (FURUTA et al. 2009). Weitere präklinische Ansätze für Polymeraseinhibitoren befassen sich mit Interaktionsblockern der verschiedenen Polymerase-untereinheiten (GHANEM et al, 2007; MAENZ et al, 2011) oder mit struktur-basierten Entwicklungen. Ein Inhibitor des viralen NP Proteins ist das Nucleozin, welches die Multimerisierung von NP hemmt (KAO et al, 2010).

Schließlich konnten auch Hemmstoffe gefunden werden, die die Interferon-antagonistische Aktivität des NS1 blockieren und damit den Type I Interferon Arm der angeborenen Immunantwort wiederherstellen (BASU et al, 2009; JABLONSKI et al, 2012).

Neben viralen Angriffspunkten werden in den letzten Jahren auch zelluläre Targets in den Blick genommen. Viren sind zellobligate Parasiten und auf ihre Wirtszelle angewiesen. Eine Blockierung von für das Virus essentiellen zellulären Faktoren sollte also ebenfalls zu einer Hemmung der viralen Vermehrung führen. Vorteil des Ansatzes ist, dass sich keine Resistenzen gegen solche Hemmstoffe ausbilden können, da das Virus die fehlende zelluläre Funktion nicht ersetzen kann. Ein befürchteter Nachteil ist die potentielle toxische Wirkung solcher auf die Zelle gerichteten Hemmstoffe. Dies ist der Grund dafür, dass lange Jahre sehr kontrovers über solche Ansätze diskutiert wurde.

Die Forschung in diesem Bereich hat allerdings gerade in der letzten Zeit über technische Entwicklungen große Impulse bekommen. Durch die Möglichkeit, in Hochdurchsatz-Screens mit small-interfering (si) RNAs genomweit nach zellulären Faktoren zu suchen, die eine Funktion in der Virusvermehrung haben, konnte eine Vielzahl neuer potentieller zellulärer Targets identifiziert werden (BRASS et al, 2009; HAO et al, 2008; KARLAS et al, 2010; KONIG et al, 2010; SHAPIRA et al, 2009). Obwohl die funktionelle Analyse aller dieser möglichen zellulären Angriffspunkte noch ganz am Anfang steht, darf man die Ergebnisse dieser Screening-Assays als wertvolle Bibliothek für die weitere Erforschung der Virus-Wirtszellinteraktion betrachten.

Virus induzierte Signalwege steuern die Virusreplikation

Eine Infektion mit Influenza-Viren führt zur Aktivierung einer Vielzahl von intrazellulären Signalprozessen in der infizierten Zelle (LUDWIG et al, 2006). Im Hinblick auf die Funktion dieser Signalwege hat sich herausgestellt, dass die meisten dieser Prozesse als zelluläre Antwort auf die eindringenden Erreger anzusehen sind. Doch hat das Virus auch die Fähigkeit erworben, einige dieser Aktivitäten für die eigene Vermehrung zu nutzen (LUDWIG, 2007). Dies ist für das Virus sehr effektiv, schafft aber auch Abhängigkeiten, die nun zur Entwicklung neuartiger antiviraler Medikamente genutzt werden können (LUDWIG et al, 2003).

Bei der Frage, welche zellulären Angriffspunkte am aussichtsreichsten für eine anti-Influenza Therapie sein könnten, sind zwei wichtige Erkenntnisse zur Eingrenzung hilfreich. Influenza Viren müssen wie alle Viren eine Reihe von zellulären Barrieren überwinden, um sich erfolgreich vermehren zu können. Dies sind die Barrieren der Zell- und Endosomenmembran während des Viruseintritts, die Kernhülle beim Ein- und Austritt des viralen Genoms aus dem Nukleus, sowie die Plasmamembran bei der Bildung neuer Viren während des Knospungsprozesses. Beim Durchtritt durch diese Barrieren hat das Virus also keine andere Möglichkeit als mit zellulären Bestandteilen zu interagieren und kann sich bei einer Blockierung der verantwortlichen zellulären Faktoren nicht entziehen. Eine zweite fundamentale Erkenntnis der letzten Jahre ist, dass diese barriere-penetrierenden Prozesse meist nicht konstitutiv ablaufen, sondern durch virus-induzierte Signalwege gesteuert werden, die ein korrektes Timing der Prozesse gewährleisten. Hemmung dieser durch das Virus selbst aktivierten Signalprozesse bietet damit die Möglichkeit, punktgenau in den Replikationszyklus einzugreifen. Da in ruhenden Epithelzellen der Lunge die entsprechenden Signalwege nicht oder nur wenig aktiv sind, sind überwiegend die infizierten Zellen von der Hemmung betroffen und somit sollten unerwünschte Seiteneffekte auf ein Minimum reduziert sein. In den folgenden Kapiteln werden verschiedene Beispiele dieser neuen Strategie aufgezeigt.

Aktivierung von Rezeptortyrosinkinasen befördert den Viruseintritt in die Zelle

Influenza Viren binden an sialinsäurehaltige Rezeptoren an der Zelloberfläche. Dies reicht jedoch für einen effizienten Viruseintritt nicht aus. Vielmehr kommt es nach Bindung der Viren zu einer transienten Aktivierung intrazellulärer Signalwege, wie beispielsweise dem Phosphatidylinositol-3-Kinase (PI3K)/Akt Signalweg (EHRHARDT & LUDWIG, 2009), der für die Virusaufnahme in die Zelle nötig ist (EHRHARDT et al, 2006). Bei dieser Erkenntnis stellte sich die Frage, wie das Signal des bindenden Virus über die Barriere der Plasmamembran hinweg zur Aktivierung intrazellulärer Prozesse führt. Neuere Daten belegen nun, dass hierfür Rezeptortyrosinkinasen (RTK), wie der EGF-Rezeptor oder der HGF-Rezeptor c-Met an der Zelloberfläche verantwortlich sind (EIERHOFF et al, 2010) (Abb. 1).

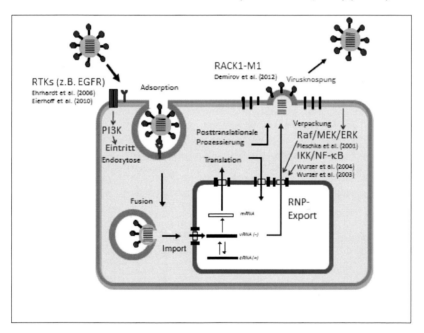

Abb. 1: Intrazelluläre Signalwege unterstützen das Virus beim Überwinden von zellulären Barrieren. Beispiele von virusinduzierten Signalmechanismen die das Virus für Zelleintritt, RNP Export und Virusknospung nutzt und die deshalb interessant Targets für die antivirale Therapie darstellen. Die entsprechenden Referenzen sind angegeben. Details im Text.

Hierbei kommt es nicht zu einer direkten Bindung der Rezeptoren durch die Viren. Vielmehr werden durch die multivalente Bindung des Virus an Sialinsäuren sogenannte Lipid-Raft Domänen ausgebildet, in denen sich auch Rezeptortyrosinkinasen anreichern. Vermutlich durch die räumliche Nähe der Rezeptoreinzelketten kommt es zu einer Aktivierung der intrinsischen Tyrosinkinase. Im Falle des EGF-Rezeptors wird dabei auch eine PI3K Bindestelle im intrazellulären Bereich der Rezeptorkette erzeugt, die zur Aktivierung des PI3K/Akt Kinasemoduls führt, was wiederum den Viruseintritt befördert (EIERHOFF et al, 2010). Hemmung von Rezeptortyrosinkinasen durch siRNA oder spezifische Inhibitoren resultierte entsprechend in einer reduzierten Virusaufnahme (EIERHOFF et al, 2010). Allerdings konnte nur durch simultane Hemmung mehrerer verschiedener RTK eine signifikante Reduktion der Virustiter erreicht werden. Dies zeigt, dass der Effekt nicht spezifisch für bestimmte RTK ist, sondern viele Vertreter der Rezeptorfamilie betrifft.

Die mitogene Raf/MEK/ERK Kaskade reguliert den aktiven Zellexport viraler Ribonukleoproteinkomplexe

Die Raf/MEK/ERK-Kinasekaskade gehört zur Familie der sogenannten Mitogen-aktivierten Proteinkinase (MAPK)-Kaskaden (Übersicht in (WIDMANN et al, 1999)). Physiologische Aktivierung dieses Signalwegs erfolgt meist durch RTK oder G-Protein-gekoppelten Rezeptoren, die schließlich zur schrittweisen Phosphorylierung und Aktivierung der Serin-Threonin-Kinase Raf, der *dual-specificity* Kinase MEK (MAPK-Kinase/ERK-Kinase) und der MAPK ERK führt (*extracellular signal regulated kinase*). ERK überträgt das Signal durch Phosphorylierung einer Vielzahl von Substraten und reguliert dadurch viele verschiedene Funktionen in der Zelle (WIDMANN et al, 1999). Die Kinase ERK wird bei der Infektion mit allen bisher untersuchten Influenza-A- und B-Viren aktiviert (LUDWIG et al, 2004; PLESCHKA et al, 2001). Überraschend war der Befund, dass spezifische Blockade des Signalweges das Wachstum von aviären und humanen Influenza-A- als auch humanen B-Typ-Viren stark beeinträchtigt (LUDWIG et al, 2004; PLESCHKA et al, 2001). Diese Daten zeigten erstmals, dass ein zellulärer Signalweg für ein effizientes Viruswachstum benötigt wird. Umgekehrt waren die Virustiter stark erhöht in Zellen, in denen die Kinasekaskade durch die Expression von konstitutiv aktiven Mutanten von Raf oder MEK voraktiviert wurde (OLSCHLAGER et al, 2004). Dies wurde auch *in vivo* in infizierten Mäusen demonstriert, die eine konstitutiv aktive Raf-Kinase in den alveolären Lungenepithelzellen exprimierten (LUDWIG et al, 2004; OLSCHLAGER et al, 2004). In Bezug auf die zugrunde liegenden molekularen Mechanismen wurde gezeigt, dass die Hemmung der Kaskade zur nuklearen Retention der viralen Ribonukeleoproteinkomplexe (RNP) in späten Stadien des Replikationszyklus führt. Diese Daten ließen darauf schließen, dass die Raf/MEK/ERK Kaskade den aktiven nukleären Export von RNPs wahrscheinlich durch Interferenz mit der Aktivität des viralen Kernexportprotein NEP steuert (PLESCHKA et al, 2001) (Abb. 1). Dieser Befund führte erstmals zu der Hypothese, dass der aktive RNP-Export ein signalreguliertes Ereignis und nicht ein konstitutiver Prozess ist. Während sich die RNPs für eine effektive Replikation und Transkription des viralen Genoms in einem frühen Stadium im Kern befinden, müssen sie zu späten Zeitpunkten im Replikationszyklus aus dem Kern befördert werden, um an der Plasmamembran in Virionen verpackt zu werden. Dies korreliert gut mit der beobachteten späten Aktivierung von ERK im viralen Lebenszyklus. Dabei wurde gezeigt, dass die Aktivierung von ERK ausgelöst wird durch die Membran Akkumulation des viralen HA-Proteins und seine enge Assoziation mit Lipid-Rafts (MARJUKI et al, 2006). Dies führt über die Proteinkinase C alpha (PKCα)-abhängige Aktivierung der Raf/MEK/ERK-Kaskade spät im Infektionszyklus zu gesteigerten RNP-Export (MARJUKI et al, 2006). ERK-Aktivierung durch akkumuliertes HA in der Zellmembran scheint daher einen auto-regulativen Mechanismus darzustellen, der den korrekten Zeitpunkt des RNP-Exports induziert, zu Zeiten wenn alle anderen viralen Komponenten für die Virusknospung bereit stehen.

Die virusfördernde Funktion der Raf/MEK/ERK Kaskade legte nahe, dass sich dieser Signalweg als versprechendes zelluläres Ziel für Anti-Influenza-Ansätze eignet. Wie zur Untermauerung dieser Ansicht zeigten Inhibitoren der Kaskade nicht nur eine starke antivirale Aktivität sondern auch eine erstaunlich geringe Toxizität, sowohl in Zellkultur (LUDWIG et al, 2004; PLANZ et al, 2001; PLESCHKA et al, 2001), als auch in einem in vivo Mausmodell (SEBOLT-LEOPOLD et al, 1999) und in klinischen Studien für den Einsatz als Anti-Krebsmittel (COHEN, 2002). Darüber hinaus zeigten Influenza Viren bei Behandlung mit diesen Verbindungen keinerlei Neigung zur Bildung resistenter Virus-Varianten (LUDWIG et al, 2004). Schließlich konnte kürzlich auch die antivirale Effektivität von Inhibitoren der Raf/MEK/ERK-Kaskade im Tiermodell belegt werden (DROEBNER et al, 2011; PINTO et al, 2011). Interessant ist dabei, dass mehrere MEK Inhibitoren erfolgreich Phase I Studien in der klinischen Erprobung für andere Erkrankungen absolviert haben, was zeigt, dass die Kaskade auch im Menschen ohne große Nebenwirkungen effektiv gehemmt werden kann. Somit bieten sich diese in Entwicklung befindlichem Inhibitoren direkt zur Weiterentwicklung als anti-Influenza Medikament an.

NF-κB reguliert die Capsase-vermittelte Erweiterung von Kernporen

Ein weiterer wichtiger Influenza-Virus-induzierter Signalprozess ist die Aktivierung des Transkriptionsfaktors NF-κB. Dieser Faktor reguliert die Expression einer Vielzahl von antiviralen Zytokinen, unter anderem auch von Interferon β (IFNβ, dem Auslöser einer starken Typ I IFN Antwort (PAHL, 1999). Aufgrund dieser wichtigen Rolle in der antiviralen Genexpression wurden NF-kB und die Upstream-Aktivator-Kinase IκB Kinase (IKK) 2 als wichtige

Komponenten in der angeborenen Immunantwort auf Virus-Infektionen betrachtet (CHU et al, 1999). Umso überraschender war es, dass in zwei unabhängigen parallelen Studien die Beobachtung gemacht wurde, dass die Replikation von Influenza-Viren wesentlich effizienter in Zellen mit voraktiviertem NF-κB abläuft (NIMMERJAHN et al, 2004; WURZER et al, 2004). Umgekehrt waren die Nachkommen-Virus-Titer stark verringert, wenn NF-kB-*Signaling* durch spezifische Inhibitoren, wie BAY11-7085 oder BAY11-7082, oder durch die Verwendung von dominant-negativen Mutanten von IKK2 gehemmt wurde (NIMMERJAHN et al, 2004; WURZER et al, 2004). Aus diesen Studien konnte geschlossen werden, dass Influenza-Viren die Fähigkeit haben, die antivirale Aktivität von NF-κB in eine Virus-unterstützende Funktion zu verwandeln. Die gefundene Abhängigkeit des Virus von NF-κB warf sofort die Frage nach den zugrunde liegenden molekularen Mechanismen auf. Hierzu wurde gezeigt, dass die Virus-unterstützende Funktion von NF-κB zumindest teilweise durch die NF-κB-abhängige Expression von propapoptotischen Faktoren, wie dem *TNF-related apoptosis inducing ligand* TRAIL oder dem FasL vermittelt wird (WURZER et al, 2004). Diese Faktoren führen in einem auto- und parakrinen Mechanismus zur Aktivierung von Proteasen der Caspasen-Familie (THORNBERRY & LAZEBNIK, 1998), denen ebenfalls eine wichtige Rolle in der Virusvermehrung zukommt. Entsprechend ist die Influenza-Virus Ausbreitung auch stark gehemmt in der Gegenwart von Caspase-Inhibitoren oder bei Verwendung von Caspase-spezifischen siRNA, beispielsweise gegen die Effektor-Caspase 3 (WURZER et al, 2003). Caspasen spalten zelluläre Proteine, unter anderem auch Bestandteile der Kernporen, was zu einer erhöhten Diffusion von großen Proteinen in und aus dem Kern führt (FALEIRO & LAZEBNIK, 2000; KRAMER et al, 2008). Diese Funktion ist entscheidend für die virale Replikation, da in Gegenwart sowohl von Caspase- als auch von NF-κB-Hemmstoffen eine nukleäre Retention der viralen RNP-Komplexe beobachtet wurde (WURZER et al, 2003) (Abb. 1). Somit wird die typische antiapoptotische Funktion von NF-κB, die als Reaktion auf andere Stimuli beobachtet wird, in eine proapoptotische Aktivität im Kontext einer Influenza Virus Infektion umgewandelt.

Neben diesem ersten virusunterstützenden Mechanismus von NF-κB wurden kürzlich weitere solche replikationsfördernden Wirkungen des Transkriptionsfaktors enthüllt. So wurde gezeigt, dass es in Virus-infizierten Zellen zu einer starken NF-κB abhängigen Expression des *Suppressor of Cytokine Signaling-3* (SOCS-3)-Gens kommt (PAULI et al, 2008). SOCS-Proteine sind effiziente Blocker des Janus-Kinase (JAK)/*Signal Transducer und Activator of Transcription* (STAT)-Signalwegs (KUBO et al, 2003). Die Expression von SOCS-3 in Influenza-Virus-infizierten Zellen blockt damit die antivirale Typ I IFN Genexpressionsantwort und führt somit zu einer verstärkten Vermehrung des Virus (PAULI et al, 2008). Diese Funktion von SOCS-3 wurde insbesondere bei Infektionen mit hochpathogenen Erregern, wie H5N1 Viren beobachtet, die eine starke primäre Zytokinantwort auslösen („Zytokin Sturm"). Daher ist dieser Mechanismus der Hemmung einer sekundären IFN Antwort eine Erklärung für die gute Replikationsfähigkeit dieser Erreger in einem unvorteilhaften Zytokinmilieu. In einer weiteren neueren Studie wurde zudem beobachtet, dass NF-κB Inhibitoren auch differentiell die virale RNA-Synthese hemmen können (KUMAR et al, 2008).

Die unerwartete Abhängigkeit der Influenza-Viren von NF-κB warf auch hier die Frage auf, ob der Signalweg ein geeignetes Ziel für eine antivirale Therapie sein könnte. Eine erste *Proof-of-Principle*-Studie wurde von MAZUR et al. 2007 mit einem NF-κB hemmenden Mittel durchgeführt, welches sehr häufig im klinischen Einsatz zu finden ist (MAZUR et al, 2007). Für die Acetylsalicylsäure (ASS), auch als Aspirin bekannt, wurde bereits früher gezeigt, dass die Substanz ein effizienter und sehr selektiver Inhibitor der IKK2 im unteren millimolaren Konzentrationsbereich ist (YIN et al, 1998) Entsprechend effizient blockierte ASA in Zellkultur die Vermehrung aller untersuchten Influenzaviren - einschließlich hochpathogener H5N1-Stämme - um mehrere Zehnerpotenzen in einem Konzentrationsbereich der nicht toxisch für die Wirtszelle war (MAZUR et al, 2007). Der Vergleich zu anderen NF-κB-Inhibitoren oder zu Hemmstoffen anderer Funktionen von ASA ergab, dass tatsächlich die NF-κB-blockierende Wirkung von ASA entscheidend war. ASA führte dabei nicht zur Bildung resistenter Virus-Varianten (MAZUR et al, 2007). Schließlich zeigte ASA auch effiziente antivirale Aktivität *in vivo* in einem Maus-Modell der Infektion. Anwendung der Verbindung als Aerosol direkt in die Luftröhre von letal infizierten Mäusen resultierte in deutlich verringerten Virustitern in der Lunge und einer signifikant erhöhten Überlebensrate der Tiere (MAZUR et al, 2007). Neuere Daten zeigen ferner, dass ASA als Aerosol auch beim Menschen gut verträglich ist und keine schädlichen Nebenwirkungen zeigt (O. PLANZ, Tübingen, persönliche Mitteilung).

Zusammengefasst sind diese Daten vielversprechend und können als ein erstes *Proof-of-Principle* für die Verwendung von NF-κB-Hemmern als Anti-Grippe Mittel dienen, die keine toxischen Nebenwirkungen oder die Tendenz zur viralen Resistenzbildung zeigen.

Zusammenfassung und Perspektiven

Unsere aktuellen Optionen im Hinblick auf klinisch zugelassene antivirale Medikamente gegen die Influenza sind sehr begrenzt. M2-Hemmstoffe können wegen ihrer Nebenwirkungen und der Häufigkeit der Resistenzen nicht mehr empfohlen werden. Auch gegen den NA Inhibitor Oseltamivir gibt es eine besorgniserregende Zunahme von Resistenzen sowohl von zirkulierenden Stämmen als auch von hoch pathogenen Stämmen des H5N1-Typs. So kann es nicht ausgeschlossen werden, dass ein zukünftiges Pandemie-Virus möglicherweise bereits resistent gegen NA-Inhibitoren sein wird. Trotz dieser klaren Limitation der aktuell zugelassenen Medikamente unterstützt die Weltgesundheitsorganisation WHO noch die Bevorratung dieser Substanzen, sagt aber gleichzeitig auch, dass dieser Ansatz keine Garantie auf Erfolg bietet. Daher sind sich die Experten einig, dass wir dringend alternative Ansätze für eine Influenza-Therapie benötigen. Aufgrund der derzeitigen Erfahrungen liegt die Vermutung nahe, dass gegen alle antiviralen Medikamente, die wie M2 Blocker und NA Inhibitoren virale Strukturen direkt angreifen, sehr schnell resistente Varianten entstehen. So wird ein Paradigmenwechsel in der Entwicklung von anti-Influenza Medikamenten dringend erforderlich. Der Angriff an zellulären statt an viralen Faktoren ist hier ein vielversprechender Ansatz, um das Problem der Resistenzbildung zu verhindern, da der Erreger die fehlende zelluläre Funktion nicht einfach ersetzen kann.

Die Ergebnisse der hier diskutierten verschiedenen Ansätze zur Hemmung der virusinduzierten Signaltransduktion, obwohl noch in einer sehr frühen Phase der vorklinischen Entwicklung, unterstützen dieses Konzept bisher voll und ganz. Nach diesen Studien ist es problemlos möglich, zelluläre Signalfaktoren zu hemmen ohne dabei schädigende Nebenwirkungen oder Resistenzen in Kauf nehmen zu müssen. Das Gebiet beginnt gerade erst den Kinderschuhen zu entwachsen und immer neue Erkenntnisse sind hier für die Zukunft zu erwarten, beispielsweise wie kürzlich die Identifizierung von Virus-fördernden Aktivitäten anderer MAP Kinasen, wie JNK oder p38 (NACKEN et al, 2012; NENCIONI et al, 2009) oder die signalinduzierte Funktion des Proteins RACK1 (*Receptor of activated C kinase*), dass in Wechselwirkung mit dem viralen Matrix Protein den viralen Knospungsprozess steuert (DEMIROV et al, 2012) (Abb. 1). Hinzu kommt, dass einige der Substanzen, z. B. MEK-oder NF-κB-Hemmer, zusätzliche indirekt positive Effekte aufweisen, z. B. die Unterdrückung des schädlichen Zytokinsturms, der zur Pathogenität von hochpathogenen Influenza-Viren beiträgt.

Es ist interessant zu sehen, dass ein zunehmender Teil der in der Entwicklung befindlichen neuen Influenza Medikamente zelluläre Faktoren als Ziel haben. Dies weist darauf hin, dass Start-ups und Pharma-Unternehmen von diesem neuartigen Konzept angezogen werden. Leider wird es noch viele Jahre dauern bis diese Ansätze die Klinik erreichen und man wird erst dann sehen können, wie gut diese neuartigen Medikamente am Ende wirklich sind.

Danksagung

Ich möchte mich bei allen Autoren entschuldigen, die aus Platzgründen nicht zitiert werden konnten. Diese Arbeit wurde von verschiedenen Projekten der Deutschen Forschungsgemeinschaft (DFG) und dem FluResearchNet, einem bundesweiten durch das Bundesministerium für Bildung und Forschung (BMBF) geförderten Forschungsnetzwerk zur zoonotischen Influenza unterstützt.

Literatur

BASU, D., WALKIEWICZ, M.P., FRIEMAN, M., BARIC, R.S., AUBLE, D.T., ENGEL, D.A. (2009). Novel influenza virus NS1 antagonists block replication and restore innate immune function. J Virol 83: 1881-1891

BRASS, A.L., HUANG, I.C., BENITA, Y., JOHN, S.P., KRISHNAN, M,N., FEELEY, E.M., RYAN, B.J., WEYER, J.L., VAN DER WEYDEN, L., FIKRIG, E., ADAMS, D.J., XAVIER, R.J., FARZAN, M., ELLEDGE, S.J. (2009). The IFITM proteins mediate cellular resistance to influenza A H1N1 virus, West Nile virus, and dengue virus. Cell 139: 1243-1254

BRIGHT, R.A., SHAY, D.K., SHU, B., COX, N.J., KLIMOV, A.I. (2006). Adamantane resistance among influenza A viruses isolated early during the 2005-2006 influenza season in the United States. Jama 295: 891-894

CHU, W.M., OSTERTAG, D., LI, Z.W., CHANG, L., CHEN, Y., HU, Y., WILLIAMS, B., PERRAULT, J., KARIN, M. (1999). JNK2 and IKKbeta are required for activating the innate response to viral infection. Immunity 11: 721-731.

COHEN, P. (2002) Protein kinases--the major drug targets of the twenty-first century? Nat Rev Drug Discov 1: 309-315.

DEMIROV, D., GABRIEL, G., SCHNEIDER, C., HOHENBERG, H., LUDWIG, S. (2012). Interaction of influenza A virus matrix protein with RACK1 is required for virus release. Cell Microbiol 14: 774-789

DROEBNER, K., PLESCHKA, S., LUDWIG, S., PLANZ, O. (2011). Antiviral activity of the MEK-inhibitor U0126 against pandemic H1N1v and highly pathogenic avian influenza virus in vitro and in vivo. Antiviral Res 92: 195-203

EHRHARDT, C., LUDWIG, S. (2009). A new player in a deadly game: influenza viruses and the PI3K/Akt signalling pathway. Cell Microbiol

EHRHARDT, C., MARJUKI, H., WOLFF, T., NURNBERG, B., PLANZ, O., PLESCHKA, S., LUDWIG, S. (2006). Bivalent role of the phosphatidylinositol-3-kinase (PI3K) during influenza virus infection and host cell defence. Cell Microbiol 8: 1336-1348

EIERHOFF, T., HRINCIUS, E.R., RESCHER, U., LUDWIG, S., EHRHARDT, C. (2010). The epidermal growth factor receptor (EGFR) promotes uptake of influenza A viruses (IAV) into host cells. PLoS Pathog 6: pii:e1001099

FALEIRO, L., LAZEBNIK, Y. (2000). Caspases disrupt the nuclear-cytoplasmic barrier. J Cell Biol 151: 951-959.

GHANEM, A., MAYER, D., CHASE, G., TEGGE, W., FRANK, R., KOCHS, G., GARCIA-SASTRE, A., SCHWEMMLE, M. (2007). Peptide-mediated interference with influenza A virus polymerase. J Virol 81: 7801-7804

HAO, L., SAKURAI, A., WATANABE, T., SORENSEN, E., NIDOM, C.A., NEWTON, M.A., AHLQUIST, P., KAWAOKA, Y. (2008). Drosophila RNAi screen identifies host genes important for influenza virus replication. Nature 454: 890-893

JABLONSKI, J.J., BASU, D., ENGEL, D.A., GEYSEN, H.M. (2012). Design, synthesis, and evaluation of novel small molecule inhibitors of the influenza virus protein NS1. Bioorganic & medicinal chemistry 20: 487-497

KAO, R.Y., YANG, D., LAU, L.S., TSUI, W.H., HU, L., DAI, J., CHAN, M.P., CHAN, C.M., WANG, P., ZHENG, B.J., SUN, J., HUANG, J.D., MADAR, J., CHEN, G., CHEN, H.,

GUAN, Y., YUEN, K.Y. (2010). Identification of influenza A nucleoprotein as an antiviral target. Nat Biotechnol 28: 600-605

KARLAS, A., MACHUY, N., SHIN, Y., PLEISSNER, K.P., ARTARINI, A., HEUER, D., BECKER, D., KHALIL, H., OGILVIE, L.A., HESS, S., MAURER, A.P., MULLER, E., WOLFF, T., RUDEL, T., MEYER, T.F. (2010).Genome-wide RNAi screen identifies human host factors crucial for influenza virus replication. Nature 463: 818-822

KISO, M., MITAMURA, K., SAKAI-TAGAWA, Y., SHIRAISHI, K., KAWAKAMI. C., KIMURA, K., HAYDEN, F.G., SUGAYA, N., KAWAOKA, Y. (2004). Resistant influenza A viruses in children treated with oseltamivir: descriptive study. Lancet 364: 759-765

KONIG, R., STERTZ, S., ZHOU, Y., INOUE, A., HOFFMANN, H.H., BHATTACHARYYA, S., ALAMARES, J.G., TSCHERNE, D.M., ORTIGOZA, M.B., LIANG, Y., GAO, Q., ANDREWS, S.E., BANDYOPADHYAY, S., DE JESUS, P., TU, B.P., PACHE, L., SHIH, C., ORTH, A., BONAMY, G., MIRAGLIA, L., IDEKER, T., GARCIA-SASTRE, A., YOUNG, J.A., PALESE, P., SHAW, M.L., CHANDA, S.K. (2010). Human host factors required for influenza virus replication. Nature 463: 813-817

KRAMER, A., LIASHKOVICH, I., OBERLEITHNER, H., LUDWIG, S., MAZUR, I., SHAHIN, V. (2008). Apoptosis leads to a degradation of vital components of active nuclear transport and a dissociation of the nuclear lamina. Proc Natl Acad Sci U S A 105: 11236-11241

KUBO, M., HANADA, T., YOSHIMURA, A. (2003). Suppressors of cytokine signaling and immunity. Nat Immunol 4: 1169-1176

KUMAR, N., XIN, Z.T., LIANG, Y., LY, H., LIANG, Y. (2008). NF-kappaB signaling differentially regulates influenza virus RNA synthesis. J Virol 82: 9880-9889

LACKENBY, A., THOMPSON, C.I., DEMOCRATIS, J. (2008.) The potential impact of neuraminidase inhibitor resistant influenza. Curr Opin Infect Dis 21: 626-638

LUDWIG, S. (2007). Exploited defense – how influenza virus takes advantage of antivral signaling responses. Future Virology 2: 91-100

LUDWIG, S., PLANZ, O., PLESCHKA, S., WOLFF, T. (2003). Influenza virus induced signaling pathways - Targets for antiviral therapy? Trends Mol Med 9: 46-51

LUDWIG, S., PLESCHKA, S., PLANZ, O., WOLFF, T. (2006). Ringing the alarm bells: signalling and apoptosis in influenza virus infected cells. Cell Microbiol 8: 375-386

LUDWIG, S., WOLFF, T., EHRHARDT, C., WURZER, W.J., REINHARDT, J., PLANZ, O., PLESCHKA, S. (2004). MEK inhibition impairs influenza B virus propagation without emergence of resistant variants. FEBS Lett 561: 37-43

MAENZ, B., GOETZ, V., WUNDERLICH, K., EISEL, J., KIRCHMAIR, J., STECH, J., STECH, O., CHASE, G., FRANK, R., SCHWEMMLE, M. (2011). Disruption of the viral polymerase complex assembly as a novel approach to attenuate influenza A virus. J Biol Chem

MARJUKI, H., ALAM, M,I,, EHRHARDT, C., WAGNER, R., PLANZ, O., KLENK, H.D., LUDWIG, S., PLESCHKA, S. (2006). Membrane accumulation of influenza A virus hemagglutinin triggers nuclear export of the viral genome via protein kinase Calpha-mediated activation of ERK signaling. J Biol Chem 281: 16707-16715

MAZUR, I.,WURZER, W.J., EHRHARDT, C., PLESCHKA, S., PUTHAVATHANA, P., SILBERZAHN, T., WOLFF, T., PLANZ, O., LUDWIG, S. (2007). Acetylsalicylic acid

(ASA) blocks influenza virus propagation via its NF-kappaB-inhibiting activity. Cell Microbiol 9: 1683-1694

NACKEN, W., EHRHARDT, C., LUDWIG, S. (2012). Small molecule inhibitors of the c-Jun N-terminal kinase (JNK) possess antiviral activity against highly pathogenic avian and human pandemic influenza A viruses. Biol Chem 393: 525-534

NENCIONI, L., DE CHIARA, G., SGARBANTI, R., AMATORE, D., AQUILANO, K., MARCOCCI, M.E., SERAFINO, A., TORCIA, M., COZZOLINO, F., CIRIOLO, M.R., GARACI, E., PALAMARA, A.T. (2009). Bcl-2 expression and p38MAPK activity in cells infected with influenza A virus: impact on virally induced apoptosis and viral replication. J Biol Chem 284: 16004-16015

NIMMERJAHN, F,, DUDZIAK, D., DIRMEIER, U., HOBOM, G., RIEDEL, A., SCHLEE, M., STAUDT, L.M., ROSENWALD, A., BEHRENDS, U., BORNKAMM, G.W., MAUTNER, J. (2004). Active NF-kappaB signalling is a prerequisite for influenza virus infection. J Gen Virol 85: 2347-2356

OLSCHLAGER, V., PLESCHKA, S., FISCHER, T., RZIHA, H.J., WURZER, W., STITZ, L., RAPP, U.R., LUDWIG, S., PLANZ, O. (2004). Lung-specific expression of active Raf kinase results in increased mortality of influenza A virus-infected mice. Oncogene 23: 6639-6646

PAHL, H.L. (1999). Activators and target genes of Rel/NF-kappaB transcription factors. Oncogene 18: 6853-6866.

PAULI, E.K., SCHMOLKE, M., WOLFF, T., VIEMANN, D., ROTH, J., BODE, J.G., LUDWIG, S. (2008). Influenza A virus inhibits type I IFN signaling via NF-kappaB-dependent induction of SOCS-3 expression. PLoS Pathog 4: e1000196

PINTO, R., HEROLD, S., CAKAROVA, L., HOEGNER, K., LOHMEYER, J., PLANZ, O., PLESCHKA, S. (2011). Inhibition of influenza virus-induced NF-kappaB and Raf-MEK-ERK activation can reduce both virus titers and cytokine expression simultaneously in vitro and in vivo. Antiviral Res 92: 45-56

PLANZ, O., PLESCHKA, S., LUDWIG, S. (2001). MEK-specific inhibitor U0126 blocks spread of Borna disease virus in cultured cells. J Virol 75: 4871-4877.

PLESCHKA, S., WOLFF, T., EHRHARDT, C., HOBOM, G., PLANZ, O., RAPP, U.R., LUDWIG, S. (2001). Influenza virus propagation is impaired by inhibition of the Raf/MEK/ERK signalling cascade. Nat Cell Biol 3: 301-305.

SEBOLT-LEOPOLD, J.S., DUDLEY, D.T., HERRERA, R., VAN BECELAERE, K., WILAND, A., GOWAN, R.C., TECLE, H., BARRETT, S.D., BRIDGES, A., PRZYBRANOWSKI, S., LEOPOLD, W.R., SALTIEL, A.R. (1999). Blockade of the MAP kinase pathway suppresses growth of colon tumors in vivo. Nat Med 5: 810-816.

SHAPIRA, S.D., GAT-VIKS, I., SHUM, B.O., DRICOT, A., DE GRACE, M.M., WU, L., GUPTA, P.B., HAO, T., SILVER, S.J., ROOT, D.E., HILL, D.E., REGEV, A., HACOHEN, N. (2009). A physical and regulatory map of host-influenza interactions reveals pathways in H1N1 infection. Cell 139: 1255-1267

THORNBERRY, N.A., LAZEBNIK, Y. (1998). Caspases: enemies within. Science 281: 1312-1316.

WIDMANN, C., GIBSON, S., JARPE, M.B., JOHNSON, G.L. (1999). Mitogen-activated protein kinase: conservation of a three-kinase module from yeast to human. Physiol Rev 79: 143-180.

WRIGHT, P.F., NEUMANN, G., KAWAOKA, Y. (2007). Orthomyxoviruses. In Fields: Virology, Knipe DM, Howley PM (eds), Fourth edition edn, pp 1691-1740. Philadelphia: Lippencott Willams & Willams

WURZER, W.J., EHRHARDT, C., PLESCHKA, S., BERBERICH-SIEBELT, F., WOLFF, T., WALCZAK, H., PLANZ, O., LUDWIG, S. (2004). NF-kappaB-dependent induction of tumor necrosis factor-related apoptosis-inducing ligand (TRAIL) and Fas/FasL is crucial for efficient influenza virus propagation. J Biol Chem 279: 30931-30937

WURZER, W.J., PLANZ, O., EHRHARDT, C., GINER, M., SILBERZAHN, T., PLESCHKA, S., LUDWIG, S. (2003). Caspase 3 activation is essential for efficient influenza virus propagation. EMBO J 22: 2717-2728.

YIN, M.J., YAMAMOTO, Y., GAYNOR, R.B. (1998). The anti-inflammatory agents aspirin and salicylate inhibit the activity of I(kappa)B kinase-beta. Nature 396: 77-80.

Prof. Dr.Stephan Ludwig
Institut für Molekulare Virologie (IMV)
Zentrum für Molekularbiologie der Entzündung (ZMBE)
Universität Münster
Von-Esmarch-Str. 56
48149 Münster
Tel.:   0251-8357791
Fax :   0251-8357793
E-Mail: ludwigs@uni-muenster.de

Antivirale Polymere – ein neues Konzept zur prophylaktischen und therapeutischen Intervention

Andreas GRASSAUER (Wien)

Mit 5 Abbildungen

Zusammenfassung

Die Erkenntnisse aus der Influenzapandemie 2009/2010, das vermehrte Auftreten von Resistenzen gegen zugelassene antivirale Wirkstoffe sowie die potentielle Gefahr einer Pandemie, ausgelöst durch ein Vogelgrippevirus geben Anlass zur weiteren Intensivierung der Forschung. Eine neue vielversprechende Option zur Prophylaxe und Therapie von Virusinfektionen des oberen respiratorischen Trakts besteht im Aufbauen einer physikalischen Schutzbarriere in der Nasenhöhle mit einem antiviralen Polymer. In-vitro Tests haben gezeigt, dass Iota-Carrageenan ein potenter Inhibitor von Infektionen mit Influenza A Viren ist. In einem letalen Mausmodell mit Influenza H1N1 Viren konnte gezeigt werden, dass eine intranasale Verabreichung von Iota-Carrageenan in der Lage ist, Mäuse bis zu 48 Stunden nach Infektion zu schützen und vergleichbare Ergebnisse wie mit dem Medikament Tamiflu erzielt werden können. Eine Kombination von Iota-Carrageenan und Neuraminidase-Inhibitoren erzielte sogar deutlich bessere Ergebnisse. Neueste Daten aus klinischen Studien weisen darauf hin, dass Iota-Carrageenan im Menschen bei Infektionen mit Influenza Grippeviren wirksam sein kann.

Abstract

The findings from the influenza pandemic of 2009/2010, the increased incidence of resistance to approved antiviral agents as well as the potential risk of a pandemic caused by a bird flu virus give rise to further strengthen the research in the field. Building a physical barrier in the nasal cavity with an antiviral polymer is an option for the prophylaxis and treatment of viral infections of the upper respiratory tract. *In-vitro* tests have shown that Iota-Carrageenan is a potent inhibitor of influenza A virus infections. In a mouse model of lethal H1N1 influenza virus has been shown that an intranasal administration of Iota-Carrageenan is able to protect mice until 48 hours after infection, comparable with results achievable with the drug Tamiflu. A combination of Iota-Carrageenan and neuraminidase inhibitors yielded even better results. Recent data from clinical studies indicate that Iota-Carrageenan treatment can be effective in humans infected with influenza virus.

Einleitung

Die saisonale Influenza (landläufig Grippe genannt) ist die am meisten unterschätzte Infektionskrankheit in Österreich. Jährlich werden mehrere hunderttausend Kinder und Erwachsene von den Influenzaviren befallen. Während für die saisonale Influenza in der Regel ausreichend Impfstoff zur Verfügung steht, kann im Fall einer Pandemie mit völlig neuen zoonotischen Influenzaviren dies nicht garantiert werden. Zumeist kann nicht schnell genug Impfstoff zur Verfügung gestellt werden und die Produktion ausreichender Mengen hinkt dem Ausbreiten der Infektion hinterher. Bei der letzten Pandemie 2009/2010 ausgelöst durch ein neues H1N1 Virus war beim Höhepunkt der Pandemie im Oktober 2009 die Impfstoffproduktion erst am Beginn (RAPPUOLI and DORMITZER 2012).

Neben Hygiene und Quarantänemaßnahmen ist der Einsatz von antiviralen Medikamenten in Falle einer Pandemie eine der wenigen effektiven ersten Maßnahmen. Dafür werden in vielen Staaten die Neuraminidase Inhibitoren Tamiflu und Relenza bevorratet. So können derzeit in Österreich mit den vorhandenen Vorräten ca. 4 Millionen Personen therapiert werden (http://www.bmgf.gv.at/). Diese Medikamente sind nur dann wirklich effektiv, wenn Sie früh, also innerhalb der ersten 48 Stunden nach einer Infektion verabreicht werden (HAYDEN and PAVIA 2006, KHAZENI et al. 2009). Darüber hinaus besteht die reale Gefahr des Auftretens von Resistenzen gegen die aktuellen Medikamente (BAZ et al. 2010). Daher ist die Entwicklung alternativer Medikamente und Strategien dringend notwendig und auch weltweit im Gange.

Eine alternative Strategie ist die Erzeugung einer physikalischen Barriere im Nasenraum mit einem Polymer. Bereits vor rund 25 Jahren wurde eine Reihe von sulfatierten Polymeren auf antivirale Wirksamkeit getestet (GONZALEZ et al. 1987). Dabei ergab sich ein differenziertes Bild. Während für manche Polymere eine Wirkung auf einige behüllte Viren gezeigt werden konnte, wurde damals vermutet, dass nicht-behüllte Viren nicht inaktiviert werden können (BABA et al. 1988). Die systemische Verabreichung von Polymeren ist aber aufgrund der physikalischen und pharmakologischen Eigenschaften nicht zielführend. Die antivirale Wirkung gegen das HI-Virus, den Auslöser von AIDS, war aber von besonderem Interesse. Bis in die Gegenwart wurde am Konzept der vaginal verabreichten antiviralen Microbizide basierend auf Polymeren gearbeitet. Aufgrund der Ergebnisse aus klinischen Studien muss allerdings davon ausgegangen werden, dass der Einsatz von sulfatierten Polymeren als vaginal verabreichtes Mikrobizid nicht rechtfertigbar ist (KILMARX et al. 2008; SKOLER-KARPOFF et al. 2008).

In-vitro-Ergebnisse zeigen breite antivirale Wirksamkeit von Iota-Carrageenan gegen respiratorische Viren

Überraschenderwiese konnte dennoch gezeigt werden, das Iota-Carrageenan, ein sulfatiertes Polymer aus einer Rotalge des Genus Rhodophyceae breit wirksam gegen humane Rhinoviren ist (GRASSAUER et al. 2008). Abb. 1A zeigt einen Vergleich zwischen HeLa Zellen 48 Stunden nach Infektion mit Rhinoviren Typ 2 (HRV2). Im Vergleich dazu zeigt Abb.1B in Anwesenheit von 100µg/ml Iota-Carrageenan parallel infizierte Zellen. Rhinoviren sind für die häufigste Infektionskrankheit des Menschen, die klassische Erkältung verantwortlich. Folgen der Infektion sind Schnupfen, Husten, Heiserkeit, blockierte Nase, rinnende Nase sowie systemische Symptome wie Frösteln oder Gliederschmerzen. Die Wirksamkeit von Iota-Carrageenan ist breit und bisher war das Polymer gegen alle getesteten humanen Rhinoviren aktiv. Im Rahmen von Labortests konnte gezeigt werden, dass die Wirkung von Iota-Carrageenan auf einer direkten Bindung an die viralen Partikel beruht und damit die Infektion der Zielzellen verhindert wird.

A   B

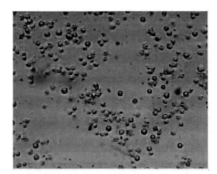 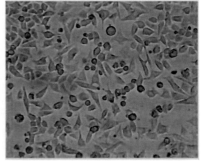

Abb. 1: Schutz von HeLa Zellen vor Rhinovirusinfektion mit Iota-Carrageenan.
(A) HeLa Zellen wurden mit einer Infektionsrate von 0,1 Rhinoviren Typ 2 pro Zelle infiziert und die Lyse der Zellen nach 48 Stunden bildgebend dokumentiert. B) HeLa Zellen 48 Stunden nach Infektion mit 0,1 Rhinoviren pro Zelle, wobei die Virensuspension mit 100µg/ml Iota-Carrageenan versetzt wurde.

Basierend auf dieser Beobachtung wurde eine Reihe von weiteren respiratorischen Viren untersucht, obwohl ältere Publikationen Hinweise auf Unwirksamkeit enthielten. Sowohl bei Coronaviren, respiratorischen Adenoviren als auch bei Paramyxoviren, wie Parainfluenzavirus und Respiratorisches Syncytialvirus

konnte für Iota-Carrageenan Wirksamkeit gezeigt werden (GRASSAUER, WO2009027057).
Auch bei Influenza Viren zeigte sich ein ähnliches Bild. Die Wirkweise und das Potential des Polymers wurde zunächst mit Hilfe von Zellkultur und in der Folge auch im Mausmodell untersucht (LEIBBRANDT et al. 2010). Im dieser Publikation konnte klar gezeigt werden, dass das Polymer die Bindung der Viren an die Zellen verhindert, aber unwirksam ist, wenn das Anhaften der Viren an die Zellen bereits stattgefunden hat (Abb.2)

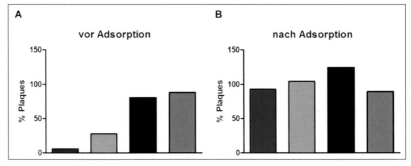

Abb. 2: Untersuchung des Einflusses von Iota-Carrageenan auf die Bindung von Influenza Viren an MDCK Zellen
A) Influenza H1N1 Viren wurden mit Iota-Carrageenan oder dem Kontrollpolymer Carboxymethylzellulose (CMC) in verschiedenen Konzentrationen versetzt und danach die Bindung an MDCK Zellen untersucht. Nach der Adsorption für 1 Stunde bei 4 ° C wurden die Zellen gewaschen und die Anzahl der zellgebundenen infektiösen Viruspartikel durch Plaque-Assay bestimmt, roter Balken 400- µg/ml, oranger Balken 4 µg /ml Iota-Carrageenan, schwarze Balken 400 µg /ml, grauer Balken 4 µg /ml CMC.
(B) nach Adsorption; Behandlung wie bei (A) nur wurden die Polymere erst nach der Adsorption und einer Inkubation von 1 Stunde bei 37°C zugesetzt. Adaptiert mit Genehmigung des Autors von doi: 10.1371/journal.pone.0014320.g005

In der Folge konnte klar gezeigt werden, dass das Polymer direkt an die Viren bindet und auf diese Weise die Bindung an die Zellen verhindert. Dazu bedienten sich die Autoren einer mit einem Fluoreszenzfarbstoff gefärbten Viruspräparation. Es konnte bewiesen werden, dass die gefärbten Viruspartikel direkt an Carrageenanankügelchen binden und diese Bindung mit einem Überschuss an gelöstem Polymer verhindert werden kann. Das verwendete Kontrollpolymer Carboxymethylzellulose war unwirksam (Abb.3A-F). In einem weiteren Test konnte gezeigt werden, dass die Bindung der gefärbten Influenza-Viren an MDCK-Zellen im Beisein von Iota-Carrageenan verhindert wird (Abb.3G-H).

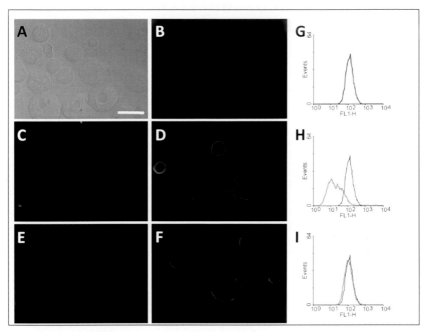

Abb. 3: Iota-Carrageenan bindet direkt an gefärbte Influenza A Viren und stört die Bindung von gefärbten Influenza A Viren an MDCK-Zellen

A) - (E). Alexa Fluor 488-konjugiertes H1N1 Influenza-Virus (H1N1-A488) wurde mit Iota-Carrageenan beschichteten Agarosekügelchen oder Kontroll-Beads für 30 min bei Raumtemperatur inkubiert und mikroskopisch visualisiert. (A) Hellfeld Bild der Iota-Kügelchen, ohne grüne Auto-Fluoreszenz (B). (C) Kontroll Agarosekügelchen inkubiert mit H1N1-A488 zeigen keine unspezifische Bindung des Virus. (D) Iota-Kügelchen mit H1N1-A488 inkubiert belegen die Bindung des Virus an Iota-Carrageenan durch hellgrüne Färbung. (E) Bindung von H1N1-A488 an Iota-Kügelchen in Gegenwart von Iota-Carrageenan (400 µg/ml) ist blockiert; keine Störung der Bindung in Gegenwart von CMC (400µg/ml) (F). (G) FACS-Analysen von MDCK Zellen mit H1N1-A488 in Gegenwart von Iota-Carrageenan (400µg/ml) (H) oder dem Kontrollpolymer CMC (400µg/ml) (I) zeigen, dass die Bindung von H1N1-A488 an MDCK-Zellen durch Iota-Carrageenan, aber nicht durch das Kontrollpolymer CMC, verhindert wird. Adaptiert mit Genehmigung des Autors von doi: 10.1371/journal.pone.0014320.g005

Wirksamkeit im Tiermodell gegen Influenza A Viren

In der Folge wurde in einem Mausmodell untersucht, inwieweit die lokale intranasale Verabreichung von Iota-Carrageenan einen therapeutischen Effekt hat. In diesem Modell werden C57/Bl6 Mäuse intranasal ohne Narkose mit einer letalen Dosis von Influenza H1N1 Viren des Typs A/PR8/34 infiziert. Die Infektion breitet sich vom Nasentrakt der Maus auf die Lunge aus und löst dort eine letale Lungenentzündung aus. Behandelt man die Tiere nun beginnend 48 Stunden nach der Infektion 2 mal täglich entweder mit 50µl eines Placebos oder 50µl einer Iota-Carrageenan Lösung mit einer Konzentration von 1,2mg/ml so kann man die Überlebensrate der Tiere signifikant verbessern und vergleichbare Ergebnisse wie mit dem Medikament Tamiflu erzielen.

Noch bessere Ergebnisse konnten durch Kombination der beiden Behandlungen erzielt werden (Abb. 4). Während für Placebo behandelte Tiere bereits nach 11 Tagen die Influenzavirus Infektion letal ist, führt die kombinierte Behandlung mit Iota-Carrageenan und Tamiflu zu einem 60% Überleben der Versuchstiere. Die veröffentlichten Daten legen weiters nahe, dass die lokale Gabe eines intranasalen Polysaccharids in den Versuchstieren die Ausbreitung der letalen Infektion der Lunge verzögern bzw. reduzieren kann und der positive Effekt auf diese Weise erzielt wird.

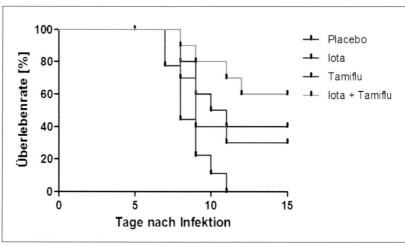

Abb. 4: Therapeutische Wirksamkeit von Iota-Carrageenan gegen H1N1 Influenza-Viren in einem letalen Maus-Modell.

Zehn Mäuse pro Gruppe wurden intranasal mit $8,7 \times 10^3$ PFU H1N1 A/PR/8/34 Viruspartikel am Tag 0 infiziert. Therapiert wurde intranasal ohne Narkose beginnend 48 Stunden nach Infektion zweimal täglich mit 60 μl Iota-Carrageenan (1,2mg/ml) in 0,5% NaCl (rot) oder Placebo (blau). Parallel dazu wurden 5mg/kg/Tag Tamiflu oral verabreicht (orange) bzw. in einer entsprechenden Kombinationstherapie (grün). Adaptiert mit Genehmigung des Autors von doi:10.1371/journal.pone.0014320.g005

Klinische Wirksamkeit von Iota-Carrageenan- Effekt bei Influenza Infektionen

Aufgrund der breiten Wirksamkeit gegen respiratorische Viren wurde ein Nasenspray entwickelt, das Iota-Carrageenan mit einer Konzentration von 1,2mg/ml enthält. Dieses Nasenspray ist in Österreich und in vielen weiteren Ländern in Europa am Markt und auch außerhalb der EU unter verschiedenen Markennamen erhältlich. Bisher wurden drei klinische Studien durchgeführt, wobei bei allen Studien Patienten mit akuter respiratorischer Infektion unabhängig von der Art der Virusinfektion eingeschlossen wurden. Bei allen drei Studien wurden ansonsten gesunde Patienten mit akuten Erkältungsymptomen eingeschlossen, deren erstmaliges Auftreten nicht länger 48 Stunden zurück lag. Bei der ersten Pilotstudie, die an der Universität in Cardiff in Wales durchgeführt wurde, zeigte sich, dass Patienten, die mit dem Iota-Carrageenan Nasenspray behandelt wurden, einerseits die Menge der Viren im Nasensekret signifikant im Vergleich zu Placebo reduziert war und andererseits die Symptomatik der Patienten signifikant verbessert werden konnte (ECCLES et al. 2010). In einer größeren Studie die mit über 213 Kindern im Durchschnittsalter von 5 Jahren in Österreich am St. Anna Kinderspital durchgeführt wurde, konnte in der Folge bestätigt werden, dass die Menge an Viren im Nasensekret durch die internasale Verabreichung von Iota-Carrageenan signifikant reduziert werden konnte im Vergleich zur Placebo Behandlung (FAZEKAS et al. 2012). In dieser Studie hat sich auch gezeigt, dass die Dauer der Erkrankung/Symptomatik der Kinder um etwa 2 Tage reduziert werden konnte. Interessant war auch die Beobachtung, dass am Ende der Studie, nach 21 Tagen im Iota-Carrageenan Arm eine deutlich geringere Anzahl an Kindern noch Symptome berichteten als im Vergleich zum Placebo Arm. Bei der Analyse des Nasensekrets konnte bei insgesamt 34 Kindern eindeutig eine Infektion mit Influenza A Viren nachgewiesen werden. Die Studie fiel mit dem Auftreten des neuen pandemischen H1N1 Virus in Österreich zusammen. Davon waren 13 Patienten mit den pandemischen nH1N1/09 Virus infiziert während bei 21 Patienten das saisonale H3N2 Virus nachgewiesen werden konnte. Am Tag des Einschlusses in die Studie wurde die Viruskopienzahl im Nasensekret mit Hilfe einer quantitativen PCR Methode bestimmt und diese Analyse wurde verglichen mit der Kopien Anzahl im Nasensekret, das 3-5 Tage nach dem Beginn der Studie gewonnen wurde. Bei mit Iota-Carrageenan behandelten Kindern zeigte sich eine signifikante Reduktion (P=0,046) der Influenza Virusmenge von rund 1 Mio

Kopien/ml auf einige zehntausend Kopien während bei mit Placebo behandelten Kindern keine signifikante Reduktion feststellbar war. Der Rückgang der Kopienzahl in der Iota-Carrageenan Gruppe war bei nH1N1 und H3N2 Patienten ähnlich hoch und lag bei rund 2 logarithmischen Stufen. Der Effekt auf die Virusmenge korrelierte auch mit dem klinischen Bild. Vergleicht man zwischen Iota-Carrageenan und Placebopatienten den Anteil der Patienten mit Symptomen auf einer Zeitachse so zeigte sich, dass mit Iota-Carrageenan behandelte Patienten im Mittel nach 8,3 Tagen frei von Symptomen waren, während Placebopatienten mehr als drei Tage länger (11,9 Tage) dafür benötigten (Abb. 5).

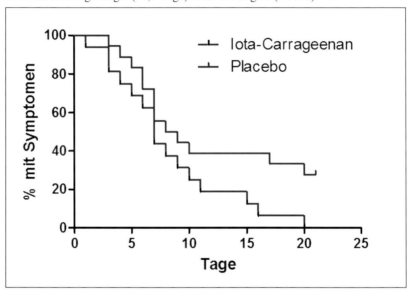

Abb. 5: Zeitverlauf der Anzahl von Influenza A positiven Kindern mit Symptomen (N=34)

Patienten mit Erkältungssymptomen und einem Durchschnittsalter von rund 5 Jahren wurden 7 Tage lang drei Mal täglich mit einem Iota-Carrageenan bzw. einem Placebo Nasenspray (Kochsalzlösung) behandelt. Dargestellt ist der Verlauf des Anteils der Kinder mit Symptomen erhoben mit Hilfe der Eltern durch einen validierten Fragebogen. Der Studienzeitraum betrug 21 Tage. Details zum Design und Ergebnisse der Studie sind erschienen unter PM:22950667 (FAZEKAS et al., 2013)

Besonders auffallend war, dass am Ende der Studie nach 21 Tagen in der Iota-Carrageenangruppe alle Kinder frei von Symptomen waren, während in der Placebogruppe 27,7% nach wie vor angaben Symptome zu haben. Möglicherweise ist dies auf die Tatsache zurückzuführen, dass in dieser Studie die Infektion mit Influenza Viren bei 76% der Kinder begleitet war von einer weiteren

Infektion hauptsächlich mit Rhinoviren (44%) und Coronaviren (26%). Da Iota-Carrageenan auch gegen Rhinoviren und Coronaviren aktiv ist, könnte dies die Erklärung dafür sein, dass in der relativ kleinen Gruppe von 34 Influenza-Patienten ein signifikantes Ergebnis erzielt werden konnte. Bei Kindern kommen parallele Infektionen mit verschiedenen respiratorischen Viren häufig vor. Bei der am St. Anna Kinderspital durchgeführten Studie war dies bei knapp der Hälfte (48,5%) der viruspositiv getesteten Kinder der Fall. Dies lässt wiederum den Schluss zu, dass in einer derartigen Patientengruppe eine antivirale Behandlung, die nur auf ein Virus abzielt nicht vorteilhaft ist, sondern eine möglichst breite antivirale Wirkung sinnvoll ist, wie sie mit Iota-Carrageenan gegeben ist.

Zusammenfassung und Diskussion

Aufgrund seiner physikalischen Eigenschaften bindet das Polymer an alle wichtigen respiratorischen Viren und verhindert dadurch das Festsetzen der Viren an die Wirtszelle. Die Ergebnisse für Influenza aus Zellkulturexperimenten und aus Tierversuchen mit dem antiviralen Polymer Iota-Carrageenan sind vielversprechend. In einem therapeutischen Tiermodell konnten mit dem Medikament Tamiflu vergleichbare Ergebnisse erzielt werden. Darüber hinaus wurde eine additive Wirkung beobachtet, wenn Tamiflu mit Iota-Carrageenan kombiniert wurde.

Daten aus klinischen Studien weisen darauf hin, dass Iota-Carrageenan im Menschen bei Infektionen mit Influenzaviren wirksam sein kann. Das volle Spektrum der Wirksamkeit bei echter Grippe muss anhand von klinischen Studien ermittelt werden. Da alle bisherigen Studien Patienten zum Ziel hatten, die bereits Erkältungsymptome hatten, wäre es von großem Interesse zu klären welche Wirkung bei der echten Influenza mit einer prophylaktischen Behandlung mit Carrageenan erzielbar ist. Die Erfahrung mit auf dem Markt befindlichen Medikamenten hat gezeigt, dass die Wirksamkeit bei prophylaktischer Einnahme noch besser ist als bei einer therapeutischen Anwendung. Darüber hinaus hat sich z.B. bei der Behandlung von HIV-1 Infektionen oder Malaria gezeigt, dass eine Kombination von Medikamenten zu besseren Ergebnissen bei geringerem Risiko von Resistenzen geführt hat. Mit dem breit antiviral wirksamen Polymer Iota-Carrageenan gibt es nun auch für Influenza eine derartige Möglichkeit der Kombination, wobei die Sicherheit und Wirksamkeit in klinischen Studien erst bewiesen werden muss.

Literatur

BABA, M., SNOECK, R., PAUWELS, R. & DE, C.E. (1988). Sulfated polysaccharides are potent and selective inhibitors of various enveloped viruses, including herpes simplex virus, cytomegalovirus, vesicular stomatitis virus, and human immunodeficiency virus. Antimicrob.Agents Chemother., 32, (11) 1742-1745

BAZ, M., ABED, Y., SIMON, P., HAMELIN, M.E. & BOIVIN, G. (2010). Effect of the neuraminidase mutation H274Y conferring resistance to oseltamivir on the replicative capacity and virulence of old and recent human influenza A(H1N1) viruses. J.Infect.Dis., 201, (5) 740-

ECCLES, R., MEIER, C., JAWAD, M., WEINMÜLLNER, R., GRASSAUER, A. & PRIESCHL-GRASSAUER, E. (2010). Efficacy and safety of an antiviral Iota-Carrageenan nasal spray: a randomized, double-blind, placebo-controlled exploratory study in volunteers with early symptoms of the common cold. Respir.Res., 11, (108)

FAZEKAS, T., EICKHOFF, P., PRUCKNER, N., VOLLNHOFER, G., FISCHMEISTER, G., DIAKOS, C., RAUCH, M., VERDIANZ, M., ZOUBEK, A., GADNER, H., & LION, T. (2012). Lessons learned from a double-blind randomised placebo-controlled study with a iota-carrageenan nasal spray as medical device in children with acute symptoms of common cold

1. BMC.Complement Altern.Med., 12, 147

GONZALEZ, M.E., ALARCON, B. & CARRASCO, L. (1987). Polysaccharides as antiviral agents: antiviral activity of carrageenan. Antimicrob.Agents Chemother., 31, (9) 1388-

GRASSAUER, A., WEINMUELLNER, R., MEIER, C., PRETSCH, A., PRIESCHL-GRASSAUER, E., & UNGER, H. (2008). Iota-Carrageenan is a potent inhibitor of rhinovirus infection. Virol.J., 5, 107

GRASSAUER, A. UND PRIESCHL-GRASSAUER E., (2009). Antiviral Composition comprising a sulfated Polysaccharide; WO2009027057

HAYDEN, F.G. & PAVIA, A.T. (2006). Antiviral management of seasonal and pandemic influenza. J.Infect.Dis., 194 Suppl 2, S119-S126

KHAZENI, N., BRAVATA, D.M., HOLTY, J.E., UYEKI, T.M., STAVE, C.D., & GOULD, M.K. (2009). Systematic review: safety and efficacy of extended-duration antiviral chemoprophylaxis against pandemic and seasonal influenza. Ann.Intern.Med., 151, (7) 464-473

KILMARX, P.H., BLANCHARD, K., CHAIKUMMAO, S., FRIEDLAND, B.A., SRIVIROJANA, N., CONNOLLY, C., WITWATWONGWANA, P., SUPAWITKUL, S., MOCK, P.A., CHAOWANACHAN, T., & TAPPERO, J. (2008). A randomized, placebo-controlled trial to assess the safety and acceptability of use of carraguard vaginal gel by heterosexual couples in Thailand. Sex Transm.Dis., 35, (3) 226-232

LEIBBRANDT, A., MEIER, C., KÖNIG-SCHUSTER, M., WEINMÜLLNER, R., KALTHOFF, D., PFLUGFELDER, B., GRAF, P., FRANK-GEHRKE, B., BEER, M., FAZEKAS, T., UNGER, H., PRIESCHL-GRASSAUER, E., & GRASSAUER, A. (2010). Iota-carrageenan is a potent inhibitor of influenza A virus infection. PLoS.One., 5, (12)

RAPPUOLI, R. & DORMITZER, P.R. (2012). Influenza: options to improve pandemic preparation. Science, 336, (6088) 1531-1533

SKOLER-KARPOFF, S., RAMJEE, G., AHMED, K., ALTINI, L., PLAGIANOS, M.G.,
  FRIEDLAND, B., GOVENDER, S., DE KOCK, A., CASSIM, N., PALANEE, T., DOZIER,
  G., MAGUIRE, R., & LAHTEENMAKI, P. (2008). Efficacy of Carraguard for
  prevention of HIV infection in women in South Africa: a randomised, double-
  blind, placebo-controlled trial. Lancet, 372, (9654) 1977-1987

Dr.Andreas Grassauer
Marinomed Biotechnologie GmbH
Veterinärplatz 1
1210 Wien
Phone: +43 1 25077 4460
Fax: +43 1 25077 4493
Email: office@marinomed.com

Conflict of interest: there is no conflict of interest

Universelle Influenzavirusvakzine basierend auf konservierten Regionen im Hämagglutinin

Florian KRAMMER und Peter PALESE (New York)

Mit 5 Abbildungen

Zusammenfassung

Die Entdeckung und Charakterisierung von kreuzreaktiven Antikörpern gegen das Influenza Hämagglutinin in den letzten Jahren demonstrierte, dass auch Antikörper gegen die Stammdomäne dieses Oberflächenproteins das Influenzavirus neutralisieren können. Erhöhte Titer dieser Antikörper in der Bevölkerung stellen eine mögliche Ursache für das Verdrängen von saisonellen Influenzavirusstämmen durch pandemische Stämme dar. Neue pandemische Influenzastämme verfügen über eine sehr distinkte, immunodominante, globuläre Kopfdomäne, teilen aber die immunosubdominante, konservierte Stammdomäne mit den zirkulierenden saisonellen Stämmen. Durch sequentielle Exposition mit diesen Antigenen kommt es zu einer Booster-Reaktion gegen die konservierte Stammdomäne und dadurch zu einem hohen Level von kreuzneutralisierenden Antikörpern in der Bevölkerung. Basierend auf diesem natürlichen Phänomen konnte unsere Arbeitsgruppe universelle Influenzavakzine entwickeln, die gegen ein breites Spektrum an Stämmen schützen. Mit Hilfe dieser Technologie ist es sogar denkbar ganze Influenzasubtypen nachhaltig zu eliminieren.

Abstract

Recently, neutralizing antibodies against the conserved influenza virus hemagglutinin stalk domain were isolated and characterized. High titers of these new class of antibodies are thought to be the cause of the elimination of seasonal influenza virus strains by emerging pandemic viruses. Hemagglutinins of pandemic and seasonal strains have very distinct globular head domains but share the conserved stalk domain to which these antibodies bind. Sequential exposure to different hemagglutinins (possessing distinct head domains) boosts the antibody titer against the conserved stalk domain in the human population. Based on these findings we developed a novel approach to be used as universal influenza virus vaccine. We believe that a vaccine which mimics this natural phenomenon will be able to protect against the infection of different influenza viruses.

1 Einleitung

Influenzaviren verursachen jährlich Epidemien die bis zu 250 000 Opfer fordern und eine große Belastung für das öffentliche Gesundheitssystem als auch die Wirtschaft darstellen (WHO Fact Sheet N°211: Influenza). Zusätzlich zur saisonalen Influenza treten in unregelmäßigen Abständen Pandemien auf, die - wie 1918 - bis zu 40 Millionen Tote fordern können (PALESE 2004). Die H1N1 Pandemie von 2009 rief diese Gefahr wieder ins Gedächtnis, verlief aber, obwohl hochinfektiös, relativ mild. Traditionelle Influenzavakzine, basierend auf inaktivierten und mit Detergenzien behandelten Viruspartikeln (Split-Vakzine), schützen mit hoher Effizienz gegen die in der Impfstoffpräparation enthaltenen Influenzavirusstämme. Da mehrere Subtypen (H1N1, H3N2 und Influenza B) gleichzeitig in der Bevölkerung zirkulieren, müssen diese Vakzine alle drei Subtypen mit einschließen (trivalente Vakzine). Diese traditionellen Impfstoffe schützen durch Antikörper gegen die zwei Oberflächenglykoproteine Neuraminidase (NA) und vor allem Hämagglutinin (HA). HA, das wichtigste Oberflächenantigen, bindet mit seiner Rezeptorbindungsstelle an die Neuraminsäuren zellulärer Rezeptoren und ermöglicht damit die endosomale Aufnahme des Viruspartikels. NA spielt eine wichtige Rolle während der Sekretion neusynthetisierter Viruspartikel (PALESE und SHAW 2007). Antikörper gegen Hämagglutinin richten sich vor allem gegen die immunodominante, globuläre Kopfdomäne des HA, in der auch die Rezeptorbindungsstelle lokalisiert ist. Durch die Bindung von Antikörpern an diese Domäne wird das Andocken des Viruspartikels an zelluläre Rezeptoren inhibiert und das Virus somit neutralisiert. Influenzaviren jedoch haben, auf Grund des fehlenden Korrekturmechanismus der viralen RNA Polymerase, eine sehr hohe Mutationsrate. Vor allem die Oberflächenproteine, die einem andauerndem Mutationsdruck durch die humane Herdenimmunität ausgesetzt sind, verändern sich ständig und sind dadurch im Stande einer Neutralisierung durch diese Antikörper zu entgehen (Antigen-Drift) (PALESE und SHAW 2007).

Aus diesem Grund müssen derzeit verwendete Influenzavakzine, basierend auf Daten von aktuellen Virusisolaten, jährlich aktualisiert werden, ein langwieriger und kostenintensiver Prozess. Ein zusätzliches Problem sind pandemische Influenzastämme, die durch einen Austausch von kompletten Genomsegmenten zwischen zwei Virusstämmen während einer Koinfektion entstehen (Antigen-Shift) (PALESE und SHAW 2007). Wird ein Virusstamm mit neuartigen Oberflächenproteinen in die Bevölkerung eingebracht, kann sich dieser aufgrund von nicht vorhandener Herdenimmunität schnell verbreiten, es kommt zu einer Pandemie. In diesem Fall ist eine möglichst schnelle Bereitstellung von Vakzinen nötig, es kann allerdings Monate dauern bis diese hergestellt sind. Im Falle der Pandemie von 2009 konnte das Vakzin erst nach der ersten pandemischen Welle ausgeliefert werden (Abb. 1) und kam damit zu spät. Aus den hier aufgezeigten

Gründen wäre es wichtig, universelle Influenzavakzine zu entwickeln, die eine lang anhaltende Immunität gegen saisonelle Influenzastämme, aber auch gegen pandemische Influenza induzieren.

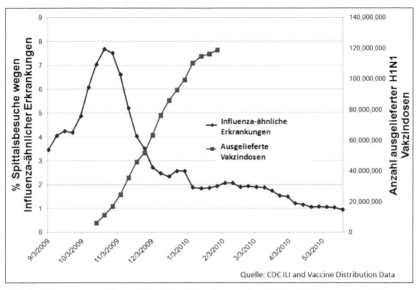

Abb. 1: Prävalenz von Influenza-ähnlichen Erkrankungen in zeitlicher Relation zur Auslieferung des pandemischen Influenzaimpfstoffs in den USA in 2009. Die erste pandemische Welle des H1N1 Virus (rot) traf die Bevölkerung noch bevor der schützende Impfstoff (blau) ausgeliefert werden konnte.

2 Kreuzneutralisierende Antikörper und das Aussterben von Influenzavirussubtypen

HA kann grundsätzlich in zwei Domänen unterteilt werden. Die distal zur Virusmembran gelegene, globuläre Kopfdomäne ermöglicht, wie oben erwähnt, die Aufnahme des Viruspartikels in die Zelle, ist immunodominant und erstreckt sich von Aminosäure 53 bis 276 (H3 Numerierungssystem) (HAI et al. 2012). Die so genannte Stammdomäne hingegen verbindet die Kopfdomäne mit der Virusmembran, ist für den pH abhängigen Fusionsprozess des Viruspartikels mit der endosomalen Membran zuständig und ist immunosubdominant. Diese Domäne erstreckt sich von Amminosäure 1 bis 51 (HA1) und dann weiter von Aminosäure 278 bis 565 (HAI et al. 2012). Als Angelpunkt zwischen den beiden

Domänen dient eine konservierte Disulfidbrücke (Aminosäuren 52/277) (Abb. 2A).

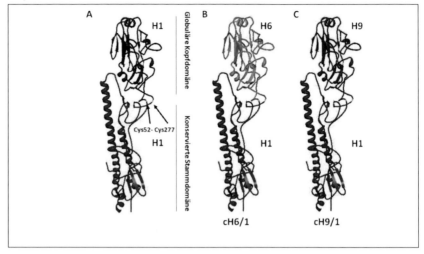

Abb. 2: Schematische Darstellung des Hämagglutinins und chimären Hämagglutinins mit globulärer Kopfdomäne und Stammdomäne.
(A) Kopfdomäne (blau) und Stammdomäne (rot) des Hämagglutinins. Die Dislufidbrücke zwischen Cystein 52 und 277 (gelb) ist mit Pfeilen markiert.
(B) und (C) zeigen cH6/1 und cH9/1 Hämagglutinine. Die Stammdomäne (rot) stammt in beiden Fällen von H1, die Kopfdomänen stammen von H6 (grün) und H9 (violett) Hämagglutinin.

Eine weitere Charakteristik der Stammdomäne ist, dass sie, vor allem im Vergleich zur Kopfdomäne, sehr konserviert ist. Diese Konservierung reicht dabei über den Subtyp hinaus, Stammdomänen innerhalb der Gruppe 1 (H1, H2, H5, H6, H8, H9, H11, H12, H13, H16, H17) und der Gruppe 2 (H3, H4, H7, H10, H14, H15) sind einander sehr ähnlich. Antikörper gegen diese Stammdomäne sind selten, auch wurde ihnen bisher kein großes neutralisierendes Potential zugeschrieben. Der erste monoklonale Antikörper gegen die Stammdomäne, C179, wurde 1993 von OKUNO et al. beschrieben (OKUNO et al. 1993). Kürzlich jedoch, wurden einige dieser Antikörper aus Influenzapatienten isoliert und charakterisiert (WANG und PALESE 2011). Die humanen Antikörper CR6261 und F10 wurden mit rekombinantem HA kokristalliert, mit Hilfe der Röntgenstrukturanalyse konnte der direkte Nachweis erbracht werden, dass sie an die Stammdomäne binden (SUI et al. 2009; EKIERT et al. 2009; THROSBY et al. 2008). Durch ihre Spezifität zu vor allem konformativen (tertiären) Epitopen in der konservierten Stammdomäne sind einige dieser Antikörper in der Lage viele Virusstämme innerhalb eines Subtypes, mehrer Subtypen oder gar aller Subtypen einer HA-Gruppe zu neutralisieren (THROSBY et al. 2008; EKIERT et al. 2009; WANG et al. 2010b; EKIERT et al. 2011; OKUNO et al. 1993; TAN et al. 2012; CORTI et al. 2011). Antikörper, die nur die Stammdomäne innerhalb eines Influenzasubtypes erkennen, wie etwa der murine monoklonale Antikörper 6F12 (anti-H1), scheinen allerdings ein höheres Neutralisationspotential zu haben als Antikörper die, wie C179 (anti-H1, H2, H5, H6, H9) ein breiteres Neutralisationsmuster aufweisen (Tan et al. 2012). Der erste monoklonale Antikörper mit breitem Bindungs- und Neutralisationsprofil gegen Gruppe 2 HAs, 12D1, wurde aus der Maus isoliert und unter Verwendung eines rationalen Immunisierungsschemas induziert (WANG et al. 2010b): Mäuse wurden sequentiell mit DNA Vakzinen immunisiert, die für HAs von H3 Stämmen kodieren, welche im Abstand von mehr als 10 Jahren isoliert wurden. Das Immunsystem dieser Mäuse sah daher immer verschiedene, durch Antigen-Drift veränderte Kopfdomänen und entwickelte daher jeweils nur eine Primärantwort gegen dieses Antigene. Die Stammdomäne dieser H3 Isolate ist aber hochkonserviert und führte daher zu einer Booster-Reaktion gegen diese konservierten, normalerweise immunosubdominanten, Epitope. Interessanterweise scheint dasselbe Schema von Zeit zu Zeit auch in der Natur aufzutreten.

Im Laufe des letzten Jahrhunderts kam es immer wieder zu Influenzapandemien (Abb. 3A). Nach dem Abflachen einer Pandemie setzt sich das pandemische Virus zumeist in der Bevölkerung fest und wird zu einem saisonellem Influenzavirus, das zwar noch im Stande ist Epidemien auszulösen, aber der Herdenimmunität durch Antigen-Drift entkommen muss.

Ein interessantes Phänomen ist dabei, dass ein neu auftretendes pandemisches Virus oft zum Verschwinden der alten saisonellen Stämme führt (PALESE UND WANG 2011). So verdrängte die „Asiatische Grippe" von 1957 erfolgreich die saisonellen H1N1 Stämme. 1968 konnte die „HongKong" Grippe (H3N2) erfolgreich die saisonellen H2N2 Stämme verdrängen. Und 2009 wurde die saisonelle H1N1, welche 1977 wieder in Umlauf gebracht wurde, durch den pandemischen H1N1 Stamm ersetzt. Nach dem Auftreten und der Verbreitung des pandemischen H1N1 Stammes von 2009 verschwanden diese saisonellen H1N1 Stämme komplett (PALESE UND WANG 2011). Unsere Hypothese ist nun, dass es in all diesen Fällen zu einer wie oben beschriebenen Booster-Reaktion gegen immunosubdominante Epitope kam (Abb. 3B).

H2N2 Stämme teilen eine hochkonservierte Stammdomäne mit H1N1 Stämmen; beide HAs gehören der Gruppe 1 an. Eine Booster-Reaktion von Antikörpern gegen die Stammdomäne in breiten Teilen der Bevölkerung könnte genügt haben, um die damals zirkulierenden H1N1 Stämme zu eliminieren. Die Situation 1968 könnte ähnlich, aber nicht komplett gleich gewesen sein. Hier wurden vermutlich verstärkt Antikörper gegen die von beiden Virusstämmen exprimierte N2 NA gebildet, was zum Aussterben von H2N2 geführt haben könnte.

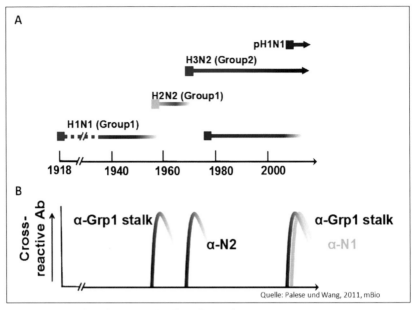

Abb. 3: Diagramm historischer und aktueller Influenzavirusstämme.
(A) Abfolge von pandemischen und saisonellen Influenzavirusstämmen mit Gruppe 1 und 2
Hämagglutininen (Group1/Group2) im Laufe der letzten hundert Jahre.
(B) Verschiedenfarbene Bögen symbolisieren die von neuen pandemischen Stämmen verursachte
Induktion von kreuzneutralisierenden Antikörpern (Cross-reactive mAb) gegen die
Stammdomänen von Gruppe 1(αGrp1 stalk) oder Gruppe 2 (αGrp2 stalk) Hämagglutininen oder
die jeweilige Neuraminidase (αN1, αN2). So induzierte kreuzneutralisierenden Antikörper können
zur Elimination saisoneller Stämme führen.

Die Wiedereinführung von H1N1 Stämmen 1977 hatte hingegen keinerlei
Einfluss auf die zirkulierenden H3N2 Stämme, da die Oberflächenproteine dieser
Viren sehr verschieden sind (die HA Stammdomäne als auch die NA weisen hier
eine sehr geringe Homolgie auf). 2009 hingegen kam es wieder zu einer Situation
in der immunosubdominante Epitope, hier die Stammdomäne von H1N1,
geboostert wurden was zum Aussterben der zirkulierenden saisonellen H1N1
Stämme führte (PICA et al. 2012) (Abb. 3B).
Durch dieses spezielle Infektionsschema kam es zu einer Booster-Reaktion gegen
die Stammdomäne und ein hoher Prozentsatz von kreuzneutralisierenden
Antikörpern wurde induziert (PALESE und WANG 2011). Diese Induktion konnte
von unserer Arbeitsgruppe auf quantitativem Wege erstmals nachgewiesen
werden (PICA et al. 2012) (Abb. 4A und B). Weiters konnte das Prinzip auch im
Mausmodell demonstriert werden (Abb. 4C).

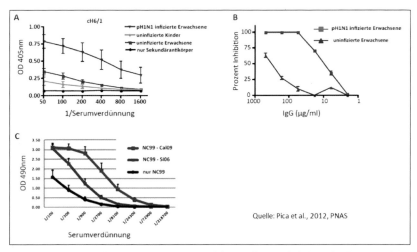

Abb. 4: Kreuzneutralisierende Anti-Hämagglutinin Antikörper induziert durch sequentielle Infektion mit saisonellen und pandemischen H1N1 Stämmen in der Humanpopulation und im Mausmodell.

(A)Erwachsene Individuen die nachweisliche mit pandemischem H1N1 Virus von 2009 infiziert wurden (pH1N1 infizierte Erwachsene, blau) haben im ELISA Test (Substrat: chimäres H6/1 HA) eine höhere Serumreaktivität gegen die H1 Stammdomäne als nicht infizierte Erwachsene (uninfizierte Erwachsene, rot) oder Kinder (uninfizierte Kinder, grün).

(B)Dieser Unterschied schlägt sich auch in einem höherem Neutralisationspotential des Serums (hier gereinigtes IgG) von infizierten Individuen (pH1N1 infizierte Erwachsene, blau) gegenüber nicht infizierten Individuen (uninfizierte Erwachsene, rot) im Plaque Reduktionstest mit cH9/1 N3 Virus nieder. Gemessen wird hier einzig und allein das Neutralisationspotential von Antikörpern gegen die Stammdomäne des Hämagglutinins.

(C)Eine starke Booster-Reaktion von Stamm-reaktiven Antikörpern, hier gezeigt im ELISA Test mit cH6/1 HA, konnte auch durch sequentielle Infektion von Mäusen mit saisonellen und pandemischen H1N1 Stämmen herbeigeführt werden (NC99-Cal09, blau). Sequentielle Infektion mit einer gleichen Dosis zweier saisoneller Stämme (NC99-SI06, rot) führte zu einer signifikant schwächeren Induktion. Als Vergleich dient hier Serum von Mäusen die nur einer Infektion mit saisonellem Virus ausgesetzt waren (nur NC99, schwarz). Diese Daten bestätigen das in der humanen Population beobachtete Phenomän in einem relevanten biologischen Modell.

Dieses natürlich vorkommende Phänomen könnte nun dazu benutzt werden, um kreuzneutralisierende Antikörper mit Vakzinen zu induzieren. Es ist denkbar, dass solche universellen Influenzavakzine nicht nur lang anhaltenden Schutz gegen Influenzainfektionen gewähren, sondern sogar zum Aussterben von ganzen Subtypen in der humanen (immunisierten) Bevölkerung führen könnten.

3 Chimäre Hämagglutinine als wichtiges Werkzeug zum Nachweis und zur Quantifizierung von kreuzprotektiven Antikörpern

Ein Nachweis von kreuzneutralisierenden Antikörpern war bisher nur indirekt möglich. Diese indirekte Messung erfolgte auf Basis der Reaktivität von Seren im ELISA Test gegen heterosubtypische HAs. So kann zum Beispiel ein erhöhter Level an kreuzreaktiven Antikörpern gegen die H1 Stammdomäne mit Hilfe von verwandtem H5 HA nachgewiesen werden. Allerdings binden nicht alle kreuzreaktiven - von H1 induzierten - Antikörper H5 HA, der Messwert wird daher verringert. Würde man ein H1 HA eines divergenten Stammes zur Messung verwenden, könnte man nicht ausschließen, dass auch Antikörper gegen die Kopfdomäne zum Messwert beitragen. Ein ideales Konstrukt wäre also ein „chimäres" HA (cHA), das über eine H1 Stammdomäne und eine „exotische" Kopfdomäne von Viren, welche nicht in der Bevölkerung zirkulieren, etwa von H6 HA, verfügt. Unserer Arbeitsgruppe gelang es, solche Konstrukte herzustellen (Abb. 2B und C). Und zwar konnten zwei ganze Serien von Reagenzien konstruiert werden. Einerseits konnten rekombinante Influenzaviren hergestellt werden, die chimäre HAs mit Stammdomänen von H1 und Kopfdomänen von pandemischen H1 bzw. H2, H5 und H9 Stämmen exprimieren (cH1/1, cH2/1, cH5/1, cH9/1) (HAI et al. 2012; PICA et al. 2012). Andererseits konnten diese Konstrukte auch mit Stammdomänen von H3 in Kombination mit Kopfdomänen von H5 und H7 Stämmen konstruiert werden (cH5/3, cH7/3) (HAI et al. 2012). Bemerkenswert dabei ist, dass mit der Kombination einer H3 Stammdomäne und einer H5 Kopfdomäne auch ein Hybrid zwischen Gruppe 2 und Gruppe 1 HAs hergestellt werden konnte. Gruppe 1 und 2 Stammdomänen teilen nur etwa 45% ihrer Aminosäuresequenz, der Umstand, dass mit diesem Konstrukt ein infektiöses Virus erhalten werden konnte, weist jedoch auf einen hohen Grad an struktureller und funktioneller Konservierung hin. Zusätzlich wurden cH6/1 und cH4/3 und alle oben beschriebenen Konstrukte rekombinant exprimiert und können als gereinigtes Protein in Tests zum Einsatz kommen (PICA et al. 2012). Diese Konstrukte können in vielerlei Art und Weise als Reagenzien zur Messung von kreuzreaktiven und kreuzneutralisierenden Antikörpern verwendet werden. Mit rekombinanten Viren, welche diese Konstrukte exprimieren, können Neutralisierungstests durchgeführt werden (Plaque-Reduktions-Test, Pseudotyped-Virus-Entry-Assay, Mikroneutralisationstest etc.) um das Neutralisationspotential kreuzreaktiver Antikörper in Seren, aber auch monoklonaler Antikörperpräparationen zu bestimmen. Rekombinante chimäre HAs können in ELISA-Assays, Western Blots etc. eingesetzt werden. Sie können aber auch, zum Beispiel in biotinylierter Form, dazu verwendet werden um kreuzreaktive B-Zellen aus Blutpräparaten zu separieren. Diese von unserer Arbeitsgruppe entwickelten Reagenzien machten die oben beschriebene Quantifizierung von kreuzreaktiven, durch pandemische H1N1 Stämme induzierte, Antikörpern erst möglich. Chimäre HAs stellen weiters auch perfekte Vakzinkonstrukte dar, um gezielt Antikörper gegen die Stammdomäne des HAs zu induzieren.

4 Induktion von kreuzneutralisierenden Antikörpern *in vivo* durch neuartige Vakzine basierend auf konservierten Regionen im Hämagglutinin

Frühe Versuche protektive Antikörper mit auf der Stammdomäne basierenden Vakzinen zu induzieren scheiterten großteils aufgrund technischer Probleme mit der korrekten Proteinfaltung des HA (GRAVES et al. 1983). Die Entdeckung von kreuzneutralisierenden Antikörpern in den letzten Jahren führte allerdings erneut zu Überlegungen, Vakzine basierend auf dieser Domäne des HAs zu entwickeln. Erste erfolgreiche Schritte in diese Richtung waren die Entwicklung eines Peptidvakzins basierend auf dem Epitop des monoklonalen, kreuzreaktiven Antikörpers 12D1 (WANG et al. 2010a). Dieser Antikörper bindet eine spezielle Region in der Stammdomäne von Gruppe 2 HAs, und zwar die lange Alphahelix. Diese Helix konnte als synthetisches Peptid hergestellt werde und schützt Mäuse gegen H3, wie auch gegen H5 und H1 Influenzainfektionen (WANG et al. 2010a). Ein weiterer Ansatz, das sogenannte „kopflose" HA, wurde von Steel et al. entwickelt (STEEL et al. 2010). Dabei wurde die Kopfdomäne des HA durch eine aus vier Glyzinresten bestehende Verbindungskette ersetzt. Das Konstrukt wurde in virus-ähnlichen Partikeln (VLPs) exprimiert und konnte vor einer Infektion mit homologen H1N1 Virus schützen. Zusätzlich wurden vom Vakzin kreuzreaktive Antikörper induziert, die nicht nur mit heterologen H1 HA sondern auch mit H2 und H5 HA reagierten (STEEL et al. 2010). Weitere Versuche mit ähnlichen Konstrukten zeigten, dass kopfloses HA auch das Potential hat, effizient vor H5 Infektionen zu schützen. Weiters wurden Konstrukte basierend auf der HA2 Untereinheit der Stammdomäne entwickelt und rekombinant in *E. coli* exprimiert. Die HA2 Untereinheit stellt den karboxyl-terminalen Teil der Stammdomäne dar; das Vakzin konnte teilweise gegen einen H1N1 Stamm schützen (BOMMAKANTI et al. 2010). Allerdings stellt sich hier die Frage ob die Faltung des Proteins korrekt dargestellt werden konnte.

Eine neue Generation von universellen Influenzavakzinen, basierend auf dem weiter oben beschriebenen natürlichem Phänomen, dass stammreaktive Antikörper effizient durch Konstrukte mit konservierter Stammdomäne aber divergenten Kopfdomänen induziert werden können, befindet sich in Entwicklung. Mit diesen neuen Konstrukten konnten bereits viel versprechende Daten generiert werden. Als Basis dienen hier chimäre HAs die in einem heterologen Impfschema zum Einsatz kommen (Abb. 5A).

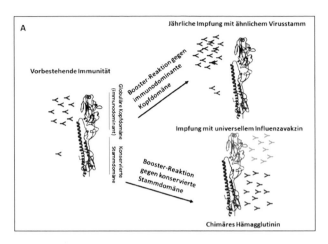

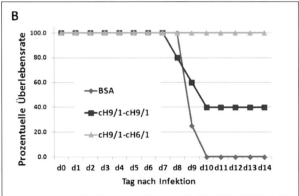

Abb. 5: Vakzinierungsschema und Kaplan-Meier Kurve für eine auf chimärem HA basierende Vakzine im Mausmodell.

(A) Rationales Impfschema um Antikörper gegen immunosubdominante aber konservierte Regionen des Hämagglutinins zu boostern.

(B) Prozentuelle Überlebensrate von Mäusen die nach dem Impfschema aus (A) immunisiert und mit einem H1N1 Stamm (A/Fort Monmouth/1/1947) infiziert wurden. Versuchstiere bekamen entweder zweimal bovines Serumalbumin (BSA) als Kontrolle, zweimal chimäres H9/1 Protein (cH9/1-cH9/1) oder chimäres H9/1 Protein und danach chimären H6/1 Protein verabreicht (cH9/1-cH6/1). Die Kontrollgruppe wies keinerlei Schutz gegen die Infektion auf, im homologen Impfschema überlebten 40% der Versuchstiere während das rationale Immunisierungsschema eine Überlebensrate von 100% garantierte.

Und zwar werden Versuchstiere mit einem bestimmten cHA Konstrukt (zum Beispiel cH9/1) immunisiert. Daraufhin wird eine Booster-Immunisierung mit einem weiteren cHA Konstrukt (zum Beispiel cH6/1), welches die gleiche Stammdomäne aber eine divergente Kopfdomäne besitzt, verabreicht. Es kommt dabei zu einer Booster-Reaktion gegen die konservierte Stammdomäne; die Immunantwort gegen die ansonsten immunodominante Kopfdomäne entspricht aber jeweils nur einer Primärreaktion. Auf diese rationale Art und Weise können hohe Level an kreuzprotektiven Antikörpern im Mausmodell induziert werden. So immunisierte Mäuse konnten gegen eine letale Infektion mit einem H1N1 Virusstamm geschützt werden, die protektive Wirkung basiert hier einzig und allein auf kreuzneutralisierenden Antikörpern gegen die Stammdomäne des HA (Abb. 5B). Die Entwicklung dieser Vakzine ist sehr Erfolg versprechend, klinische Tests in naher Zukunft sind geplant.

5 Schlussfolgerung und Ausblick

Die beschriebenen Werkzeuge zur Quantifizierung von kreuzreaktiven und kreuzprotektiven Antikörpern ermöglichen erstmals die Verbreitung dieser Klasse von Anti-Influenza Antikörpern in der Bevölkerung zu bestimmen und deren Rolle in der Herdenimmunität gegen Influenzaviren abzuschätzen. Des Weiteren ist es nun möglich zu testen, welche Vakzine, Strategien und Konstrukte solche Antikörper effektiv induzieren können.

Vakzine, basierend auf der konservierten Stammdomäne des Hämagglutinins könnten in naher Zukunft verwendet werden, um den Level dieser Antikörper in der Bevölkerung zu potenzieren. Ein hoher Level dieser Antikörper könnte auf kurze Sicht lang anhaltende Immunität gegen Driftvarianten zirkulierender Influenzastämme, aber auch Schutz vor neuen pandemischen Stämmen wie etwa H2N2, gewähren. Auf lange Sicht könnten solche Vakzine zur Ausrottung ganzer Influenzasubtypen in der humanen Population führen und damit das Problem der humanen Influenzainfektion nachhaltig beseitigen.

6 Danksagung

Wir danken Natalie PICA und Rong HAI (beide Mount Sinai School of Medicine, NY) für die Bereitstellung von Daten für dieses Manuskript. Die hier gezeigten Experimente wurden teilweise von CEIRS (Centers for Excellence for Influenza Research and Surveillance, HHSN26620070010C) und PATH (Program for Appropriate Technology in Health) finanziert. Florian Krammer wurde durch ein Erwin Schrödinger Stipedium (J 3232) des FWF (Fonds zur Förderung der wissenschaftlichen Forschung) unterstützt.

Literatur

BOMMAKANTI, G., CITRON, M. P., HEPLER, R. W., CALLAHAN, C., HEIDECKER, G. J., NAJAR, T. LU, A., X., JOYCE, J. G., SHIVER, J. W., CASIMIRO, D. R., TER MEULEN, J., LIANG, X., AND VARADARAJAN, R.. (2010). Design of an HA2-based Escherichia coli expressed influenza immunogen that protects mice from pathogenic challenge. Proc Natl Acad Sci U S A 107 (31):13701-13706.

CORTI, D., VOSS, J., GAMBLIN, S. J., CODONI, G., MACAGNO, A., JARROSSAY, D., VACHIERI, S. PINNA, G., D., MINOLA, A., VANZETTA, F., SILACCI, C., FERNANDEZ-RODRIGUEZ, B. M., AGATIC, G., BIANCHI, S., GIACCHETTO-SASSELLI, I., CALDER, L., SALLUSTO, F., COLLINS, P., HAIRE, L. F., TEMPERTON, NLANGEDIJK, J. PSKEHEL, J. J., AND LANZAVECCHIA, A.. (2011). A neutralizing antibody selected from plasma cells that binds to group 1 and group 2 influenza A hemagglutinins. Science 333 (6044):850-856.

EKIERT, D. C., BHABHA ,G., ELSLIGER, M. A., FRIESEN ,R. H., JONGENEELEN, M., THROSBY, M., GOUDSMIT ,J., AND WILSON, I. A.. (2009). Antibody recognition of a highly conserved influenza virus epitope. Science 324 (5924):246-251.

EKIERT, D. C., FRIESEN, R. H., BHABHA, G., KWAKS, T., JONGENEELEN, M., YU, W., OPHORST, C., COX ,F., KORSE, H. J., BRANDENBURG ,B., VOGELS, R., BRAKENHOFF, J. P., KOMPIER, R., KOLDIJK ,M. H., CORNELISSEN, L. A.,. POON, L. L, PEIRIS ,M., KOUDSTAAL, W., WILSON ,I. A., AND GOUDSMIT, J.. (2011). A highly conserved neutralizing epitope on group 2 influenza A viruses. Science 333 (6044):843-850.

GRAVES, P. N., SCHULMAN, J. L., YOUNG, J. F., AND PALESE, P.. (1983). Preparation of influenza virus subviral particles lacking the HA1 subunit of hemagglutinin: unmasking of cross-reactive HA2 determinants. Virology 126 (1):106-116.

HAI, R., KRAMMER ,F., TAN, G. S., PICA, N., EGGINK ,D., MAAMARY, J., MARGINE, I., ALBRECHT, R. A., AND PALESE, P.. (2012). Influenza viruses expressing chimeric hemagglutinins: Globular head and stalk domains derived from different subtypes. J Virol. 86 (10):5774-5781.

OKUNO, Y., ISEGAWA, Y., SASAO, F., AND UEDA, S.. (1993). A common neutralizing epitope conserved between the hemagglutinins of influenza A virus H1 and H2 strains. J Virol 67 (5):2552-2558.

PALESE, P. (2004). Influenza: old and new threats. Nat Med 10 (12 Suppl):S82-87.

PALESE, P., AND SHAW, M. L., eds. (2007). Fields' virology. 5th ed. Vol. 2. Philadelphia: Lippincott Williams & Wilkins.

PALESE, P., AND WANG, T. T.. (2011). Why do influenza virus subtypes die out? A hypothesis. MBio 2 (5).

PICA, N.,. HAI, R, KRAMMER, F., WANG ,T. T., MAAMARY, J., EGGINK, D.,. TAN, G. S, KRAUSE, J. C., MORAN, T., STEIN, C. R., BANACH, D., WRAMMERT, J.,. BELSHE, R. B, GARCÍA-SASTRE, A., AND PALESE, P.. (2012). Hemagglutinin stalk antibodies elicited by the 2009 pandemic influenza virus as a mechanism for the extinction of seasonal H1N1 viruses. Proc Natl Acad Sci U S A 109 (7):2573-2578.

STEEL, J., LOWEN, A. C., WANG ,T. T., YONDOLA, M., GAO, Q., HAYE, K., GARCÍA-
SASTRE, A., AND PALESE P.. (2010). Influenza virus vaccine based on the
conserved hemagglutinin stalk domain. MBio 1 (1).
SUI, J., HWANG, W. C., PEREZ ,S., WEI ,G., AIRD, D., CHEN, L. M., SANTELLI, E.,. STEC,
B, CADWELL, G., ALI ,M., WAN, H., MURAKAMI ,A., YAMMANURU, A., HAN, T.,.
COX, N. J, BANKSTON, L. A., DONIS, R. O.,. LIDDINGTON, R. C, AND MARASCO,
W. A.. (2009). Structural and functional bases for broad-spectrum neutralization
of avian and human influenza A viruses. Nat Struct Mol Biol 16 (3):265-273.
TAN, G. KRAMMER, S., F., EGGINK, D., KONGCHANAGUL, A., MORAN, T. M., AND.
PALESE, P. (2012). A pan-H1 anti-hemagglutinin monoclonal antibody with
potent broad-spectrum efficacy in vivo. J Virol.
THROSBY, M., VAN DEN BRINK, E., JONGENEELEN, M., POON ,L. L., ALARD, P.,
CORNELISSEN, L., BAKKER, A., COX, F., VAN DEVENTER, E., GUAN, Y.,. CINATL,
J, TER MEULEN, J., LASTERS, I., CARSETTI, R., PEIRIS, M., DE KRUIF, J., AND.
GOUDSMIT, J. (2008). Heterosubtypic neutralizing monoclonal antibodies cross-
protective against H5N1 and H1N1 recovered from human IgM+ memory B
cells. PLoS ONE 3 (12):e3942.
WANG, T. T., AND PALESE, P.. (2011). Biochemistry. Catching a moving target. Science
333 (6044):834-835.
WANG, T. T., TAN, G. S., HAI, R., PICA, N., NGAI, L., EKIERT, D. C,WILSON., I. A.,.
GARCÍA-SASTRE, A, MORAN, T. M., AND PALESE, P.. (2010a). Vaccination with a
synthetic peptide from the influenza virus hemagglutinin provides protection
against distinct viral subtypes. Proc Natl Acad Sci U S A 107 (44):18979-18984.
WANG, T. T., TAN, G. S.,. HAI, R, PICA, N., PETERSEN, E., MORAN, T. M., AND. PALESE,
P. (2010b). Broadly protective monoclonal antibodies against H3 influenza
viruses following sequential immunization with different hemagglutinins. PLoS
Pathog 6 (2):e1000796.
WHO Fact Sheet °211: Influenza,
http://www.who.int/mediacentre/factsheets/fs211/en/index.html. 2009.

Dr. Florian Krammer(1) und Prof. Dr.Peter Palese(1,2)
Department of Microbiology1
Department of Medicine2
Mount Sinai School of Medicine
New York
USA